Für immer schlank –
Die NOOM-Methode

GOLDMANN

Buch

Ganz egal, ob es um eine gesunde Beziehung zum Essen, eine neue Fitnessroutine oder eine bestimmte Zahl auf der Waage geht – das eigene Mindset ist der Schlüssel zum Erfolg. Die Noom-Methode hilft dir dabei, das zu erreichen, was du dir vornimmst, und zwar durch die richtigen Gewohnheiten in den beiden entscheidenden Bereichen: was du isst und wie viel du dich bewegst. Dafür liefert dieses Buch eine Gebrauchsanweisung, wie du deinen Lebensstil und deine Gewohnheiten positiv veränderst. Mit der Noom-Methode lernst du:

- nachhaltige Veränderungen umzusetzen,
- Verhaltensweisen positiv zu beeinflussen,
- hinderliche Denkmuster zu überwinden,
- interne Motivation zu entwickeln,
- das richtige Mindset zu pflegen.

Die Noom-Methode bietet einen tieferen Einblick in bewährte Strategien und Methoden, um die eigenen Ziele in die Tat umzusetzen. Mithilfe von Selbsterkenntnis, effektiver Zielsetzung und Ausprobieren gibt dir die Noom-Methode wirkungsvolle Werkzeuge an die Hand für ein glücklicheres, gesünderes und selbstbewussteres Leben.

Autoren

NOOM ist eine digitale Gesundheitsplattform, die ihren Usern ermöglicht, durch Verhaltensänderungen die eigene Gesundheit ganzheitlich zu fördern. Noom wurde 2008 mit dem Ziel gegründet, Menschen auf der ganzen Welt zu einem gesünderen Leben zu verhelfen. Die Noom-Methode beruht auf einer wirkungsvollen Kombination aus Technologie, Psychologie und Coaching sowie mehr als zehn Jahren Nutzerforschung und Produktentwicklung. Heute umfasst die Noom-Plattform zwei Kernprogramme: Noom Weight für das Gewichtsmanagement und Noom Mood für das Stressmanagement. Mehr dazu erfährst du auf noom.com.

Für immer schlank

Die NOOM Methode

Minimale Einschränkung, maximale Wirkung:
Mit kleinen Verhaltensänderungen das Wohlfühlgewicht erreichen und halten

Aus dem Amerikanischen
von Annika Tschöpe

GOLDMANN

Die amerikanische Originalausgabe erschien 2022 unter dem Titel
»The Noom Mindset« bei Simon Element,
einem Imprint von Simon & Schuster, New York.

MIX
Papier | Fördert gute Waldnutzung
FSC® C104608

Penguin Random House Verlagsgruppe FSC® N001967

1. Auflage
Deutsche Erstausgabe August 2023

Umschlag: Uno Werbeagentur, München,
nach einem Entwurf von Patrick Sullivan
Redaktion: Angelica Bahlke
Satz: Buch-Werkstatt GmbH, Bad Aibling
Druck und Bindung: Nørhaven, Viborg
Printed in Denmark
KW · CB
ISBN 978-3-442-17986-2

www.goldmann-verlag.de

Dieses Buch widmen wir unseren Noom-Coaches – ihr seid die Seele von Noom! – und unserer gesamten Noom-Familie, in der alle stets daran arbeiten, das Leben im Noom-iversum besser und schöner zu gestalten. Doch vor allen Dingen widmen wir es den vielen Noomern, die bei uns Hilfe gesucht und eine Gemeinschaft, Unterstützung, Selbstvertrauen und eine bessere Gesundheit gefunden haben. Ihr seid das Herz, das in Noom schlägt.

Inhalt

Einführung

Hallo, Noomer!

Willkommen zum allerersten Noom-Buch. Ob du schon ein alter Noom-Hase bist oder Noom erst noch kennenlernen möchtest – wir freuen uns, dass du da bist.

Noom kennt man vor allem als digitale Gesundheitsplattform, mit der es schon Millionen von Menschen gelungen ist, Gewicht zu verlieren, Energie zu tanken, sich besser zu fühlen und gesünder zu werden. Wir arbeiten ständig daran, lebensrettende – wenn man so sagen darf – Strategien, Technologien, Ressourcen und Informationen an die Menschen weiterzugeben, die von unseren Tools zur Förderung der Gesundheit und Verhaltensänderung profitieren könnten. Denn hier im Noom-iversum geht es darum zu wachsen, uns zu verändern und uns weiterzuentwickeln, um herauszufinden, was am besten funktioniert und wie möglichst viele Menschen ihre Gesundheitsziele erreichen können. Dahinter steht unsere Mission, der Menschheit zu einem besseren Leben zu verhelfen, und gemessen an unserer gewaltigen Vision haben wir erst einen winzigen Bruchteil dessen erreicht, was noch möglich ist. Wir führen uns ständig vor Augen, was Noom leisten kann, und überlegen, welche Wege wir noch erkunden müssen, wohin wir noch gelangen wollen und ob uns noch weitere Möglichkeiten einfallen, mit denen andere ihr Leben gesünder gestalten können. Dass wir Menschen beim Abnehmen helfen, ist erst der Anfang.

Unsere digitalen Ressourcen werden zwar ständig optimiert und weiterentwickelt, doch kürzlich hatten wir eine tolle Idee (ein bisschen Eigenlob ist hoffentlich erlaubt): Wie wäre es, zusätzlich zu den vielen technischen Hilfsmitteln ganz klassisch auch ein Buch zu schreiben? Ein solches Buch könnte den interaktiven, von Coaches unterstützten digitalen Noom-Kurs ergänzen, noch tiefer in die äußerst wirkungsvollen psychologischen Konzepte eintauchen und damit eine weitere Möglichkeit schaffen, unsere besten Strategien richtig zu verankern. Außerdem könnte es all jenen, die uns noch nicht kennen, einen Einblick in die psychologische Seite des Abnehmens und der Verhaltensänderung gewähren. Zugegebenermaßen waren wir alle von dieser Idee rundum begeistert.

Wir lieben Technologie und wissen, dass es vielen von euch genauso geht. Wenn das auch für dich gilt, laden wir dich herzlich zu unserer Noom-App ein (hinten im Buch findest du Informationen zum kostenlosen Probeabo). Allerdings kann ein Buch vieles leisten, was mit einer App nicht möglich ist, zum Beispiel eine ausführlichere, eingehendere Erläuterung der wissenschaftlichen und psychologischen Grundlagen hinter den Konzepten, durch die Noom bei so vielen so gut funktioniert. Die App bietet viele coole wissenschaftliche Fakten, das stimmt, aber in diesem Buch findest du noch mehr Erkenntnisse aus Studien (von denen wir einige selbst durchgeführt haben!), mehr Beispiele, mehr Strategien und mehr Möglichkeiten zum Selbstversuch. Es erlaubt dir einen Blick hinter die Kulissen. Außerdem gibt es hier viele Ideen, Psychotricks (unsere besten psychologisch fundierten Tipps) und bewährte Methoden unserer unglaublichen Coaches. Alles in diesem Buch geht auf das Wissen zurück, das wir durch unsere unablässigen Experimente zusammengetragen haben. Wir haben kleine Tests, Fragen zum Nachdenken und kluge Ratschläge für dich, damit du die psychologischen Konzepte hinter Noom besser verstehst und in die Praxis umsetzen kannst.

Ob dein Ziel etwas mit Gewichtsverlust zu tun hat, ist ganz allein deine Sache. Mit den Informationen auf diesen Seiten kannst du alle Gewohnheiten oder Verhaltensweisen in deinem Leben ändern, die du ändern möchtest, und zwar so, dass dein Leben dadurch besser wird.

Wir werden dir zeigen, wie es dir gelingt, dich stärker zu fühlen, dir Ziele zu setzen und motiviert zu bleiben, und geben dir Tools an die Hand, mit denen du alte Gewohnheiten loswirst und bessere entwickelst. Außerdem helfen wir dir dabei, deinen Fortschritt zu kontrollieren und *alle* Erfolge zu feiern, die sich bei einer Verhaltensänderung einstellen – du wirst nicht nur Gewicht verlieren, sondern darüber hinaus mehr Selbstvertrauen und Eigenständigkeit gewinnen, eine bessere Selbstwahrnehmung und Intuition entwickeln, sowie mehr Energie, weniger Schmerzen, eine positivere Stimmung, bessere Fitness und mehr innere Ruhe und Frieden erreichen. Diese Erfolge bezeichnen wir als von der Waage unabhängige Triumphe, denn du wirst sie nicht nur bei Zielen erleben, bei denen es ums Abnehmen geht. Was auch immer du erreichen willst: Dieses Buch ist ideal, um einen Einstieg zu finden oder tiefer in das Thema einzutauchen, und wir finden beide Herangehensweisen ziemlich klasse.

Bei Noom geht es um Optionen. Such dir aus, was du möchtest, und lass den Rest außen vor, denn was zum Erfolg führt, ist von Mensch zu Mensch verschieden. Dieses Buch ist nur ein weiteres Tool in der Noom-Werkzeugkiste, neben vielen anderen, die dir zu mehr Gesundheit und Wohlbefinden verhelfen. Wir hoffen, dass du in unserem gesamten Angebot stöbern wirst, aber das ist ganz allein deine Sache. In erster Linie sind wir sehr froh, dass du überhaupt hier bist.

Wie Noom entstand

Wenn du lieber direkt in die Wissenschaft einsteigen willst, kannst du zu Kapitel 1 vorblättern. Wenn dich die Geschichte von Noom interessiert, lies hier weiter.

Wie hat diese ganze Noom-Sache überhaupt ihren Anfang genommen? Wir sind in der Abnehm-Szene noch ziemlich neu (wenn man bedenkt, dass das erste Buch mit Ratschlägen zum Gewichtsverlust 1558 in Italien erschien und andere Abnehmprogramme bereits seit den 1960er-Jahren oder sogar noch länger auf dem Markt sind). Doch in unseren Augen ist das ein Vorteil, weil sich unser gesamtes Material auf neueste wissenschaftliche Erkenntnisse und Entwicklungen in der Verhaltenspsychologie stützt. Unsere Scherze mögen manchmal von gestern sein (dafür entschuldigen wir uns schon jetzt), aber unsere Informationen sind immer topaktuell.

Allerdings ist die Noom-Methode in der heutigen Fassung nicht von heute auf morgen entstanden. Vielleicht möchtest du uns besser kennenlernen, weil du künftig einen Teil deiner Zeit mit uns verbringen wirst. Vielleicht fragst du dich auch, wer überhaupt auf diese ganze Noom-Idee gekommen ist. Tja, dann darfst du dich freuen!

Als noch niemand auch nur im Entferntesten an dieses Buch denken konnte, wollte es das Schicksal, dass zwei junge Männer zu Geschäftspartnern, besten Freunden und Gründern von Noom wurden: Saeju Jeong und Artem Petakov.

Saeju wuchs in einer kleinen Stadt im Süden Südkoreas auf und hatte seit jeher das Ziel, Unternehmer zu werden. Er sagt, er habe als Kind keine Zeichentrickfilme geschaut, sondern Dokumentarfilme über Wirtschaftsgrößen. Saejus Vater war Unternehmer – er hatte ein Krankenhaus gegründet, das er leitete, und betreute als viel beschäftigter Gynäkologe zudem jeden Tag vier bis sechs Geburten. Mit seiner ansteckenden Energie konnte er alle in seinem Umfeld ganz natürlich motivieren. Saeju beschreibt ihn als Menschen, der immer Vollgas gab. Aus dem Krankenhaus, das er gegründet hatte, wurde eine ganze Klinikkette, und so erlebte Saeju schon als kleiner Junge, wie sein Vater aus dem Nichts ein äußerst erfolgreiches Unternehmen schuf.

Saeju und sein Vater standen sich sehr nahe. Jeden Abend tranken sie nach dem Essen gemeinsam Tee und unterhielten sich. Wenn der Vater in seinem großen Sessel die Nachrichten schaute, saß Saeju im sogenannten »Lehrlingssessel« direkt neben ihm, und wenn er Fragen zu den Ereignissen in der Sendung hatte, sagte sein Vater stets: »Lass uns erst zuhören.« Anschließend schaltete er den Fernseher stumm, erklärte, worum es in den Nachrichten ging, und fragte Saeju nach seiner Meinung. Saeju fühlte sich dann ernst genommen und war glücklich über sein gutes Verhältnis zum Vater.

Dass Saejus Leben ganz anders verlaufen würde als erwartet, zeichnete sich erstmals ab, als er im Gegensatz zu seinem Vater und so vielen anderen in seiner Familie keinen Medizinstudienplatz bekam. Er schrieb sich stattdessen für Elektrotechnik ein, verlor jedoch bald das Interesse an den Vorlesungen und brach das Studium schließlich ganz ab. Richtig begeistern konnte er sich nur für Heavy Metal, und so gründete er mit erst 19 Jahren ein Heavy-Metal-Plattenlabel in Südkorea, *BuyHard Productions*. Dieses Label war erstaunlich erfolgreich, doch schon nahte der nächste Schicksalsschlag: Bei Saejus Vater wurde Lungenkrebs diagnostiziert, und damit änderte sich seine ganze Welt.

Saeju verbrachte viel Zeit bei seinem Vater im Krankenhaus, und ihre Gespräche drehten sich oft um das, was der Vater dem Sohn mit auf den Weg geben wollte. Einmal schilderte der Vater, wie sehr er als Arzt darunter gelitten hatte, dass er vielen Patientinnen nicht helfen konnte, weil sie ihn viel zu spät aufgesucht hatten. Er wünschte sich, die Medizin würde mehr dafür sorgen, die Menschen gesund zu halten, statt – oft vergeblich – zu versuchen, sie zu retten, wenn sie bereits schwer erkrankt waren.

Ein anderes Mal drehte sich das Gespräch um Saejus Karriere. »Wie ich höre, ist deine Firma ziemlich erfolgreich«, sagte der Vater.

Das bestätigte Saeju voller Stolz.

»Saeju, welchen Zweck hat dein Unternehmen?«

Saeju überlegte kurz und sagte dann: »Ich will mich beweisen. Ich will Unternehmer werden.«

»Das ist eine gute Antwort. Aber warum willst du dich beweisen?«, fragte der Vater.

»Na ja … es ist doch gut, wenn man Geld hat«, erwiderte Saeju.

»Warum ist es gut, wenn man Geld hat?«, hakte sein Vater nach.

»Weil …«

Saeju musste nachdenken. Er weiß heute nicht mehr genau, was er sagte, aber er brachte eine Antwort zustande, und daraufhin fragte sein Vater: »Ja, aber warum?« Auf jede weitere Antwort erwiderte der Vater »Warum?«, bis Saeju schließlich keine Antwort mehr einfiel. (So kam der Warum-Test zustande, den du auf Seite 84 selbst ausprobieren kannst).

Saeju war jetzt nicht mehr stolz, sondern fühlte sich bloßgestellt und verletzlich. Er wusste, dass sein Vater ihn nicht kritisieren wollte – das war nicht seine Art. Vielmehr zeigte er Saeju auf geniale Weise, dass hinter jedem großen Unternehmen eine große Leidenschaft steckt – ein echter Grund. Ein Ziel. Er wollte Saeju dazu bringen, dieses Ziel für sich zu finden. Dass Saeju Heavy Metal *mochte*, war dem Vater offenbar nicht weltbewegend genug. Doch was würde seinen Lackmustest bestehen?

Schließlich sagte Saejus Vater: »Denke immer daran, welche Mission dein Unternehmen hat und was du für die Gesellschaft bewirkst.« Er wollte, dass Saeju ein echtes *Warum* fand. Er wollte, dass sein Sohn seine eigenen Grundwerte im Leben erkannte, bevor er ihn und sein eigenes Leben hinter sich lassen musste. Dieses Gespräch sollte Saejus Leben verändern.

Wenig später verstarb Saejus Vater mit nur 51 Jahren. Saeju war damals 21 und hatte das Gefühl, als wäre die Sonne, die sein Leben stets mit Sinn erhellt hatte, nun erloschen.

Orientierungslos und voller Trauer trat er als IT-Fachmann den dreijährigen Pflichtwehrdienst in der südkoreanischen Armee an. Diese Erfahrung half ihm, seine Trauer zu verarbeiten, den Kopf freizubekommen und neue Prioritäten zu setzen. Nach der Zeit beim Militär war Saeju klar, dass ein Studium ihm nicht zu dem verhelfen würde, was er in der Welt erreichen wollte, deshalb studierte er nicht weiter, sondern wagte etwas, zu dem ihn sein Vater immer ermutigt hatte: Er zog in die USA.

Er entschied sich für die Stadt New York mit ihrer Diversität und internationalen Atmosphäre und schwor sich, die Welt zu verändern – allerdings nicht mit Elektrotechnik oder gar in der Musikbranche, sondern indem er versuchte, das Gesundheitswesen zu verbessern, das sein Vater so kritisch gesehen hatte. Und wenn er das nicht als Arzt tun konnte, dann eben als Unternehmer.

Heavy Metal liebte Saeju nach wie vor (daran hat sich bis heute nichts geändert, er ist wirklich ein *riesiger* Fan dieser Musik), aber er erkannte, dass er im Leben etwas Bedeutendes tun musste. Etwas, das anderen Menschen half. Es musste sinnvoll sein, und er musste wissen, warum es sinnvoll war. Sein Ehrgeiz war es, ein Unternehmen zu gründen, das allen Menschen die Möglichkeit gab, ihre Gesundheit selbst in die Hand zu nehmen, um ihnen das Schicksal der vielen Patientinnen zu ersparen, die sich erst von seinem Vater behandeln ließen, als es schon zu spät war. Saeju hatte den nötigen Geschäftssinn, doch er ahnte, dass er für sein Vorhaben jemanden mit überragenden technischen Fähigkeiten brauchen würde – und so machte er sich auf die Suche nach potenziellen Geschäftspartnern.

Drehen wir die Uhr ein paar Jahre zurück, stoßen wir auf einen kleinen Jungen aus der Ukraine, Artem, der schon im zarten Alter von neun Jahren gern Computer programmierte, wenn er nicht gerade Ziegen hüten musste. Er selbst hält sich nicht für ein Genie, doch alle anderen sind fest von seiner Genialität überzeugt (wahrscheinlich würden dem sogar die Ziegen zustimmen). Mit 13 Jahren kam er nach Amerika, aber anders als Saeju, der schon als Kind Unternehmer werden wollte, erzählt Artem, er habe ursprünglich von einem Leben als Bauer geträumt. Letztendlich begeisterten ihn Technik und Psychologie jedoch mehr als Tierhaltung, und er landete bald an der Princeton University, wo er Informatik, Psychologie, Finanzwissenschaften und Theater studierte (denn auch Technik-Nerds haben eine dramatische Ader).

Im ersten Studienjahr in Princeton entwickelte Artem ein lernfähiges Schachprogramm namens Golch, das Teil seiner Abschlussarbeit wurde. Zu seinen liebsten Veranstaltungen gehörte jedoch »Psychologie der Entscheidungsfindung«, die von Daniel Kahneman gelehrt wurde, einem renommierten Psychologen und Wirtschaftswissenschaftler, der 2002 mit dem Nobelpreis für Wirtschaftswissenschaften ausgezeichnet wurde. Während des Studiums absolvierte Artem ein Praktikum bei Microsofts SQL- und Sun-Solaris-Servergruppen und lernte viel über die Leitung von Softwareteams. Nach seinem Abschluss fing er als Softwareentwickler und technischer Leiter bei Google an, wo er das Geosearch-Projekt gründete und leitete, das später einen entscheidenden Bestandteil von Google Maps bildete.

Artem liebte seine Arbeit bei Google, doch dort fehlte ihm etwas, womit er sich schon immer beschäftigt hatte: die Psychologie. Er hätte nie damit gerechnet, dass es ihm gelingen würde, seine Liebe zur Technik mit seinem

Interesse für Psychologie unter einen Hut zu bringen, doch dann lernte er bei einer Dinnerparty für Princeton-Absolventen Saeju kennen.

Artem war mit einem Cousin von Saeju befreundet, und als sie einander vorgestellt wurden, verstanden sich die beiden auf Anhieb. Artem erzählte Saeju von den vielen Ideen, die er umsetzen wollte, darunter ein Produkt, das das Training im Fitnessstudio zu einer völlig neuen Erfahrung machen könnte. Saeju wiederum erzählte Artem von seinem Frust über das Gesundheitssystem und von seinem Ziel, Menschen die Möglichkeit zu geben, ihre Gesundheit selbst in die Hand zu nehmen. Schon bald waren die beiden mitten im Brainstorming, als wären sie schon ewig ein Team.

Für Saeju war Artem genau der Partner, den er gesucht hatte, auch wenn Artem sich bislang nicht als Unternehmer gesehen hatte. Beide hatten dieselbe Vision: Von Anfang an orientierten sie sich an dem erklärten Ziel, ihr Bestmögliches zu geben, um den Menschen zu einer guten Gesundheit zu verhelfen.

Ab 2005 arbeiteten die beiden in ihrer freien Zeit an diesem Ziel, während Artem noch bei Google tätig war und gerade die RoboCup-Weltmeisterschaft gewonnen hatte (so ein schlaues Köpfchen ist er nämlich!). Erst nach zwei Jahren ließ er sich von Saeju dazu überreden, bei Google zu kündigen und sich voll und ganz dem gemeinsamen Unternehmen zu widmen. Im Jahr 2007 gründeten sie die Firma *WorkSmart Labs, Inc.* Das erste Geschäftsbüro befand sich in einer Studentenbude, das zweite war eine Nummer größer – eine Zweizimmerwohnung, in der sie ihren ersten Prototyp vorstellten: den CyberTrainer, eine an einem

Standfahrrad installierte Tracking-Technologie. Ihr erster Angestellter war Mark Simon, ein Freund von Artem, mit dem er Roboter gebaut hatte. Mark, ebenfalls ein Technikgenie, wurde leitender Softwareentwickler (und später der Chefarchitekt für *Noom*). Sie trieben Geldmittel für weitere Prototypen anderer Fitnessanwendungen auf, erkannten jedoch bald, dass die Zukunft in der Handytechnologie lag.

Im Oktober 2008 starteten sie *CardioTrainer*, eine Fitness-Tracking-App, die 2010 bereits eine Million User vorweisen konnte. *CardioTrainer* war eigentlich für Hochleistungsläufer gedacht, doch Usermeinungen und Feedback zeigten dem Team, dass die meisten User in der App eher moderatere Aktivitäten wie Spazierengehen eintrugen und größtenteils nicht auf bestimmte Fitnessziele hinarbeiteten, sondern abnehmen wollten. Deshalb brachten sie 2010 eine App zur Kalorienerfassung namens *Calorific* auf den Markt, die schon bald eine halbe Million User hatte.

Ein Jahr später orientierten sich Saeju und Artem wieder neu. Sie wollten die besten Funktionen ihrer beiden beliebten Apps in einer einzigen kombinieren und den Usern durch Fitness- und Gewichtstracking dabei helfen, ihr Wunschgewicht zu erreichen und zu halten. Die beiden berichten, anfangs sei das eine schier unlösbare Aufgabe gewesen. Doch nach reichlich Forschungs- und Analysearbeit erkannten sie, dass Tracking allein nicht ausreicht, um das eigene Verhalten ändern zu können. Die User brauchten etwas – oder jemanden –, der ihnen bei bestimmten gesundheitlichen Problemen half. Saeju und Artem mussten sich etwas ausdenken.

Im Jahr 2011 änderten sie ihren Firmennamen in *Noom*. Warum Noom? »Wir haben mit vielen Ideen gespielt«, erzählt Artem, »und unseren Designern gefiel der Name *Moon*, weil er interessante gestalterische Möglichkeiten bot. Anfangs fanden wir ihn allerdings nicht sehr passend. Was hat Gesundheit mit dem Mond zu tun? Mit dem Begriff assoziiert man keine Firma, er erschien uns seltsam – so wie ein neues Gesundheitsverhalten anfangs seltsam oder unnatürlich wirken kann, weil man es nicht kennt oder nicht gewöhnt ist. Allerdings hörten wir nicht auf unser Bauchgefühl, sondern haben mit dem Namen experimentiert und ausprobiert, wie andere darauf reagierten. Die positive Reaktion hat uns überrascht.«

Artem erklärt, je länger sich das Team mit dem Konzept befasste, desto mehr habe es sich damit angefreundet und davon überzeugen lassen. »Wir fanden es gut, weil der Mond immer da ist, auch wenn man ihn nicht sehen kann«, so Artem. »Man hat den Eindruck, dass er zu- und abnimmt, wächst und schrumpft, genau wie Ziele, genau wie die Visionen eines Unternehmens. Irgendjemand hatte dann die Idee, das Wort *Moon* umzudrehen. Das kam sehr gut an, und so entstand der Name *Noom.*«

Kurz darauf kam der *Noom Weight Loss Coach* für Android auf den Markt, und ein Jahr später gab es die App auch für iOS. Im Jahr darauf starteten wir das *Noom-Group-Coach*-Programm und expandierten gleichzeitig weltweit.

Doch Saeju und Artem gaben sich damit nicht zufrieden. Sie diskutierten oft darüber, dass die meisten Menschen zwar wissen, welches Verhalten die Gesundheit fördert, sich aber trotzdem schwer damit tun, es tatsächlich umzusetzen. Dann lernten sie Tom Hildebrandt kennen, der im Zentrum für Ess- und Gewichtsstörungen des Mount Sinai Hospital arbeitete, und erkannten, dass die Psychologie das fehlende Puzzleteil war. Neben den rein körperlichen Lösungsansätzen musste Noom also auch psychologische anbieten. Das war eine Offenbarung.

2014 stieß Dr. Andreas Michaelides als Chefpsychologe zu Noom. Ab 2015 engagierten Saeju und Artem viele professionelle Coaches, und 2017 wurde das *Noom-Healthy-Weight*-Programm eingeführt. Spätere Recherchen ergaben, dass genau das gefragt war: ein effektives Tool zur Gewichtsreduzierung, das zugleich Unterstützung durch echte Menschen liefert. Damals gab es über 100 Noom-Coaches, und die Zahl der User stieg stetig an.

Seither wächst das Noom-Team weiter und ist intern ständig mit Experimenten, Studien, Weiterentwicklungen und Innovationen beschäftigt. 2019 erhöhte sich die Anzahl der Beschäftigten auf 1000, und in New York City fand der erste *Noom Leadership Summit* statt. Im Jahr 2020 hatte Noom mehr als 3000 Coaches, mehrere Programme und eine Vision für die Zukunft, zu der gehörte – und bis heute gehört –, dass das Unternehmen nach neuen Wegen sucht, um Betroffenen das Leben mit chronischen Krankheiten wie Angststörungen, Diabetes und Bluthochdruck zu erleichtern oder diese Leiden sogar zu lindern.

Wir bei Noom bauen unsere Plattform zur Verhaltensänderung immer weiter aus, damit unsere User die verschiedensten Möglichkeiten haben, ihr Leben zu ändern – ganz so, wie sie möchten. Artem drückt das so aus: »Wenn du weißt, wie Gehirn und Körper funktionieren, kannst du dich selbst überlisten und Ziele erreichen, die bisher schwer zu erreichen waren. Schluss mit Schuldgefühlen. Wenn du die psychologischen Regeln hinter deinem Verhalten verstehst, kannst du leichter Veränderungen vornehmen.

Noom will dir dabei helfen, dein bestes Ich zu entwickeln und dein Potenzial zu entfalten. Wir haben das Ziel, der gesamten Menschheit weitere Lebensjahre zu schenken. Das ist ein großes Ziel, das wir noch nicht erreicht haben, aber wir testen immer wieder neue Dinge und behalten dabei stets unsere Mission im Blick. Wir möchten dich dazu anregen, genau das auch für dich zu tun.«

Das wünschen wir uns für dich

Unser Unternehmen hat sich stark verändert, unsere Mission dagegen nicht. Sie bestand schon immer darin, so vielen Menschen wie möglich durch Verhaltensänderungen zu einem gesünderen Leben zu verhelfen. Wir sind stolz auf die langfristigen Ergebnisse, die so viele mit unserem Programm erzielt haben. Deshalb ist Noom für uns keine Diät, sondern eine Methode, mit der man sein Verhalten ändern und eine gesündere Lebensweise entwickeln kann. Fachleute für Psychologie und Gesundheit aus Lehre und Forschung haben unsere Inhalte sorgfältig entwickelt und arbeiten ständig daran, sie auf dem neuesten Stand zu halten. Wir wollen dir dabei helfen, die Ursachen für deine Schwierigkeiten beim Abnehmen oder andere Gesundheitsprobleme zu finden und zu beheben. Dabei geht es nicht um Zahlen. Es geht um dein Leben. Denn seitdem wir die Psychologie mit ins Boot geholt haben, sind die Zahlen auf der Waage längst nicht mehr das Wichtigste.

Mit Noom erfährst du mehr über äußere Einflüsse auf die Ernährung, Stressmanagement, kognitive Prozesse beim Essen, den Umgang mit Emotionen, die das Essen betreffen, die Auswirkungen von Bewegung und Schlaf und vor allen Dingen, warum wir Menschen so essen und handeln, wie wir es tun. Du lernst, wie du wieder die Zügel in die Hand nimmst, damit du nicht mehr das Gefühl hast, dass du von deinen Emotionen gesteuert wirst (obwohl es manchmal genau das Richtige ist, sich von Gefühlen steuern zu lassen – auch darauf werden wir eingehen).

Mit Noom (ob mit diesem Buch, unseren Online-Inhalten oder beidem) wird es dir gelingen, neue neuronale Verknüpfungen zu schaffen, durch die du im Laufe der Zeit deine Gewohnheiten ändern wirst. Gewohnheiten sind mächtig und tief verwurzelt, doch je mehr du dein Gehirn auf gesunde Gewohnheiten trainierst, die du *willst und selbst ausgesucht* hast, desto wahrscheinlicher wirst du erfolgreich abnehmen, deine Gesundheit verbessern und unbeschwerter werden. Wir zeigen dir das Wie und helfen dabei, das Warum zu verstehen. Eine Gebrauchsanweisung nützt wenig, wenn man nicht versteht, wozu sie dient, oder wenn die Motivation fehlt, sie zu benutzen. Um einen Wandel zu erreichen, muss man vielmehr viele verschiedene Tools ausprobieren und unter Anleitung unvoreingenommen testen. Noom liefert dir diese Tools. Wir haben die richtige Kombination aus Psychologie, Technik und menschlichem Coaching gefunden, mit der es dir gelingen kann, deine Gesundheit selbst in die Hand zu nehmen.

Noom hat große Ziele, das geben wir zu. Den Anfang macht das Abnehmen, aber je besser du uns kennenlernst, desto deutlicher wird dir, dass Gewichtsziele nur dazu dienen, sich selbst besser zu verstehen. Unsere eigentliche Mission besteht darin, dir zu zeigen, wie du mit psychologischen Mitteln Verhaltensänderungen vornehmen kannst, durch die sich deine Gesundheit und dein gesamtes Leben so entwickeln, wie du es dir erträumst. Noom ist mittlerweile ein Tool, mit dem man nicht nur die Gesundheit, sondern auch Selbstvertrauen und Selbstfürsorge fördern sowie Stress und Ängste abbauen kann.

Kurz gesagt (oder ist es dafür schon zu spät?): Wir sind für dich da und haben wirkungsvolle Tools für Veränderungen im Gepäck. Wir sind an deiner Seite, wenn du lernst, wie *du dich selbst ändern* kannst. Bei uns geht es nicht um Regeln. Bei uns geht es nicht ums »Sollen«. Und es geht schon gar nicht um Schuld, Scham, Strafen und anderes, das nach wissenschaftlichen Erkenntnissen nicht dazu führt, dass der Mensch sich ändert. Uns geht es nur darum, dir zu helfen und deine Ziele zu unterstützen, damit du ein glücklicheres, gesünderes, stärkeres, selbstbewussteres und *noomigeres* Leben führen kannst. Das wünschen wir uns für dich.

Bist du bereit, dich mit uns auf den Weg zu machen, das Noom-iversum zu erforschen, die Veränderungen, nach denen du dich sehnst, in Angriff zu nehmen und dich selbst zu ermächtigen, all das zu verwirklichen? Wir wissen, dass du Großes erreichen wirst, und werden dir immer den Rücken stärken.

Du selbst bist die größte Kraft und das größte Kapital auf deinem Weg. Wenn du deine Gesundheit verbesserst, wirst du zu einem Teil der Lösung: eine Welt, in der die Menschen wissen, wie sie für ihre Gesundheit sorgen können. Ganz gleich, wo du auf deiner Reise gerade bist, wir danken dir dafür, dass wir daran teilhaben dürfen.

Und viel Spaß beim Lesen!

1

Du hast das Sagen: Deine Rolle bei der Veränderung, die du erreichen willst

Wenn sich nichts ändert, ändert sich nichts.

Unbekannt

Vermutlich gibt es in deinem Leben etwas, das du gern ändern würdest (sonst wärst du nicht hier). Vielleicht wünschst du dir ein gesundes Gewicht, mit dem du dich in deinem Körper wieder wohlfühlst. Vielleicht möchtest du fitter werden, schlechte Angewohnheiten ablegen, dich besser oder einfach mehr wie du selbst fühlen. Vielleicht weißt du, was du tun musst, aber es fällt dir schwer, es tatsächlich umzusetzen; vielleicht weißt du nicht, wo du anfangen sollst. Vielleicht hast du bereits einige positive Veränderungen vorgenommen, möchtest aber dafür sorgen, dass sie auch von Dauer sind.

Was auch immer dich hierhergeführt hat, hier bist du richtig, denn bei Noom geht es darum, Menschen bei Veränderungen zu helfen. Unsere Methoden mögen anders sein als die, die du bisher ausprobiert hast. Wir stellen keine Regeln auf, kontrollieren nicht, was du isst oder wie du trainierst, und sagen nicht einmal, dass du überhaupt etwas ändern musst. Stattdessen betrachten wir die Verhaltensänderung aus psychologischer Sicht: Was willst du in deinem Leben ändern, und warum willst du es ändern? Und warum hast du es nicht bereits geändert?

Bei uns dreht sich alles um das *Warum* des Verhaltens. Es ist motivierend, wenn man das *Warum* kennt. Nach der Selbstbestimmungstheorie von Richard L. Ryan und Edward L. Deci kann man Ziele am besten verwirklichen, wenn diese Ziele den angeborenen psychologischen Bedürfnissen[1] entsprechen, insbesondere der autonomen Motivation.[2] Autonome Motivation bedeutet, dass du etwas tust, weil du dich selbst dazu entschieden hast und weil es deiner Persönlichkeit und deinen Werten entspricht. Wenn du diese Verbindung zwischen dem *Warum* und deinen inneren Gründen für eine Veränderung herstellst – Gründe, die aus dir heraus kommen und nicht auf etwas zurückgehen, das dir jemand gesagt hat –, steigt nach der Selbstbestimmungstheorie deine Motivation, sodass du das, was du dir vorgenommen hast, leichter erreichst, was auch immer es sein mag. Aufgrund unserer Forschungsergebnisse[3] und der Erfolge, die viele Menschen mit unserem Programm hatten, glauben wir bei Noom, dass das stimmt. Dass man das *Warum* versteht, ist ein wesentlicher Bestandteil unseres Programms. »Warum?« ist nämlich unsere Lieblingsfrage. Warum triffst du bestimmte Entscheidungen, hast du bestimmte Gedanken oder entwickelst du bestimmte Gewohnheiten? Damit du diese Frage beantworten kannst, helfen wir dir dabei, deine Selbstwahrnehmung zu fördern und zu lernen, wie du mit dir selbst experimentieren kannst. Wir lieben Experimente, wie du bald sehen wirst! Unser gesamtes Programm beruht auf Experimenten, und alles, was wir implementieren, wird auf Herz und Nieren getestet. Experimente sind der Schlüssel, nicht nur in der Unternehmensführung und bei der Entwicklung unserer Inhalte, sondern auch, damit du schnell und effizient erkennst, was bei dir funktioniert. »Wir haben Noom absichtlich so optimiert, dass Experimentieren das Lerntempo steigert«, so Mitbegründer und Präsident Artem Petakov. »Durch Experimente finde ich heraus, was bei mir persönlich funktioniert. So haben wir herausgefunden, was bei Noom funktioniert. Und so kannst auch du herausfinden, was bei dir funktioniert.«

Allerdings experimentieren wir nicht einfach nur um des Experimentierens willen. Unsere Versuche stützen sich auf wissenschaftliche Forschungen. Wir greifen auf die kognitive Verhaltenstherapie, die dialektisch-behaviorale Therapie (DBT) und viele andere psychologische Konzepte zurück, die wir dir im Folgenden vorstellen werden. Wir zeigen dir, wie du destruktive Denkmuster erkennst und änderst, damit sie dich nicht länger daran hindern, deine größten Ziele zu erreichen, deine größten Träume zu verwirklichen und das Leben zu führen, das du dir für dich selbst wünschst. Wir werden dir helfen, *deine* Ziele auf *deine* Weise zu erreichen, und dich nicht dazu drängen, etwas auf unsere Weise zu tun. Es gibt nicht den einen richtigen Weg, denn jeder Mensch ist anders. Deshalb helfen wir dir, mehr auf deinen eigenen Körper zu achten und dich an deiner Psyche zu orientieren – denn dort liegen alle Antworten. Du musst sie nur abrufen. Noom gibt dir kein Programm vor. Noom liefert dir die Werkzeuge, mit denen du auf das »Erfolgsprogramm« zugreifen kannst, das bereits in deinem Gehirn läuft.

So gestaltest du dir ein Leben, das du liebst. Wir können dir zeigen, wie du mühelos ein Kaloriendefizit erreichst, das zur Gewichtsabnahme führt, wie du mehr Spaß an Bewegung bekommst oder wie du ruhiger oder energiegeladener wirst. Was auch immer dein Ziel ist, wir werden dich jederzeit dazu ermutigen, »Warum?« zu fragen, und dir stets das Kommando überlassen. Wir sind nur dazu da, dir bei Bedarf die Hilfsmittel an die Hand zu geben, mit denen du dir Ziele setzen kannst, die zu dir passen, damit du motiviert und inspiriert bleibst und die Gewissheit hast, dass die Wissenschaft auf deiner Seite steht. Du kennst dich selbst besser, als jeder andere dich jemals kennen kann. Wenn es also um dein Leben, deine Pläne und deine Ziele geht, sind wir an deiner Seite. Denn wir vertrauen dir und wollen, dass du dir selbst vertraust. Wir glauben an dich und wollen, dass du an dich selbst glaubst. Wir wissen, dass du alles erreichen kannst, was du für dich erreichen willst.

Denn *du hast das Sagen.* Du bist der maßgebliche Faktor für deine Gesundheit und dein Leben. Du hast den größten Einfluss, bist die mächtigste Kraft und hast die größte Kontrolle über das, was du tust oder nicht tust. Du musst lediglich dafür sorgen, dass du diese Superkraft, die bereits in dir steckt, richtig verstehst, freisetzt und nutzt. Unser Ziel – denn auch wir haben Ziele – besteht darin, dir aufzuzeigen, wie das gelingen kann.

Wenn es dir in der Vergangenheit schwergefallen ist, dich gesünder zu ernähren, effektiver zu trainieren, unerwünschtes Gewicht loszuwerden oder ein entspannteres Verhältnis zum Essen oder zu deinem Körper zu finden, dann mach dir keine Sorgen. Noom hat Unmengen neuer Tools für dich. Wir können dir dabei helfen, eine neue Sicht auf Ernährung, Sport, Gewicht und sogar auf dich selbst zu entwickeln, damit du nicht mehr mit dem Essverhalten, der Waage, dem Spiegel oder der kritischen Stimme in dir kämpfen musst, sondern so leben kannst, dass du mehr Selbstvertrauen verspürst und dich in deiner Haut wohler fühlst. Wir sagen gern von uns, dass wir auf Liebe setzen und nicht auf Kampf, und wir wollen dir dabei helfen, dass du nicht mehr kämpfen musst, sondern dein schönes Selbst und dein schönes Leben richtig genießen kannst.

Und so gelingt uns das:

- **Wir setzen auf Psychologie**, um dir dabei zu helfen, deine Gewohnheiten und dein Verhalten so zu ändern, dass du gesünder wirst und deine Ziele besser erreichen kannst, und liefern dir keine Nahrungslisten, Essenspläne oder Durchhalteparolen (na gut, zugegeben, ein paar Durchhalteparolen haben wir schon auf Lager).
- **Wir werden dir niemals vorschreiben, was du essen sollst** und was nicht. Wir haben kein Problem mit Kohlenhydraten, Fett oder Proteinen. Wir werden nicht mal sagen, dass du auf Zucker verzichten solltest (mmh, Zucker) oder jeden Tag zwei Pfund Kohl essen musst. Gemüse ist toll, aber es geht auch ohne Weizengras-Shots oder morgendliche Smoothies, wenn du nicht auf Smoothies stehst. Wir wollen, dass du isst, was du essen willst. Du sollst dein Essen genießen, kein schlechtes Gewissen haben und Lebensmittel bewusst, gut informiert und vorausschauend auswählen, damit das, was du isst, dazu führt, dass du dich körperlich und seelisch gut fühlst. Denn ganz gleich, welche Ziele du hast – wenn du dich super fühlst, wirst du sie leichter erreichen.
- **Wir arbeiten mit allen Ernährungsweisen**. Egal, ob du aus ethischen Gründen vegan lebst oder Lakto-Ovo-

Vegetarier bist, voll auf Paleo, Keto, Low-Carb oder High-Carb stehst, alles ist in Ordnung. Ganz gleich, wie du dich ernährst, Noom funktioniert bei dir genauso wie bei normalen »Allesfressern«. Wie gesagt: Uns ist wichtiger, warum du isst, als was du isst.

- **Wir verlangen keinen Sport.** Wir raten dir dazu, täglich für gesunde Bewegung zu sorgen, weil wir wissen, dass das deiner körperlichen und geistigen Gesundheit guttut.[4] Ob du gezielt Sport treibst oder nicht und wie du deinen Körper bewegst, ist deine Sache. Wenn du möchtest, kannst du Noom dazu nutzen, dir Sport zur Gewohnheit zu machen oder für intuitivere Bewegung im Leben zu sorgen, aber wir versprechen, dass wir dich niemals ins Fitnessstudio zwingen werden (wenn du allerdings gern trainieren gehst, nur zu – Fitnessstudios können Spaß machen, außerdem sind wir nicht dein Boss).
- **Wir wissen, dass Essen mehr ist** als Nahrungsaufnahme. Dabei spielen auch Stress, Schlaf, Beziehungen und viele andere Dinge eine Rolle, die in deinem Leben geschehen. Wir lassen diese Dinge nicht außer Acht. Wir wissen, wie wichtig das ist.
- **Wir glauben nicht ans Scheitern.** Bei Noom gibt es keine Strafen. Wir konzentrieren uns auf die vielen tollen Dinge, die dir widerfahren können, wenn du Veränderungen vornimmst, die deine Gesundheit und dein Wohlbefinden verbessern. Wir gehen sogar so weit und behaupten, dass es keine Fehler und keine Misserfolge gibt. Nur weil du nicht immer das tust, was du dir vorgenommen hast, bedeutet das noch lange nicht, dass du versagt hast. Schwierigkeiten und Hindernisse sind unvermeidlich, und aus ihnen lässt sich lernen. Jede Ver-

änderung geht mit einem Auf und Ab in Sachen Motivation einher – es gibt Tage, an denen alles reibungslos läuft, und Tage, an denen sämtliche Pläne scheitern. So ist das mit dem Wandel (und dem Leben an sich). Veränderung ist ein aktiver und dynamischer Prozess, keine gerade Linie, und Perfektionismus kann selbstzerstörerisch sein, weil, nun ja ... *niemand* perfekt ist. Wir glauben an Fortschritt, nicht an Perfektion. Ausrutscher sind ganz normal.

- **Wir glauben an Kooperation, nicht an Konkurrenz.** In unserer App gibt es keine »Ranglisten«, und dieses Buch rät nicht zu Konkurrenzdenken, denn positive Verstärkung und persönliche Unterstützung durch Coaches, Gruppen und Einzelpersonen sind unserer Ansicht nach sinnvoller und helfen dir besser dabei, positiv zu bleiben und dich auf deine Ziele zu konzentrieren. Wenn jemand gewinnt, muss jemand anderes verlieren, und darum geht es bei Noom nicht. Jeder Schritt in Richtung deines Ziels ist für uns ein Gewinn!
- **Du kannst die Noom-Methoden für jede Verhaltensänderung nutzen.** Vielleicht willst du gar nicht abnehmen. Das ist vollkommen in Ordnung. Du kannst die Tools in diesem Buch auf alles anwenden, was du ändern möchtest. Was auch immer dein Ziel sein mag, wir sind hier, um dir zu helfen. Vielleicht wünschst du dir mehr Selbstvertrauen, willst mehr schlafen, dir Yoga oder Meditation zur Gewohnheit machen oder daran arbeiten, deinen Blutzucker, Blutdruck oder Cholesterinspiegel wieder auf Normalwert zu bringen. Noom kann dir dabei helfen, etwas zu ändern, ganz gleich, um welche Art von Veränderung es sich handelt.

Diesmal kann alles anders werden, denn Noom ist anders.

Aber genug von uns. Kommen wir zurück zu dir und einem der wichtigsten *ersten* Schritte, die du auf dem Weg zur Veränderung machen kannst: Glaub an dich selbst.

Warum du mit Psychologie mehr erreichst

In Sachen Verhaltensänderung setzt Noom seit jeher auf psychologische Ansätze und nicht auf Regeln und Beschränkungen, denn erfolgreiche Veränderungen haben weniger damit zu tun, was man *tut*, als vielmehr damit, wie man über sein Tun *denkt*. Deshalb funktioniert es unserer Erfahrung nach nicht besonders gut, wenn man Regeln aufstellt, um das Verhalten zu ändern. Regeln drehen sich um das *Was*, nicht um das *Warum,* und wir Menschen tun uns schwer mit Regeln, die gegen unsere Natur gehen.

So neigen wir beispielsweise von Natur aus dazu, nach dem zu handeln, was wir gerade fühlen, und nicht nach dem, was in Zukunft passieren könnte. Dafür gibt es einen wirklich guten Grund. Spontane Entscheidungen (»Lauf weg!«) und unmittelbare Belohnungen (»Iss, was du kriegen kannst!«) haben dem Menschen höchstwahrscheinlich einst das Überleben gesichert, als es noch viel weniger von uns gab und das Leben viel härter war. In diesen gefährlichen Zeiten war Nahrung knapp – es ging darum, den nächsten Tag zu erleben. Deshalb war es schlichtweg nicht wichtig, an die ferne Zukunft (wie nächste Woche) zu denken und Handlungen darauf auszurichten.

Außerdem neigt der Mensch laut psychologischen Forschungen, die sich mit den evolutionären Wurzeln der menschlichen Entscheidungsfindung befassen,[5] zu folgenden Denkweisen:

- Irrelevante Informationen finden große Beachtung. (»Da ist ein Eichhörnchen!«)
- Das, was um uns herum geschieht, kann uns leicht beeinflussen, auch wenn es nicht in unserem eigenen Interesse ist. (»Alle anderen machen das auch, also sollte ich wohl …«)
- Fehlentscheidungen werden geschickt begründet. (»Nur dieses eine Mal …«)

Der Mensch tut gern das, was sich im Augenblick am besten anfühlt, am einfachsten ist, am meisten Spaß macht und was alle anderen auch tun.

Das ist vollkommen normal und in gewisser Weise in unseren Köpfen vorprogrammiert. Wenn wir also Vorschriften machen und anordnen: »Beachte das Eichhörnchen nicht« oder »Iss keine Süßigkeiten« oder gar »Tu nicht das, was die anderen tun«, was wollen die meisten dann wohl sofort?

Andererseits ist unser Gehirn im 21. Jahrhundert ziemlich weit entwickelt, sodass wir das, was wir *jetzt* wollen, nicht immer unbedingt tun müssen, wenn unser beachtlicher Intellekt uns sagt, dass wir durch ein anderes Verhalten *später* etwas noch Besseres bekommen könnten. Wenn diese zeitversetzten Wünsche noch wünschenswerter sind als die unmittelbaren, können wir unsere ebenfalls sehr menschliche Fähigkeit zur Verhaltensänderung einsetzen.

Allerdings lässt sich dem inneren Drang zu nehmen, was

man kriegen kann, gar nicht so leicht widerstehen – vor allem, wenn man sich angewöhnt hat, auf seinen Instinkt zu hören. Stellen wir uns vor, du hast die Angewohnheit, fast jeden Nachmittag zwischendurch ein paar Schokokekse oder einen Schokoriegel zu essen. Das tust du wahrscheinlich deshalb, weil dir dieser Snack aktuell verlockend erscheint. Oder früher verlockend erschien. Jetzt ist er zur Gewohnheit geworden, du denkst kaum noch darüber nach. Und vielleicht stört dich das nicht weiter.

Vielleicht stört es dich aber doch. Du empfindest das als »schlechte Angewohnheit«. Du findest, Zucker ist schlecht, oder Kekse sind schlecht, oder was auch immer. Oder du versuchst, weniger Kalorien zu dir zu nehmen, um Gewicht zu verlieren, und da der Nachmittagssnack bei sehr geringem Nährstoffgehalt viele Kalorien enthält, denkst du, dass du dein Ziel besser erreichen könntest, wenn du den Snack änderst. Folglich stellst du dir selbst die Regel auf: »Zwischendurch keine Kekse oder Süßigkeiten mehr.«

Am nächsten Tag hast du zur gewohnten Zeit Appetit auf die Kekse. Aber du hast jetzt eine Regel! Du darfst jetzt keine Kekse essen. Sobald du dir jedoch einredest, dass die Kekse nicht erlaubt sind, willst du sie dringender als je zuvor. Also isst du sie doch. Vielleicht sogar mehr als üblich.

An dieser Stelle kann dich die Psychologie retten. Du könntest dich zum Beispiel auf *Achtsamkeit* konzentrieren, ein Kernkonzept der dialektisch-behavioralen Therapie. Wenn es Zeit für einen Snack ist, kannst du in deinen Körper hineinhorchen und dich fragen: »Will ich jetzt wirklich Kekse? Was sagt mir mein Körper? Was führt dazu, dass ich Kekse will? Ist es Gewohnheit? Ist es Stress? Klingt etwas anderes vielleicht gerade noch verlockender?« Wichtiger als eine allgemeingültige Regel ist oft, wie du dich im Moment wirklich fühlst, körperlich und emotional. Wenn du feststellst, dass du die Kekse wirklich willst, kannst du entscheiden, jeden Bissen zu genießen, und zwar ohne schlechtes Gewissen! Vielleicht stellst du aber auch fest, dass dir die Kekse gar nicht so wichtig sind; in Wirklichkeit willst du dich entspannen, also gehst du nach draußen und setzt dich eine Viertelstunde in die Sonne. Oder du merkst, dass dein Körper sich viel mehr nach einem schönen, frischen, knackigen, saftigen Apfel mit einem Klecks Erdnussbutter sehnt, und isst lieber den Apfel als einen Keks. Das ist praktisch angewandte Psychologie.

Oder wir stellen uns vor, du willst die Kekse, doch ehe du zugreifst, machst du dir klar, welche kurz- und langfristigen Folgen dieser Keks-Snack haben wird. Erst führst du dir vor Augen, wie du dich meist fühlst, nachdem du Kekse gegessen hast (Hallo, Nachmittagstief), oder wie sie dich von deinem heiß ersehnten Langzeitziel abhalten – du willst doch die fünf Kilo loswerden, die du im letzten Jahr zugelegt hast, auch weil deine Jeans jetzt so unangenehm kneifen. Wenn du all das berücksichtigst, kommst du vielleicht zu dem Schluss, dass du zwar im Augenblick Appetit auf Kekse hast, aber *eigentlich* einen Snack wählen *solltest*, der dir dabei hilft, dein Ziel zu erreichen. Dieses Ziel könnte lauten, dass du nachmittags Energie haben willst, während alle anderen um dich herum vor sich hin dösen, oder dass du dich in deiner Kleidung wohlfühlen willst, ohne dass etwas zwickt oder drückt, wenn du den Reißverschluss zuziehst.

Unsere Denkweise kann uns zu Entscheidungen führen, die *gegen* unsere langfristigen Interessen arbeiten, doch wir können auch dafür sorgen, dass sie unserem langfristigen

Interesse *dient*. Dies ist ein Grundprinzip der kognitiven Verhaltenstherapie (KVT): Man ermittelt und hinterfragt Denk- und Verhaltensweisen, die nicht hilfreich sind, damit man diese Denkmuster und Verhaltensgewohnheiten so verändern kann, dass sie förderlich werden. Unmittelbare Befriedigung ist eine starke Kraft. Die Gewohnheit ebenfalls. Aber beide sind nicht so stark wie du und dein äußerst kompetentes Gehirn. Wenn du etwas lernen kannst, kannst du es auch wieder verlernen. Wenn du dich für etwas entscheiden kannst, kannst du dich stattdessen auch für etwas anderes entscheiden.

Wenn du Kosten und Nutzen abwägst, kommst du vielleicht zu dem Schluss, dass der Vorteil, sich später besser zu fühlen, größer ist als der Vorteil, ein paar Sekunden lang Kekse zu genießen, die du – wenn du ganz ehrlich bist – manchmal gar nicht richtig wahrnimmst, weil sie einfach zur Gewohnheit geworden sind.

Vielleicht machst du sogar ein kleines Experiment. Sind es wirklich die Kekse, die dein Nachmittagstief verursachen? Iss eine Woche lang stattdessen einen Apfel mit Erdnussbutter und notiere dir täglich, wie du dich um 15 Uhr fühlst. Wenn es dir besser geht, könnte das bedeuten, dass dein Körper auf den neuen Imbiss positiv reagiert, und dann steigt vielleicht deine Motivation, statt der üblichen Kekse künftig immer den energiereicheren Apfel zu essen. Und wenn du dich nicht anders fühlst? Vielleicht liegt es daran, dass du zu viel Kaffee trinkst, und du könntest ausprobieren, ein paar Tassen Kaffee durch grünen Tee oder Wasser zu ersetzen.

Dies ist nur ein Beispiel für die vielen wunderbaren Strategien zur Verhaltensänderung, die Noom dir aufzeigt.

Selbstwirksamkeit
oder: Glaube an dich selbst

Selbstwirksamkeit ist ein wissenschaftlicher Begriff und bedeutet einfach, dass man an sich selbst glaubt. Vielleicht kennst du das berühmte Zitat: »Ob du glaubst, dass du es kannst, oder glaubst, dass du es nicht kannst: Du hast immer recht.« Wenn du in deinem Leben etwas ändern willst, besteht der erste Schritt darin, dass du glaubst, dass du es schaffen kannst. Natürlich ist das nicht der *einzige* Schritt. Man kann es sich nicht mit einer Familienpackung Eiscreme gemütlich machen und nur durch die Kraft der eigenen Gedanken fit für einen Triathlon werden oder einen Bestseller schreiben. Ohne Anstrengung geht es nicht, allerdings ist die Selbstwirksamkeit von entscheidender Bedeutung. Wenn du nicht richtig daran glaubst, dass du etwas schaffen kannst, warum solltest du dich dann überhaupt bemühen? Bist du hingegen davon überzeugt, kannst du dich voller Zuversicht, Energie und der Bereitschaft, auf deine Ziele hinzuarbeiten, ans Werk machen.

Selbstwirksamkeit ist keine in Stein gemeißelte Eigenschaft. Sie ist nicht genetisch bedingt, wie deine Augenfarbe oder die Tatsache, dass Koriander für dich nach Seife schmeckt, sondern sie entsteht durch das, was dir im Leben widerfährt. Wenn du schon viele Erfolgserlebnisse hattest (du Glückspilz!), hast du vielleicht ein hohes Maß an Selbstwirksamkeit. Wenn du oft auf Schwierigkeiten gestoßen bist oder deine Ziele nicht immer verwirklichen konntest, ist deine Selbstwirksamkeit möglicherweise geringer,[6] und dann kann es sehr schwierig sein, deinen Erfolg zu visualisieren. Ein hohes Maß an Selbstwirksamkeit lässt sich schwer erreichen, wenn bislang fast alles, was du versucht hast – zum Beispiel, um abzunehmen –, fehlgeschlagen ist. Aus früheren Erfahrungen hast du dann gelernt, dass Abnehmen für dich »unmöglich« ist, und daran glaubst du.

Allerdings kannst du gezielt an deiner Selbstwirksamkeit arbeiten, und Noom wird dir dabei helfen, denn (auch auf die Gefahr hin, dass das sehr nach Cheerleader klingt): *Du kannst es schaffen!* Das gilt für alles, was du erreichen willst, auch wenn du bislang nicht richtig daran geglaubt hast. Selbst wenn du es schon einmal erfolglos versucht hast. Immer, wenn etwas nicht klappt, lernst du, was nicht klappt. Daraus solltest du nicht ableiten, dass es nicht möglich ist. Du bist schlau (schließlich liest du Bücher!), du bist flexibel (auch wenn du dich nicht bis zu den Zehen bücken kannst), und dir ist klar, dass du künftig eine andere Strategie ausprobieren kannst. Das ist ein weiteres wichtiges Noom-Prinzip: Dieses Mal wird es anders, denn Noom ist anders. Und auch du bist anders, denn mit jeder neuen Lektion und mit jeder neuen Erfahrung wirst du schlauer und erfahrener.

NOOM IN AKTION: BEURTEILE DEINE SELBSTWIRKSAMKEIT

In der Psychologie gibt es verschiedene Methoden zur Beurteilung der Selbstwirksamkeit, und wir wollen nun ermitteln, wie es bei dir aussieht.[7] Beantworte die folgenden Fragen und gib dir einen Punkt für jedes »Stimme uneingeschränkt zu«, zwei Punkte für jedes »Stimme zu«

und so weiter, bis hin zu fünf Punkten für jedes »Stimme überhaupt nicht zu«. Wundere dich nicht, wenn dir die Fragen sehr ähnlich erscheinen, sondern beantworte sie einfach jeweils so genau wie möglich. Und vergiss nicht: Auch wenn deine Selbstwirksamkeit im Augenblick nicht groß zu sein scheint, kannst du sie auf jeden Fall verbessern.

1 – Stimme uneingeschränkt zu
2 – Stimme zu
3 – Weder das eine noch das andere
4 – Stimme nicht zu
5 – Stimme überhaupt nicht zu

1. Wenn ich mir ein Ziel setze, weiß ich, dass ich es erreichen kann.
2. Dinge, die mir schwierig erscheinen, kann ich meist trotzdem schaffen.
3. Normalerweise tue ich das, was ich mir vorgenommen habe.
4. Ich glaube, dass ich das, was ich wirklich will, irgendwie auch bekommen kann.
5. Das Leben ist voller Herausforderungen, aber mir gelingt es immer, sie zu bewältigen.
6. Ich bin mir sicher, dass ich mit meinem Können den meisten Dingen recht gut gewachsen bin.
7. Ich wachse mit der Herausforderung.

Jetzt zähle die Antwortpunkte zusammen.
Gesamtergebnis: 11

Wenn dein Ergebnis zwischen 7 und 15 liegt, ist deine Selbstwirksamkeit ausgezeichnet. Du bist dir sicher, dass du deine Ziele erreichen kannst, und bist sehr gut darin, dich selbst anzuspornen. Da stimmen wir gern mit ein: *Du bist spitze!* Im nächsten Schritt solltest du dir überlegen, welche Ziele du in Angriff nehmen möchtest, und einen Plan entwerfen, nach dem du vorgehen willst. Du *weißt* bereits, dass du es schaffen kannst, also los!

Wenn dein Ergebnis zwischen 16 und 26 liegt, ist deine Selbstwirksamkeit recht gut, aber du könntest noch stärker darauf vertrauen, dass du deine Ziele tatsächlich erreichen wirst. Schon jetzt erreichst du jeden Tag viele Ziele. Putzt du dir die Zähne? Frühstückst du? Verzichtest du manchmal auf Junkfood? Bist du nett zu anderen, auch wenn sie nicht so nett zu dir sind? All das ist ein Erfolg, ein erreichtes Ziel, ein Gewinn. Wenn es dir jeden Tag gelingt, die Zähne zu putzen, kannst du jeden Tag alles schaffen. In diesem Buch zeigen wir, wie du dir das Tag für Tag aufs Neue beweisen kannst.

Wenn dein Ergebnis zwischen 27 und 35 liegt, bist du unter Umständen nicht besonders zuversichtlich, wenn du auf ein Ziel hinarbeitest – vielleicht, weil du deine Pläne bisher nicht immer erfolgreich verwirklichen konntest, zum Beispiel abnehmen, mehr Sport treiben oder weniger Zucker essen. Aber keine Sorge! Wir haben hervorragende psychologische Tools, die dir dabei helfen werden, das zu ändern. Außerdem bekommst du hier und jetzt eine Übung, mit der du auf der Stelle das Vertrauen in deine Fähigkeiten stärkst.

Denke jetzt, genau in diesem Augenblick, an irgendeine Kleinigkeit, die du *auf der Stelle* umsetzen kannst, um dir etwas Gutes zu tun. Etwas ganz Kleines. Könntest du ein Stück Obst essen? Könntest du zehn Hampelmänner machen? Könntest du eine Minute lang mit geschlossenen Augen tief ein- und ausatmen? Was auch immer es ist, hör auf zu lesen und tu es jetzt. Wir warten so lange. Okay, los!

Fertig? Wie war es? Gar nicht so schwer, oder? Und weißt du was? Du hast gerade ein Ziel erreicht. Und wenn du dieses Ziel erreicht hast, kannst du auch ein weiteres erreichen, das nur ein klein wenig anspruchsvoller ist. Und so geht es Schritt für Schritt weiter. Wir sind stolz auf dich!

Zum Glück gibt es tolle Tools, mit denen jeder Mensch seine Selbstwirksamkeit ausbauen kann.[8]

Zum Beispiel könntest du Beweise dafür sammeln, dass du tatsächlich etwas Sinnvolles erreichen kannst. Die Gedanken an diese Erlebnisse überträgst du dann auf das, was du aktuell in Angriff nehmen willst. Denke: »Ich habe das eine geschafft, deshalb wird mir auch das andere gelingen.« Eine weitere Strategie besteht darin, dein Ziel in kleinere Ziele zu unterteilen. Große Ziele sind anfangs meist sehr spannend, können aber schnell dazu führen, dass man sich überfordert fühlt.[9] Sag also nicht: »Ich werde einen Marathon laufen!« oder »Ich werde 30 Kilo abnehmen«. Denn wenn sich die ersten Hindernisse zeigen, kann dir dieses Ziel schnell unerreichbar oder unmöglich erscheinen. Stütze deine Selbstwirksamkeit stattdessen auf kleinere Erfolge und nicht auf das Endziel.

Um einen geeigneten Ausgangspunkt zu ermitteln,

könntest du dich fragen: »Glaube ich, dass ich 15 Kilometer laufen kann? Glaube ich, dass ich 20 Kilo abnehmen kann?« Wenn die Antwort »Nein« lautet, gehst du mit der Zahl ein wenig herunter. »Glaube ich, dass ich acht Kilometer laufen kann? Glaube ich, dass ich zehn Kilo abnehmen kann?« Nein, weil du entsprechende Erfahrungen gemacht hast? Wie wäre es mit »Glaube ich, dass ich drei Kilometer gehen und einen Kilometer laufen kann?«[10] oder »Glaube ich, dass ich zwei Kilo abnehmen kann?« Wenn du ein »Ja« erreichst, hast du das perfekte Ziel für den aktuellen Augenblick gefunden, auch wenn du tief in deinem Inneren weißt, dass du irgendwann viel weiter laufen oder noch mehr abnehmen möchtest.

Wenn du das geschafft hast, egal wie lange es dauert, feiere diesen großen Sieg! Dann frage dich erneut: »Glaube ich, dass ich noch zwei weitere Kilo abnehmen kann? Glaube ich, dass ich noch einen Kilometer mehr laufen kann?« Jetzt weißt du, dass du es einmal geschafft hast und deshalb wieder schaffen wirst. Also tu es noch einmal! Sobald dir das gelingt, frage dich, ob du glaubst, dass du fünf Kilo abnehmen oder drei Kilometer laufen könntest, oder lege eine andere sinnvolle Stufe auf dem Weg zu deinem Ziel fest.

So kannst du in kleinen Schritten deine Selbstwirksamkeit aufbauen. Jedes kleine Ziel, das du erreichst, verstärkt deine innere Überzeugung, dass du schaffen kannst, was du dir vornimmst. Jeder kleine Erfolg gibt deinem Gehirn einen Impuls, sodass es allmählich seine Perspektive ändert – und damit machst du Fortschritte.

Ein dynamisches Selbstbild entwickeln

Hast du ein dynamisches oder ein statisches Selbstbild? Diese psychologischen Begriffe hängen mit der Selbstwirksamkeit zusammen und beschreiben, ob du Änderungen für möglich hältst oder nicht. Nach der Definition der Stanford-Psychologin Carol Dweck und ihrem Team[11] glaubt man bei einem dynamischen Selbstbild, dass die eigenen Fähigkeiten wachsen, wenn man sich anstrengt, während man bei einem statischen Selbstbild davon überzeugt ist, dass sich die eigenen Fähigkeiten nicht ändern werden, so sehr man sich auch bemüht. Ein Mensch mit dynamischem Selbstbild könnte also sagen: »Mathe ist schwer. Ich muss mehr üben.« Bei einem statischen Selbstbild würde es heißen: »Mathe kann ich offenbar nicht.«

Was entspricht eher deiner Einstellung – »Ich kann lernen, acht Kilometer zu laufen, wenn ich mir das fest vornehme« oder »Ich werde immer unsportlich bleiben, ich kann es zwar versuchen, aber ich habe keine große Hoffnung«? Dr. Dweck erklärt in ihrem Buch *Selbstbild*[12], dass Menschen mit einem statischen Selbstbild davon ausgehen, Intelligenz, Persönlichkeit und Begabungen seien in Stein gemeißelt. Sie glauben nicht, dass sie sich ändern können, deshalb konzentrieren sie sich auf das, was ihnen vertraut ist und ihnen leichtfällt, während sie jede Herausforderung vermeiden. Außerdem sind sie meist weniger resilient, wenn sie meinen, dass sie versagt haben. Sie lassen sich davon entmutigen und wagen keinen weiteren Versuch.

Menschen mit dynamischem Selbstbild glauben dagegen, dass sie Intelligenz und Persönlichkeit verändern können, wenn sie sich darum bemühen, und sind daher bei Fehlschlägen resilienter. Da sie glauben, dass sie sich einfach weiter anstrengen müssen, haben sie mit höherer Wahrscheinlichkeit Erfolg.[13]

Bei der Einschätzung deiner Selbstwirksamkeit hast du vielleicht schon eine Vorstellung davon bekommen, zu welchem Selbstbild du neigst, aber wir wollen noch etwas tiefer eintauchen. Vielleicht willst du etwas Bestimmtes erreichen – einen 5000-Meter-Lauf schaffen, mehr Gemüse essen oder regelmäßig zehn Minuten am Tag meditieren. Bei einem statischen Selbstbild siehst du vermutlich die vielen Hindernisse, die zwischen dir und deinem Ziel stehen, sodass es dir schwerfällt, einen Weg durch diese Hindernisse zu erkennen. Bei einem dynamischen Selbstbild hingegen nimmst du die Hindernisse zwar wahr, bist aber davon überzeugt, dass du eine Lösung finden wirst. Du weißt, dass die Kraft, dein Ziel zu erreichen, aus dir selbst kommt und nicht von anderen.

Andere Menschen können dich aber durchaus beeinflussen, das solltest du nicht außer Acht lassen! Mach dir unbedingt klar, dass dich niemand zu einer bestimmten Verhaltensweise zwingt. Niemand verbietet dir, Sport zu treiben oder zu meditieren, auch wenn man dich vielleicht umstimmen will oder dir scheinbar attraktive Alternativen vorschlägt, zum Beispiel einen Mädelsabend oder gemeinsames Fußballgucken. Und du kannst dich jederzeit für die geselligen Angebote entscheiden, wenn du das möchtest! Jederzeit! Die Entscheidung, was in deinem Interesse ist und was du wirklich tun *willst*, liegt immer bei dir, sowohl jetzt als auch in Zukunft. Du bist ein unabhängiger Mensch.

Das heißt aber nicht, dass du nicht um Hilfe bitten kannst. Wenn du etwas allein nicht schaffst, frage eine Freundin. Rede mit einem Berater. Ein dynamisches Selbstbild bedeutet nicht, dass du immer allein zurechtkommst. Wir Menschen sind soziale Wesen, und fast alles klappt besser, wenn wir zusammenarbeiten.[14]

Ein dynamisches Selbstbild lässt sich auch fördern, indem du dein Umfeld veränderst: Wenn du dich mit Menschen umgibst, die deine Ziele unterstützen oder ähnliche Ziele haben, kann das deine Entscheidungen enorm beeinflussen. Unser Chefpsychologe Dr. Andreas Michaelides erzählte uns, dass er im Ausland, wo alle rauchten, ebenfalls rauchte. Als er dann zum Studium in die USA kam, fiel es ihm viel leichter, damit aufzuhören, weil Rauchen in diesem Umfeld nicht normal war. Er sagt: »Indem man das Umfeld ändert, kann man ein neues Drehbuch für die Gewohnheiten verfassen, die man ändern oder gestalten möchte. Der Kontakt zu Menschen, die sich so verhalten, wie man sich selbst gern verhalten würde, kann motivieren und dazu beitragen, dass man das gewünschte Verhalten zeigt.« Nehmen wir an, das Essverhalten in deiner Familie ist eher weniger vorbildlich. Du bist von Menschen umgeben, die bei der Ernährung Gewohnheiten pflegen und verstärken, die du lieber nicht hättest. Wenn du dich stattdessen mit Leuten umgibst, deren Essgewohnheiten du *gern* hättest, kann dir das helfen, einige dieser Verhaltensweisen zu übernehmen. Wir alle werden von unseren Mitmenschen beeinflusst, und diese Tatsache kannst du dir zunutze machen, um deine gewünschten Verhaltensänderungen zu unterstützen.

Natürlich kannst du nicht einfach deine Familie oder

deine Freunde abschreiben, wenn sie dir sehr am Herzen liegen. Das schließt aber nicht aus, dass du auch Kontakt zu Gleichgesinnten pflegst, die ähnliche Ziele haben wie du.[15] Dr. Michaelides sagt: »Das Verhalten, das wir bei anderen sehen, wirkt sich auf unser eigenes Verhalten aus, und wenn wir für das gelobt werden, was andere auch tun, weil es im jeweiligen Umfeld als normal gilt, wird dieses Verhalten verstärkt.[16] Das frühere Verhalten wird dann oft in gewisser Weise abgewertet und nicht mehr verstärkt, und dadurch lässt es sich leichter abstellen.« Indem du dir ein Umfeld schaffst, das dir dabei hilft, deine Ziele zu erreichen – und sei es etwas ganz Einfaches wie die Gewohnheit, jeden Morgen über deine Ziele zu meditieren oder alle Süßigkeiten und Chips aus dem Haus zu verbannen –, kannst du dein dynamisches Selbstbild sehr wirkungsvoll unterstützen. Und vergiss nicht: Auf dem Weg zum Erfolg gibt es immer Hindernisse. Wenn du die Umstände und Hindernisse, auf die du stößt, richtig deutest und dann mit einem dynamischen Selbstbild dein Bestes gibst, um trotz dieser Umstände und Hindernisse Erfolg zu haben, setzt du das dynamische Selbstbild auf vernünftige und gesunde Weise ein, um dein Ziel zu erreichen.

Die Veränderlichkeit des Gehirns oder: Neuroplastizität

Zu den großartigsten Eigenschaften des menschlichen Gehirns gehört, dass es plastisch ist. Plastisch hat nichts mit Plastik im Sinne von Kunststoff zu tun, sondern bedeutet, dass es sich durch Erfahrungen verändern kann. Früher dachte die Wissenschaft, der Mensch habe für sein ganzes Leben eine bestimmte Anzahl an Gehirnzellen, und bestehende neuronale Verbindungen seien unveränderlich, doch heute wissen wir, dass das keineswegs der Fall ist. Gehirne sind dynamisch und reagieren auf Reize aus der Umwelt sowie auf das, was im Körper vor sich geht.[17]

Wenn du weißt, dass dein Gehirn auf Erfahrungen reagiert, kannst du es ändern, indem du deine Erfahrungen änderst. Bestimmte Lebensmittel – zum Beispiel Omega-3-Fettsäuren aus fettem Fisch oder Algen – sind gut für die Hirngesundheit und können die Membranen der Nervenzellen stärken und das Gehirn vor Degeneration schützen,[18] während Polyphenole (antioxidative Pflanzenstoffe) in buntem Obst und Gemüse Einfluss darauf haben, wie das Gehirn auf Stress reagiert, und Degeneration verhindern können.[19]

Körperliche Betätigung verändert das Gehirn, weil dabei der Wachstumsfaktor BDNF (*Brain-Derived Neurotrophic Factor*) ins Gehirn gelangt, ein Molekül, das das Gehirn plastischer und anpassungsfähiger macht und auch Lernvermögen und Gedächtnis verbessert.[20] Dabei wird sogar die Neurogenese, also die Entstehung neuer Gehirnzellen, in dem Teil des Schläfenlappens angeregt, der vornehmlich für Lernen und Erinnern zuständig ist.[21]

Wie gut du schläfst, hat Einfluss auf die nächtliche Selbstreinigung des Gehirns, bei der abgestorbene Zellen und Abfallstoffe beseitigt werden. Das geschieht über das glymphatische System (eine Art Lymphsystem für das Gehirn),[22] das seine Arbeit in der Tiefschlafphase verrichtet. Dein Gehirn verändert sich, wenn du wütend, negativ gestimmt oder traurig bist, aber auch, wenn du optimistisch, fröhlich oder freundlich bist. Emotionen beeinflussen die Funktionsfähigkeit des Gehirns und wirken sich darauf aus, wie gut du etwas wahrnimmst, wie aufmerksam du bist, wie du lernst, logisch denkst und Probleme löst.[23] Wenn dein Gehirn verletzt wird, kann es dank der Neuroplastizität manchmal sogar bestimmte neuronale Funktionen von einem verletzten Bereich in einen gesunden Bereich umleiten.[24] Wenn es zu so etwas in der Lage ist, stell dir mal vor, was dein Gehirn sonst noch für dich tun könnte! Im Vergleich dazu ist die Änderung des Selbstbilds doch das reinste Kinderspiel.

Umwelt und Gehirn beeinflussen sich gegenseitig in beide Richtungen. Das ist eine *Rückkopplungsschleife* – ebenfalls ein hochtrabender Begriff aus der Psychologie, der besagt, dass der aktuelle oder frühere Output eines Systems (zum Beispiel des Gehirns) jetzt oder später zum Input desselben Systems wird.

Nehmen wir beispielsweise an, dein Gehirn sagt dir, dass du Dinge in positivem Licht sehen solltest. Dadurch lernt es, das häufiger zu tun, sodass du künftig mit höherer Wahrscheinlichkeit optimistisch bist. Ein weiteres Beispiel wäre, Heißhunger zu widerstehen. Wenn dein Gehirn nach etwas verlangt, zum Beispiel nach Schokolade oder Kartoffelchips, und du diesem Verlangen nachgibst, obwohl du es eigentlich nicht wolltest, kann es sein, dass dein Gehirn je nach Ursache des Heißhungers beim nächsten Mal etwas schneller nachgibt.[25] (Heißhunger ist ein komplexes Phänomen – bei den Ursachen gibt es vieles zu bedenken, und in Kapitel 5 werden wir näher darauf eingehen.)

Wenn du allerdings *nicht* sofort zuschlägst, sondern wartest, wirst du beim nächsten Mal mit höherer Wahrscheinlichkeit länger warten. Und wenn du dem Verlangen letztendlich widerstehst (denn es steigt an wie eine Welle, erreicht einen Scheitelpunkt und ebbt dann wieder ab), weiß dein Gehirn bei der nächsten Heißhungerattacke, dass du ihr gewachsen bist – eine Paradebeispiel für Selbstwirksamkeit! Du hast dann deine mentalen Muskeln gestärkt, sodass es dir mit jedem Mal leichter fällt.

Die hirnverändernde Wirkung der Visualisierung

Deine Selbstwirksamkeit lässt sich auch mit einer Technik fördern, die wir bei Noom sehr lieben: Visualisierung. Zu den vielen erstaunlichen Fähigkeiten des Gehirns gehört auch, dass es sich Dinge vorstellen kann, die gar nicht geschehen. Dr. Michaelides erklärt: »Die Fähigkeit, Dinge zu visualisieren, ist uns angeboren, und wenn man die Gehirnfunktionen untersucht, stellt man interessanterweise fest, dass die Teile des Gehirns, die aktiv sind, wenn wir etwas tun, auch aufleuchten, wenn man sich die Handlung nur vorstellt.« Wie cool ist das denn? Dr. Michaelides berichtet weiter, dass man seine Leistungen schon dadurch verbessern kann, *dass man sie visualisiert.* Manche Sportlerinnen und Sportler visualisieren deshalb vor einem Wettkampf ihre Bewegungsabläufe, und vieles deutet darauf hin, dass sich die Leistung so tatsächlich verbessern lässt.[26] Mit einem solchen mentalen Training – auch als *katathym-imaginative Psychotherapie* bezeichnet – lassen sich laut einer Untersuchung der Fachliteratur, die diesen Effekt im Sport und in der Chirurgie verglich, sogar chirurgische

Leistungen verbessern und die ärztlichen Fähigkeiten optimieren.[27] Wenn diese Technik im Sport und in der Chirurgie funktioniert, warum nicht auch bei dir?[28]

Probiere es doch gleich mal aus!

NOOM IN AKTION: VISUALISIERUNG

Setz dich bequem hin, schließe die Augen und stell dir so detailgetreu wie möglich vor, dass du dein Ziel erreicht hast. Wie fühlst du dich innerlich? Wie verhältst du dich? Wie siehst du aus? Wie sieht dein Leben aus? Tauche richtig tief ein und mal dir genau aus, wie es sich anfühlt, dein Ziel erreicht zu haben. Denke daran, dass du von Anfang an wusstest, dass du es schaffen würdest. Sei stolz auf dich. Tu das so lange, wie du möchtest, dann lass das Bild allmählich verblassen und öffne die Augen. Hey, du hast gerade Selbstwirksamkeit und Erfolg visualisiert! Dein Gehirn ist schon dabei, neue Verbindungen herzustellen.[29]

Nur Geduld, Noomer!

Verhalten beginnt im Gehirn, und jetzt weißt du, dass du dein Verhalten ändern kannst, weil du dein Gehirn ändern kannst. Schon allein dieses Wissen kann bewirken, dass du eher daran glaubst, dass Veränderungen wirklich möglich sind. Das heißt jedoch noch lange nicht, dass »in zwei Tagen fünf Kilo abnehmen« ein realistisches Szenario ist (ganz sicher nicht, und dazu würden wir ohnehin niemals raten!). Alles Gute braucht seine Zeit, und langsame Veränderungen haben meist länger Bestand. Du wirst nicht schon morgen dein gesamtes Ziel erreichen. Eine Verhaltensänderung ist zwar zu 100 Prozent möglich (im Gegensatz zu »fünf Kilo in zwei Tagen«), aber nicht auf die Schnelle. Echte, sinnvolle, lebenslange Veränderungen, die Teil deiner Identität werden, nehmen eine gewisse Zeit in Anspruch, und das erfordert oft Geduld.

Eines jedoch kannst du schon in der Zeit erreichen, die du gebraucht hast, um dieses Kapitel zu lesen: Du kannst den Grundstein für Veränderungen legen, indem du änderst, wie du über dich selbst denkst und ob du daran glaubst, dass du schaffen wirst, was du dir für dich und dein Leben wünschst. Du und dein Gehirn, ihr seid ganz erstaunlich und kompetent, und wenn du wirklich etwas ändern willst, wird dir das gelingen.

Viele Forschungsarbeiten haben sich damit befasst, wie lange es dauert, das eigene Verhalten zu ändern. Nach Schätzung von Fachleuten nehmen Verhaltensänderungen zwischen 18 Tagen und fast einem Jahr in Anspruch, zum Beispiel, wenn man sich eine neue Gewohnheit aneignen oder eine bisherige ablegen will. Der Durchschnitt liegt laut einer Studie des *European Journal of Social Psychology* aus dem Jahr 2009 bei 66 Tagen.[30] Sicherlich wirst du schon vorher positive, spannende Veränderungen feststellen, aber es ist gut möglich, dass es 66 Tage dauert, bis sich die Veränderungen gefestigt haben und dauerhaft Teil deiner Lebensweise geworden sind. Und wenn du dir vor Augen führst, wie lange du dich schon nach einer Veränderung sehnst, sind 66 Tage gar nicht so viel.

Wenn du in deinem Leben etwas ändern willst – gesünder leben, mehr Energie haben, fitter werden, Schachspielen lernen –, dann halte dich an uns. Wir wollen dir nicht weismachen, dass sofortige Wunder möglich sind, haben aber die Tools, mit denen du Veränderungen erreichen kannst. Selbst wenn es ein Jahr dauern sollte, ist das ein gut investiertes Jahr, meinst du nicht? Aber vielleicht brauchst du auch nur 66 Tage … oder sogar noch weniger! Was sind schon drei Monate im Vergleich zu einem langen, gesunden und glücklichen Leben!

Dein ganz persönliches Experiment

Eine Steigerung der Selbstwirksamkeit ist nur eine von vielen Strategien, die wir in diesem Buch vorstellen werden, aber du solltest stets daran denken, dass Experimentieren das Herzstück unserer Arbeit ist und auch der Schlüssel zu deiner eigenen Verhaltensänderung sein kann. Wir bei Noom forschen unablässig, um herauszufinden, was für andere am besten funktioniert und wie wir unsere Plattform am besten weiterentwickeln – und nicht jedes Experiment ist ein Erfolg. So ist es bei allen Menschen, auch bei dir. Es gibt nicht die eine einzige Ernährungs-, Trainings-, Schlaf- oder Lebensweise, die für alle geeignet ist. Du wirst nicht alle unsere Tools nutzen, und diejenigen, die du nutzt, werden nicht gleich gut wirken oder förderlich sein. Wie du erkennst, welche du behalten solltest? Selbstversuche sind die beste Methode, um herauszufinden, mit was du dich wohlfühlst und was gleichzeitig nachhaltig wirkt.

Aber wir experimentieren nicht einfach nur um des Experimentierens willen. Wir experimentieren, um zu ermitteln, wo Handlungsbedarf besteht, wir studieren die aktuelle Forschung, um zu ermitteln, womit wir experimentieren könnten, und dann experimentieren wir, um zu ermitteln, was funktioniert. Eine Forschungsstudie verrät dir nicht unbedingt, wie du vorgehen solltest, denn möglicherweise trifft sie auf dich persönlich gar nicht zu. Um das herauszufinden, könntest du ein Experiment machen. Artem erklärt das so: »Gehen wir davon aus, du möchtest mehr Energie haben. Dann liest du in einer Studie, dass Meditieren für Energie sorgt. Folglich könntest du denken: ›Okay, dann fange ich an zu meditieren, denn laut dieser Studie bekomme ich durch Meditation mehr Energie.‹ In unseren Augen ist dieser Ansatz jedoch nicht optimal. Der Noom-Ansatz besteht darin, dass man experimentiert – man meditiert und notiert sich, wie viel Energie man hat, damit man erkennt, ob das Meditieren wirklich für mehr Energie sorgt. Du kannst deine Hypothese auf die Studie stützen, aber dann müsstest du trotzdem noch experimentieren, um festzustellen, ob diese Hypothese bei dir funktioniert. Deshalb bezeichnen wir bei Noom unsere Experimente nicht als *forschungsgeleitet,* sondern als *auf Forschungen gestützt*. Das ist ein feiner, aber entscheidender Unterschied.«

Nehmen wir an, du willst gesünder werden und hast eine Menge verschiedener Artikel oder Forschungsarbeiten über Möglichkeiten zur Verbesserung der Gesundheit gelesen. Vermutlich gibt es tausendundeine Methode, mit denen man in tausendundeiner Hinsicht gesünder werden kann. Welche Methoden sprechen dich an? Was würde für dich funktionieren? Welche Ergebnisse wünschst du dir? Das weißt du vielleicht erst, wenn du gewisse Dinge ausprobierst und erkennst, was aus welchem Grund funktioniert und was aus welchem Grund nicht.

Denke an all das, was du vielleicht schon mal ausprobieren wolltest oder von dem du gehört hast, dass es helfen könnte (oder schreib es dir auf). Joggen? Jeden Tag Salat zum Mittagessen? Atemübungen? Ein Schlaf-Tracker? Gemeinsames Abnehmen mit Kollegen? Ein 5000-Meter-Lauf oder eine Yoga-Handstand- oder Planking-Challenge? Du kannst dir notieren, was du ausprobierst, wie gut es funktioniert und ob du das weiterhin machen willst (Salat zu Mittag ist super!) oder eher nicht (nicht jeder ist für Handstand gemacht, wir leider auch nicht).

Experimente lieben wir auch deshalb so sehr, weil sie den Druck herausnehmen. »Experimente machen das Handeln leichter, weil man keine Verpflichtung eingeht. Man probiert ja nur«, so Artem. »Weil es nur ein Versuch ist, fällt es oft leichter, sofort loszulegen und das, was man ausprobiert, aggressiver anzugehen. Man kann größere Schritte unternehmen, damit das Experiment zu Ergebnissen führt, und dadurch können sich schneller deutlichere Ergebnisse einstellen. Such dir etwas aus, das messbare Folgen hat, und gib dir richtig Mühe, um festzustellen, ob es funktioniert. Damit steigt die Wahrscheinlichkeit, dass sich Ergebnisse zeigen, und wenn das geschieht, wirst du zuversichtlicher. Wenn nicht, weißt du immerhin, dass das, was du ausprobierst, vermutlich nicht das Richtige für dich ist. Wenn du dir fest vornimmst, etwas regelmäßig zu tun, kannst du dich langsam daran gewöhnen, aber solange du nur ausprobierst, musst du dir noch keine Gedanken über Nachhaltigkeit machen. Du kannst bei einem Test härter vorgehen, weil es nur ein Test ist.«

Stellen wir uns beispielsweise vor, du möchtest mit intermittierendem Fasten experimentieren. Vielleicht kannst du dir nicht vorstellen, für immer 16 Stunden lang zu fasten (zum Beispiel von 20 Uhr abends bis zum nächsten Mittag) und nur in einem Acht-Stunden-Fenster zu essen, weil dir das sehr hart und extrem erscheint. Das ist nicht schlimm. Probiere das einfach als Experiment aus. Wenn es dir nicht gefällt, musst du damit nicht weitermachen. Aber vielleicht gefällt es dir ja *doch*, und dann hat sich das Experiment gelohnt, weil du ein neues Gesundheitsverhalten gefunden hast, das bei dir funktioniert und dir viel Freude macht.

Solche Selbstexperimente sind wichtig, weil wir uns ständig verändern und weiterentwickeln. Sie können dir helfen, deine Ziele immer wieder an deine aktuellen Bedürfnisse anzupassen, sie verhindern, dass du in einen Trott verfällst, und sorgen dafür, dass deine Fortschritte sichtbar und motivierend bleiben. In diesem Buch bekommst du nicht nur viele Gelegenheiten zum Selbstversuch, sondern auch Informationen dazu, was sich bei unseren Noomern bewährt hat und welche Tools nach wissenschaftlichen Erkenntnissen für Gesundheit und Verhaltensänderung besonders gut geeignet sind. Was du mit diesen Informationen anfängst, ist Teil deiner Reise, und wir freuen uns sehr, dass wir daran teilhaben dürfen.

Mit welchem Experiment du anfangen solltest? Das ist allein deine Sache, und du musst nicht fürchten, dass du dir das Falsche aussuchst. »Alles lässt sich verbessern«, so Artem. »Auch der kleinste Bereich deines Lebens, jeder Teil unseres Programms, alles, was du ändern willst, lässt sich höchstwahrscheinlich optimieren. So ist das Leben nun mal, und so lernen und wachsen wir. Experimentiere in jedem Bereich deines Lebens, den du verbessern willst. Vielleicht willst du dir bessere Bauchmuskeln antrainieren, aber erzielst mit Training allein nicht die gewünschten Ergebnisse und denkst deshalb: ›Möglicherweise entstehen Bauchmuskeln in der Küche, und ich muss auch meine Ernährung umstellen.‹ Das sind gute Erkenntnisse, auch wenn das Experiment nicht unbedingt wie gewünscht funktioniert hat. Trotzdem hast du auch deine Bauchmuskeln gestärkt. Du hast einfach erkannt, dass du vielleicht noch etwas anderes oder mehrere Dinge tun musst, und kannst dann durch Ausprobieren die beste Lösung ermitteln. Im Allgemeinen gehen wir davon aus, dass nur jedes fünfte oder sogar jedes zehnte Experiment erfolgreich ist, aber ein Versuch lohnt sich immer. Für mich ist Experimentieren spielerisch, nicht schwer. Lass dich nicht entmutigen! Geh spielerisch an die Sache heran, dann wirst du sehen, wie viel Spaß Selbstversuche machen können.«

Der Weg zur Veränderung mag seine Herausforderungen haben, und wir wollen auch nicht behaupten, dass er kinderleicht ist. Aber wir sagen dir (weil es wirklich stimmt), dass du stärker bist als jede Gewohnheit, die du gerade hast und die du ändern willst, und dass du stärker bist als dein Widerstand gegen Veränderungen. Wenn du an Herausforderungen mit Abenteuergeist und einem gesunden Maß an Selbstwirksamkeit herangehst (das jeden Tag größer wird!), kannst du den Weg genauso genießen wie das Ergebnis. Wir wissen, dass du die Veränderungen kaum erwarten kannst, und wir freuen uns, wenn du sie feststellst, aber wenn dir der Weg dorthin Freude macht, wirst du so mit dem *Wie* beschäftigt sein, dass du vielleicht gar nicht merkst, wie weit es noch bis zur Ziellinie ist. Und ehe du dich versiehst, hast du ein gesundes Gewicht erreicht oder läufst die 5000 Meter, bist Schachmeister oder stehst auf den Händen, *ohne dich an der Wand abzustützen* (Angeberei!).

Na los!

Stell dir immer wieder vor, wie du dein Ziel erreichst und wie es sich anfühlt, bereits dort zu sein. Denke darüber nach, beschreibe es mit Worten, zeichne es, träume davon.

Je deutlicher du es vor Augen hast, desto motivierter wirst du sein, das Ziel zu erreichen, und desto fester wird dein Gehirn daran glauben, dass du es schaffen kannst – so fest, wie auch wir an dich glauben.

Der nächste Schritt auf dem Weg zur Veränderung besteht darin, dass du deine Ziele genau kennst. Wo willst du hin, und warum? Und wir meinen *ganz genau*. Leg deinen Finger auf die Landkarte, dann suchen wir die richtige Route.

2

Ziele setzen und dein Großes Ganzes

Das, was du bekommst, wenn du deine Ziele
erreichst, ist nicht so wichtig wie das, was du wirst,
wenn du deine Ziele erreichst.

ZIG ZIGLAR

Selbstwirksamkeit kann dir die Energie und Motivation für eine große Lebensveränderung oder eine kleine Änderung der Gewohnheiten verschaffen, doch nun soll es darum gehen, was genau du aktuell in deinem Leben ändern möchtest. Vermutlich hast du bereits ein Ziel im Kopf, vielleicht aber auch drei. Vielleicht sind deine Ziele recht präzise, wie »fünf Kilo abnehmen« oder »ein Laufprogramm starten«, vielleicht auch allgemeiner, zum Beispiel »gesund leben« oder »weniger Stress haben«. Allerdings ist dir dabei vielleicht noch nicht klar, dass es verschiedene Arten und Ebenen von Zielen gibt und dass es oft sinnvoll ist, Ziele in mehrere Stufen zu unterteilen.

Es gibt nicht nur »Ziele« – es gibt übergeordnete oder Superziele sowie untergeordnete oder Unterziele. Diese Ziele gehören zusammen: Unter jedem Superziel liegen Unterziele, und über jedem Unterziel gibt es ein Superziel, auch wenn du dir das noch nie richtig klargemacht oder definiert hast. Und sogar über deinen allerhöchsten Zielen steht noch etwas, das wir GG oder dein Großes Ganzes nennen. Es ist sinnvoll und hilfreich, dir all diese Ebenen deutlich zu machen, und wissenschaftliche Erkenntnisse weisen darauf hin, dass sich Ziele dann effektiver erreichen lassen. Deshalb wollen wir nun überlegen, was all das für dich bedeuten könnte.

Wir haben reichlich geforscht und können nun mit Sicherheit sagen, dass ein GG eine große Motivation darstellt. »Das GG dreht sich weniger um die Ziele, die man sich setzt, sondern mehr um den Kontext der Ziele«, so Dr. Michaelides. GG erhöht die Motivation bei der Zielsetzung, denn aus psychologischer Sicht reicht ein Ziel nicht aus, um langfristig motiviert zu bleiben. GG verdeutlicht dir die treibende Kraft hinter deinem Ziel, und wir haben festgestellt, dass Noomer nach Ausrutschern eher wieder in die Spur kommen und auch in Plateauphasen eher weitermachen, sodass sie letztendlich mit höherer Wahrscheinlichkeit ihre Ziele erreichen.

Die Gestaltung des GG ist eine wirkungsvolle Strategie, deshalb wollen wir uns anschauen, wie du dabei vorgehst. Du kannst dazu die interaktive Noom-App nutzen (unsere Coaches sind sehr gut darin, GG zu verstärken und dafür zu sorgen, dass man nicht die Motivation verliert), aber wir werden dir auch hier die Grundlagen vermitteln. Der Prozess umfasst mehrere Stufen, deshalb würden wir gern mit Unterzielen anfangen, die von dem, was du jetzt vorhast, zum GG führen.

Deine Unterziele

Wer sich zum ersten Mal mit Noom beschäftigt, hat zumeist Unterziele, auch dann, wenn diese Ziele gar nicht untergeordnet wirken. Vielleicht willst du fünf Kilo abnehmen (oder zehn oder zwanzig). Das ist dein Ziel. Das ist doch nicht »untergeordnet«. Oder etwa doch ...?

Unterziele sind Ziele mit sehr aktuellem Bezug, die oft durch etwas Greifbares entstehen, etwa eine Zahl auf der Waage oder eine Kleidergröße oder weil ein besonderes Ereignis bevorsteht, zum Beispiel eine Hochzeit, ein Urlaub oder ein 5000-Meter-Lauf. Derartige Ziele haben ihre Berechtigung und sind sehr real! Aber bei genauerer Betrachtung stehen darüber meist größere Ziele. Über dem Wunsch, fünf Kilo abzunehmen, könnte beispielsweise das größere Ziel stehen, sich in seinem Körper wohler zu fühlen, mehr Selbstvertrauen zu haben oder länger zu leben – und wenn man sich genauer mit der eigenen Psychologie auseinandersetzt, ist es für all diese Ziele vielleicht gar nicht nötig, fünf Kilo abzunehmen.

»Unterziele sind als Bestandteile des GG wirklich hilfreich«, erklärt Dr. Michaelides. »Viele Menschen wollen oft direkt von A nach Z gelangen, vor allem beim Abnehmen, aber auch bei allen anderen Zielen. Allerdings gibt es immer diese Zwischenschritte – B, C, D, E und so weiter. Unterziele geben dir die Möglichkeit, ein großes, unerreichbar wirkendes Vorhaben in kleine Häppchen aufzuteilen, sodass du ständig Erfolgserlebnisse hast. Und auch Misserfolge, denn diese zeigen dir, wie du dein Ziel erreichst und wie du damit umgehst, wenn du ein Ziel verfehlst. Das ist genauso wichtig.«

Dein Unterziel muss keine Voraussetzung für ein größeres Superziel sein, aber es sollte etwas sein, von dem du glaubst, dass es dich diesem Ziel näherbringt. Vielleicht siehst du dein Ziel mit anderen Augen, wenn du es als Unterziel betrachtest. Vielleicht musst du gar nicht unbedingt fünf Kilo abnehmen (Unterziel), um dich in deinem Körper wohler zu fühlen (übergeordnetes Ziel), und wenn dir das klar wird, könntest du Fitness oder Stressbewältigung Vorrang vor dem Abnehmen geben. Oder du behältst das Unterziel trotzdem, weil du persönlich fünf Kilo abnehmen *möchtest* und weißt, dass du dich wohler fühlen wirst, wenn dir das gelingt. Das Abnehmen ist für dich dann immer noch eine gute Möglichkeit, um dein Ziel zu erreichen. Entscheidend ist: Wenn du deine Ziele hinterfragst, wird dir oft deutlich, was dahintersteckt, und das motiviert.

Es kann aber auch sein, dass du anfangs gar nicht weißt, was dein übergeordnetes Ziel oder dein Superziel ist. Du kannst diesen Denkprozess anstoßen, indem du deine Unterziele genauer unter die Lupe nimmst. Unser Mitbegründer Artem Petakov beschreibt, wie das bei Noom funktioniert hat und wie es auch bei anderen Unternehmen funktioniert. »Eines der ersten Produkte von Noom war der *CardioTrainer*, und obwohl wir uns eigentlich gar nicht unbedingt als Fitnessunternehmen sahen, obwohl wir eine größere Vision hatten, konzentrierten wir uns anfangs auf Sport, während wir das Große Ganze entwickelten. Irgendwann erkannten wir, dass das ein wichtiger Schritt war. Wir haben alles auf einen Kernbereich reduziert und dort Optimierungen vorgenommen, um unsere größere Vision umsetzen zu können.«

Du kannst viel Zeit in die Optimierung eines bestimmten Bereichs investieren, und wenn er dann so ist, wie du ihn gern hättest, kannst du einen Schritt zurücktreten und einen Blick auf die größeren Zusammenhänge werfen. So ermittelst du vielleicht einen weiteren Bereich, dem du dich widmen kannst, und dann zoomst du wieder heraus. »Amazon zum Beispiel wollte schon immer alles verkaufen, konzentrierte sich anfangs aber nur auf Bücher«, sagt Artem. »Und Steve Jobs hat unendlich viel Aufwand mit der Verpackung der Apple-Produkte betrieben. Das waren Unterziele, die unbedingt stimmen mussten. Diese Unternehmen steckten zwar viel Energie in ihre Unterziele, hatten aber trotzdem größere Visionen, die weiterhin wichtig blieben.« Auch du kannst dich auf Unterziele konzentrieren, aber dennoch ein aktives und wichtiges Großes Ganzes im Hintergrund haben, das dich dazu antreibt, deine Unterziele zu verfolgen. Beides ist wichtig, aber vor allem zu Beginn, wenn du noch an deinen Superzielen und deinem Großen Ganzen arbeitest, wirken Unterziele oft realistischer.

Wenn du in deinem Leben etwas ändern willst, musst du dir das *Was* und das *Warum* klarmachen, und ein Unterziel gibt Aufschluss über das *Was*. Es zeigt eine allgemeine Richtung, in die es für dich geht. Wenn sich dein Unterziel ums Abnehmen dreht, kannst du einfach genauer überlegen, warum du das willst, selbst wenn du bereits darauf hinarbeitest. Dein Unterziel zeigt, wo du hinwillst, selbst wenn es nicht das endgültige Ziel ist. Unser Lieblingspsychologe Dr. Michaelides sagt dazu: »Niemand springt ins Auto und fährt los, ohne zumindest eine gewisse Vorstellung von seinem Ziel zu haben. In der Regel wissen wir wenigstens ganz grob, wo wir hinwollen, selbst wenn noch nicht genau feststeht, wie wir dorthin gelangen werden.«

Durch unsere Experimente mit unseren Coaches haben wir außerdem festgestellt: Wenn Ziele zu komplex oder zu schwierig sind, funktionieren sie nicht so gut. Einfachere Ziele eignen sich offenbar besser, und leichtere Ziele halten die Motivation höher, denn wenn man kleinere Ziele erreicht, wirkt das als positive Verstärkung, sodass man sich weitere Ziele setzt, auf die man als Nächstes hinarbeitet. Auch Unterziele können diese Wirkung haben, denn jedes kleine Unterziel ist ein weiterer Sieg und ein weiterer Fortschritt auf dem Weg zu einem größeren Ziel.

Unterziele sind die winzigen Schrittchen in die richtige Richtung. Doch um wirklich effektive und sinnvolle Unterziele festzulegen, musst du dir über dein Superziel im Klaren sein.

Dein Superziel

Die Zielsetzungstheorie in der Psychologie beruht zum Großteil auf Forschungen mit kleinen, kurzfristigen Zielen oder Unterzielen. Das hat praktische Gründe, denn diese sind leichter zu untersuchen und haben weniger Variablen, und Experimente mit kurzfristigen Zielen lassen sich einfacher planen und durchführen. Kleinere Ziele oder Unterziele sind ideal, um dein Verhalten so zu steuern, dass du dein Superziel erreichen kannst. Wenn dein Superziel zum Beispiel darin besteht, ein gesundes Gewicht zu erreichen, könnte ein Unterziel lauten, mehr Gemüse zu essen, fast täglich spazieren zu gehen oder dafür zu sorgen, dass du besser schläfst. Du kannst dir mehrere Dinge gleichzeitig vornehmen oder ein Ziel nach dem anderen angehen, während du daran arbeitest, deine Ernährung und andere gesundheitsbezogene Gewohnheiten zu ändern.

Sowohl Superziele als auch Unterziele sind wichtig, und sie arbeiten zusammen. Wenn du keinen Plan hast, können Superziele unerreichbar wirken, und ohne Superziel können die Unterziele sinnlos erscheinen. Die Unterziele bringen dich deinem Superziel näher, sodass es leichter erreichbar erscheint, doch das Superziel ist dein Leitstern, an dem du dich orientierst, während du Schritt für Schritt auf die Lebensveränderung hinarbeitest, die du dir wünschst.

Falls dir dein Superziel noch nicht ganz klar ist, kannst du es mithilfe von Unterzielen ermitteln, indem du »Warum?« fragst. (So hat es Saejus Vater mit Saeju gemacht – diese Geschichte erzählen wir in der Einleitung).

Angenommen, dein Unterziel besteht darin, wieder das Gewicht zu erreichen, das du beim Schulabschluss, bei deiner Hochzeit oder zu einem anderen Zeitpunkt in der Vergangenheit hattest, als du dich richtig gut und gesund fühltest. Das ist ein gutes Unterziel, aber warum ist das dein Ziel? Frage dich: »Warum will ich dieses Gewicht wieder erreichen?« Denke gründlich darüber nach, bis du die Antwort findest. Vielleicht hast du ein Foto von dir aus dieser Zeit gesehen und fandest, dass du darauf gut aussahst. Deine Antwort könnte also lauten: »Damit ich wieder so gut aussehe wie damals.« Der nächste Schritt wäre, wieder nach dem Warum zu fragen: »Warum willst du so aussehen wie vor x Jahren?« Auch darüber denke bitte gründlich nach. Die Antwort könnte lauten: »Weil ich mich nicht mehr so jung fühle wie damals.« Warum fühlst du dich nicht mehr so jung wie damals? »Weil ich nicht mehr so jung bin wie damals.« Natürlich kannst du jetzt nicht mehr das gleiche Alter haben wie früher, aber vielleicht gibt es Alternativen? Vielleicht geht es gar nicht so sehr um dein Aussehen, sondern darum, wie du dich fühlst. Vielleicht erkennst du, dass dein eigentliches Ziel darin besteht, dich wieder so zu *fühlen*, wie du dich damals gefühlt hast. Denn wenn du dich gut fühlst, bist du glücklicher und sogar jünger. Und da ist es plötzlich, dein Superziel: »Ich möchte mich gesund, gut, stark und energiegeladen fühlen.«

Sobald du ein Superziel hast, kannst du von diesem Ziel aus ermitteln, mit welchen Unterzielen du es erreichen könntest. Dabei steht vielleicht gar nicht die Waage im Vordergrund, sondern eher, wie du dein Leben gestaltest. Unterziele, die dazu führen, dass du dich gesund, gut, stark und energiegeladen fühlst, könnten beispielsweise eine gesündere Ernährung, mehr Sport, besserer Schlaf und weniger Stress sein. Auf einmal geht es gar nicht mehr um die Waage – sondern um dein *Leben*. Jetzt kommen wir deinem Großen Ganzen näher … aber einen Moment dauert es noch.

Ziele sind sehr wichtig, wenn du dein Leben, deine Gewohnheiten und dein Verhalten ändern willst. Ein Ziel ist eine konkrete Messgröße, die du nachverfolgen kannst, um zu erkennen, ob du Fortschritte machst, und dazu eignen sich sowohl Superziele als auch Unterziele. Eine Schweizer Studie, die 2018 in *Frontiers in Psychology* erschien, bestätigt, dass eine Kombination aus übergeordneten Zielen und kleineren Zielen, die mit dem größeren Ziel zusammenhängen, effektiver ist als spezifische Ziele ohne Blick auf das große Ganze oder den Blick auf das große Ganze ohne Ziele.[1]

Für diese Abhandlung untersuchte man viele verschiedene Forschungsprojekte zur Zielsetzung über mehrere Jahre, um theoretische Erkenntnisse zur Wirksamkeit zu gewinnen. Als Beispiel dient dabei das übergeordnete (Super-)Ziel »weniger Müll erzeugen«. (Dieses Ziel hatte natürlich nichts mit der Gesundheit zu tun, war für die Zwecke dieser Studie jedoch gut geeignet.) Müllvermeidung ist nichts, was man in einer Woche abhaken kann – dieses Ziel verlangt eine Änderung der Lebensweise. Dazu ist nachhaltiges, längerfristiges Engagement mit kleineren, sinnvollen Gewohnheitsänderungen erforderlich, die sich durch Unterziele erreichen lassen, etwa, dass man Lebensmittel in Großpackungen kauft, Produkte mit möglichst wenig Verpackung aussucht und mehr auf Recycling achtet. Ohne die Unterziele ließe sich das Superziel nie erreichen, aber ohne Superziel kann es leicht passieren, dass dieses langfristige Ziel untergeht, wenn es anstrengend wird. Zum Beispiel, weil man keine Lust hat, ständig den Müll sorgfältig zu trennen oder große Mengen zu kaufen.

Anders ausgedrückt: Ein Superziel motiviert. Laut einer im *International Journal of Management, Business and Administration* veröffentlichten Studie über die Zielsetzungstheorie der Motivation[2] ist »Zielsetzung die zugrunde liegende Erklärung für alle wichtigen Theorien der Arbeitsmotivation«. Und wir glauben, dass das nicht nur für die Arbeit gilt, sondern auch für dein Privatleben. Du kannst eine grobe Vorstellung davon haben, was du willst, aber wenn du dir ein Ziel setzt, schaffst du damit den Rahmen für dein Handeln. Ein Superziel kann dir nicht nur bei Entscheidungen Orientierung geben und dir aufzeigen, welche Unterziele dich weiterbringen, sondern auch dazu beitragen, dass du an deinem Plan festhältst, wenn es schwierig wird.

Also ein Hoch auf Superziele und Unterziele! Bist du bereit, dir welche zu überlegen?[3]

Ziele formulieren

Stell dir dein Ziel zunächst als Ziel einer Reise vor. Wo willst du hin? Oder, um es etwas anders auszudrücken: Was in deinem Leben sollte anders sein? Lassen wir die Ziele, die du bereits im Kopf hast, kurz außer Acht. Überlege dir, wie du dein Leben gern hättest. Denke wirklich gründlich darüber nach. Es gibt keine Grenzen. Was ist dein Traumleben? Sei konkret, aber träume groß.

Vielleicht fällt dir zunächst das Offensichtliche ein: viel Geld, wahre Liebe, Abenteuer, ein perfekter Körper (was auch immer das bedeutet), beste Gesundheit, dein Traumhaus, tolle sportliche Leistungen, Ruhm, Reichtum ... es macht Spaß, sich das auszumalen, oder? Allerdings musst du dich anschließend fragen: »Was wäre nötig, um das zu erreichen?«

Mag sein, dass du das nicht genau beantworten kannst, aber wenn du wirklich ernsthaft überlegst, was du ändern müsstest, um das zu bekommen, wovon du träumst, denkst du vielleicht allmählich in eine andere Richtung und kommst auf Ideen, die dich überraschen und dich zu einer realistischeren Version des Erträumten führen – zu etwas, das wirklich zu *dir* passt.

Oft hilft es auch, wenn du dir überlegst, was du tun würdest, um das zu bekommen, was du gern hättest. Vielleicht denkst du, du hättest gern eine Milliarde Euro, aber würdest du gern das entsprechende Leben führen und alles dafür tun, was nötig ist, um eine Milliarde Euro zu bekommen? Vielleicht denkst du, dass du einen Marathon laufen willst, aber willst du jemand sein, der sich quält und hart trainiert, um das zu schaffen? Vielleicht denkst du, dass du wieder dein Gewicht aus Schulzeiten haben möchtest, aber siehst du dich wirklich in der Lage, auf ein Gewicht hinzuarbeiten, das du seit Jahrzehnten nicht auf die Waage gebracht hast? Vielleicht lautet die Antwort auf diese Fragen: »Ja, das will ich!«, vielleicht aber auch: »Moment mal, vielleicht doch nicht!« So oder so, mit dieser Frage kannst du deine *eigentlichen* Ziele ermitteln.

Die Wissenschaft hat zu diesem Thema herausgefunden: Wenn die Vision vom zukünftigen Ich zum aktuellen Ich passt und ihm ähnlich ist – wenn das Traumleben also aufregend und spannend ist, gleichzeitig aber auch realistisch und erreichbar erscheint, und wenn man es positiv sieht, als etwas, zu dem man wirklich motiviert ist –, dann ist man eher zu Entscheidungen bereit, die das künftige Ich möglich machen.[4]

Erinnerst du dich an die Selbstbestimmungstheorie aus Kapitel 1? Die Selbstbestimmungstheorie basiert, wie bereits erklärt, auf der Vorstellung, dass autonome Motivation zur Verhaltensänderung führt. Mit anderen Worten, du hast eher Erfolg, wenn deine Motivation zur Veränderung aus dir selbst heraus kommt und nicht von außerhalb. Bei Noom nennen wir das intrinsische Motivation: Deine Motivation geht auf etwas zurück, das für dich persönlich relevant und sinnvoll ist.

Wenn man gesundheitsrelevante Verhaltensweisen ändern möchte, ist intrinsische Motivation – dass man auf die Gesundheit achtet, damit man länger lebt oder den eigenen Kindern ein Vorbild ist – laut Forschungen stärker als eine Motivation, die auf externen Faktoren beruht, zum Beispiel die Anerkennung anderer oder dass man vor anderen im Badeanzug eine gute Figur macht.[5]

Sind deine Ziele intrinsisch motiviert? Das solltest du prüfen, denn du kannst deine Ziele jederzeit optimieren, damit sie für dich sinnvoller werden. Das bedeutet nicht, dass deine Ziele einfach sein oder perfekt zu deinem derzeitigen Leben passen müssen. Vielleicht sind sie Teil der Veränderungen, die du in deinem Leben vornehmen möchtest. Es bedeutet auch nicht, dass externe Motivation nicht ebenfalls eine Rolle spielen kann. Manchmal können externe Motivatoren die intrinsische Motivation sogar noch verstärken. Wir wollen deiner Fantasie und deinen Träumen für dein Leben keine Grenzen setzen! Mach dir jedoch klar, woher deine Motivation stammt, denn das kann sich auf deine Erfolgsaussichten auswirken.

Aber vielleicht sind dir die genauen Einzelheiten noch nicht ganz klar. Du kannst dich mit dieser Frage auch auseinandersetzen, indem du nicht überlegst, was du *haben* möchtest, sondern, wie du *sein* möchtest. Du könntest sagen, dass du dir perfekte Gesundheit, eine Milliarde Euro, ein protziges Auto oder ein Luxusleben wünschst, aber wenn du dich fragst, *wer* du sein willst, kann viel Bedeutungsvolleres zutage kommen – Dinge, die deiner intrinsischen Motivation entsprechen. Möchtest du mehr Energie, damit du mehr schaffen kannst? Möchtest du weniger Geldsorgen? Möchtest du fitter sein, damit Bewegung nicht so anstrengend ist, sondern Freude macht? Willst du ruhiger oder freundlicher sein oder ein besserer Partner, eine bessere Mutter, ein besserer Vater oder eine bessere Freundin? Möchtest du ein Mensch sein, der die Welt zum Positiven verändert? Du kannst all das erreichen, unabhängig davon, wie viel Geld, welchen Besitz oder welche Privilegien du hast. Was könnte dich zu *diesen* Ergebnissen bringen?

Frage dich: »Was ist das wunderbarste Leben, das ich mir vorstellen kann und tatsächlich will, das ich tatsächlich erreichen könnte, um das ich mich tatsächlich bemühen würde, das sich tatsächlich nach *mir* anfühlt und das mir tatsächlich Zufriedenheit und Erfüllung verschaffen wird?« Diese Fragen gehen viel tiefer als »Was will ich?«. Wenn du dieses Bild vor Augen hast, kannst du ernsthaft überlegen, welche Ziele du wirklich willst, und diese Ziele werden dann viel besser von deiner psychologischen Infrastruktur gestützt.

Wenn du über alle bisher gestellten Fragen nachdenkst, kristallisieren sich bei dir vielleicht ein paar Superziele heraus. Ein Superziel könnte zum Beispiel sein: »Ich möchte gesund werden, damit ich lange lebe und meine Kinder, Enkel und Urenkel aufwachsen sehe« oder »Ich möchte fit werden, damit meine Mobilität später nicht so eingeschränkt ist wie bei meinen Großeltern«. Allerdings muss das Superziel nicht weit in die Zukunft reichen. Es könnte auch lauten: »Ich möchte wieder ein gesundes Gewicht erreichen, damit ich genug Energie und Selbstvertrauen habe, um mein Potenzial voll auszuschöpfen«, oder: »Ich möchte meiner Familie ein Vorbild sein, damit wir alle ein möglichst gutes Leben führen«, oder: »Ich möchte ruhiger, friedlicher und ausgeglichener werden, und gute Gesundheit wird mir dabei helfen.«

Nun zeigen wir dir ein paar Beispiele von Superzielen mit Unterzielen, die diese stützen. Vielleicht deckt sich eines der Ziele auf dieser Liste mit deinem, aber wenn nicht, kannst du dich davon inspirieren lassen.

Mögliche Superziele, die du dir heute vornehmen kannst:

- **Regelmäßig laufen.** Mögliche Unterziele: ein Walking-Programm starten, ein Laufprogramm in Angriff nehmen, zum ersten 5000-Meter-Lauf anmelden.
- **In Topform kommen.** Mögliche Unterziele: einen Fitnesskurs besuchen, im Fitnessstudio anmelden, nach festem Zeitplan trainieren, mit einem Personal Trainer arbeiten.
- **Regelmäßig Yoga machen.** Mögliche Unterziele: einen Yogakurs im Fitnessstudio ausprobieren, Yoga-Videos im Internet heraussuchen, eine Yoga-Begleitung finden und gemeinsam im Yogastudio anmelden.
- **Sich im eigenen Körper gut und wohl fühlen.** Mögliche Unterziele: auf kalorienärmere Ernährung achten (siehe Kapitel 4), ein Walking-Programm starten, mehrmals pro Woche Krafttraining machen, ein kurzfristiges Ziel festlegen, für das du dich in deinem Körper wohlfühlen willst, etwa eine bevorstehende Hochzeit, ein Klassentreffen oder ein Urlaub.
- **Gesund ernähren.** Mögliche Unterziele: mehr Gemüse essen, Zucker und Fast Food reduzieren, Ernährungsentscheidungen bewusster treffen, darauf achten, wie bestimmte Lebensmittel dein Befinden beeinflussen.
- **Chronische Krankheiten vermeiden.** Mögliche Unterziele: beim Arzt bestimmte Werte prüfen lassen, mit

ärztlicher Unterstützung auf Normalwerte hinarbeiten, zu Vorsorgeuntersuchungen gehen, ermitteln, was dir guttut, und darauf achten, dass deine Fortschritte von Dauer sind.
- **Gekonnt mit Stress umgehen.** Mögliche Unterziele: eine Meditationsroutine oder eine andere konkrete Methode zur Stressbewältigung entwickeln (dafür gibt es übrigens eine App; mehr zu *Noom Mood* auf Seite 375).

Ganz gleich, was du dir als Superziel aussuchst, im Laufe der Zeit wird es sich wahrscheinlich ändern, denn du veränderst dich und dein Leben ebenfalls – und das ist in Ordnung. Du musst keinesfalls für immer das gleiche Ziel behalten. Wie es *jetzt* aussieht, richtet sich danach, was in diesem Moment deine wahren Prioritäten sind. Nun wollen wir dein Ziel optimieren, indem wir uns ansehen, wie man nach psychologischen Erkenntnissen besonders motivierende und besonders gut erreichbare Ziele definiert.

Was macht ein gutes Ziel aus?

Die Forschung zu diesem Thema ist sich weitestgehend einig, dass ein gut konzipiertes Ziel mit guten Erfolgsaussichten sowohl *motivierend* als auch *erreichbar* sein sollte.[6] Laut einem Artikel zur Neurowissenschaft von Zielen und Verhaltensänderungen, der im *Consulting Psychology Journal* erschien,[7] ist ein Ziel dann gut, wenn man sich dafür begeistert, wenn man daran denkt. Man möchte es erreichen. Und man glaubt auch, dass man es erreichen *kann*. Man muss dafür kein vollkommen anderer Mensch werden, aber es ist so anspruchsvoll, dass es zum Handeln veranlasst. Wir bei Noom führen viele eigene Forschungen durch und eine unserer Studien hat ergeben, dass der Erfolg beim Abnehmen steigt, wenn gewichtsbezogene Superziele mit positiven Emotionen verknüpft sind.

Damit Ziele effektiv sind, solltest du sie smart gestalten. Oder vielmehr SMART.[8] SMART ist ein Akronym für eine Reihe von Zielsetzungskriterien, die gründlich erforscht sind und sich in vielen verschiedenen Zielsetzungsszenarien als wirksam erwiesen haben.[9] SMART steht für spezifisch, messbar, abgestimmt, realistisch und terminiert, mit folgenden Definitionen.

- **Spezifische Ziele.** Die Forschung zur Zielsetzungstheorie zeigt, dass spezifische, konkrete Ziele effektiver sind als vage Ziele. 2002 veröffentlichten Edwin Locke und Gary Lathan eine Zusammenfassung der Ergebnisse von 35 Jahren Zielsetzungsforschung[10] und nannten darin als Beispiel, dass spezifische Ziele wie »Ich werde fünf Kilo abnehmen« mit höherer Wahrscheinlichkeit erreicht werden als vage Ziele wie »Ich werde abnehmen«.
  Das deckt sich mit Nooms eigener Forschung,[11] denn wir haben festgestellt, dass spezifische Ziele mit positiveren Emotionen verbunden sind als abstrakte Ziele. Das heißt nicht, dass abstrakte Ziele zwangsläufig schlecht sind. Allerdings glauben wir aufgrund unserer Untersuchungen mit Noomern, dass spezifische Ziele – zumindest in Bezug auf gesundheitliche Veränderungen und Gewichtsabnahme – stärker motivieren, weil sie nachprüfbar sind und man damit handfeste Beweise für die eigenen Fortschritte hat.

Nun ist es zwar so, dass Superziele nicht so spezifisch sind wie die Unterziele, die dich dorthin bringen, aber du kannst deine Superziele durchaus spezifischer gestalten. Vielleicht willst du gesund sein. Das ist ein tolles Superziel (und später in diesem Kapitel werden wir noch auf das Ultimative Warum für dein Superziel eingehen), aber »Ich möchte gesund leben« ist nicht sehr spezifisch. In welcher Hinsicht willst du gesund sein? Vielleicht möchtest du einen BMI (Body-Mass-Index) erreichen, der für deine Körpergröße als normal gilt. Vielleicht willst du körperlich fit sein. Vielleicht willst du dich weitgehend gesund ernähren. All diese Ziele sind spezifischer, als »Ich möchte gesund leben.«

Auch Unterziele können spezifischer formuliert werden. Gehen wir davon aus, dein Superziel lautet, dass du dich besser ernähren willst. Ein Unterziel wie »Ich möchte gesünder frühstücken« ist vage, aber vielleicht frühstückst du meist stark gezuckerte Müslis oder Toast mit Nuss-Nougat-Creme und möchtest künftig etwas Nahrhafteres essen, zum Beispiel Obst und ungesüßtes Müsli. »Ich möchte mehr Gemüse essen« ist vage, aber »Ich werde jeden Tag mindestens zwei Portionen Gemüse essen»ist spezifischer.

Übrigens, dass man manchmal davor zurückschreckt, sich konkrete Ziele zu setzen, liegt unter anderem daran, dass sie oft wie Regeln klingen. Wir bei Noom halten nicht viel von Regeln. Wir mögen Flexibilität und Alternativen. Bei manchen Menschen funktionieren Regeln gut, aber manchmal betteln sie geradezu darum, dass man sie bricht, also behalte das im Hinterkopf, wenn du dein Ziel spezifischer gestaltest. Dein Ziel ist keine Regel, sondern etwas Gutes, das du in dein Leben einbaust. Es ist nichts, zu dem du dich *zwingen* musst. Es ist kein »Sollte«. Es ist eine neue Gewohnheit, die du dir selbst *ausgesucht* hast.

- **Messbare Ziele.** Diese Ziele lassen sich in Zahlen ausdrücken, sodass du eindeutig feststellen kannst, ob du das Ziel erreicht hast oder nicht. »Ich werde mehr Sport treiben« oder »Ich werde künftig meditieren« kannst du nicht messen, aber »Ich werde mich jede Woche 150 Minuten lang irgendwie körperlich betätigen« oder »Ich werde den Tag immer mit zehn Minuten entspannter Achtsamkeit beginnen« lässt sich kontrollieren.
  Diese Ziele sind trotzdem noch flexibel, denn du kannst in beliebiger Weise meditieren und den Sport ganz beliebig aufteilen. Du kannst dich betätigen, wie du willst, aber die zehn Minuten am Morgen oder die 150 Minuten nach jeder Woche lassen sich zusammenrechnen oder zurückverfolgen. Noch einmal: Das müssen keine Regeln sein. Du setzt dir Ziele, mit denen du für dich selbst etwas erreichen willst, weil du dein Leben verbessern möchtest. Wenn du dein Ziel bezifferst und dann erreichst, ist das erfüllend.
- **Abgestimmte Ziele.** Diese Ziele passen zu deinem Leben insgesamt. Wenn du wirklich motiviert bist, dir das Ziel zu setzen, ein gesundes Gewicht zu erreichen, indem du dich gesünder ernährst und mehr bewegst, dann könnte es deine Prioritäten ein wenig durcheinanderwerfen, wenn du dir gleichzeitig auch noch das Ziel setzt, Klavierspielen zu lernen oder einen Doktortitel zu erwerben. Wenn du schon dabei bist, Klavierspielen zu lernen, deinen Seelenverwandten zu suchen oder deinen Doktortitel zu machen, steigen deine Erfolgsaus-

sichten, wenn du deine sonstigen Ziele auf deine derzeitigen Prioritäten abstimmst und die Ziele »einen Marathon laufen« oder »vegan leben« zurückstellst, bis ... na ja, zumindest bis nach deinem ersten Konzert oder deiner Promotion.

Andererseits sagen wir auch, dass man *immer* etwas für die Gesundheit tun kann, selbst wenn andere Ziele im Vordergrund stehen. Stellen wir uns vor, du arbeitest gerade an deiner Promotion. Wenn du Lernstress üblicherweise mit Bier und Chips bekämpfst, könnte das dein Ziel, den Titel zu erwerben, in Gefahr bringen. Du kannst dir gesundheitsbezogene Ziele setzen, die *jedes* Superziel unterstützen und erleichtern und keine Konkurrenz sind. Jeder Schritt hin zu besserer Gesundheit kann bewirken, dass sich alle anderen Ziele leichter erreichen lassen, und du kannst die Noom-Methode *immer* nutzen, um Grenzen zu setzen, wenn die großen Dinge im Leben deine Gesundheit gefährden.

- **Realistische Ziele.** Das sind Ziele, die du mit etwas Anstrengung tatsächlich erreichen kannst, im Gegensatz zu solchen, die für dich oder deine Lebensweise in Wahrheit unmöglich sind oder den Gesetzen der Physik widersprechen. Ein realistisches Ziel wäre zum Beispiel, jeden Monat zwei Kilo abzunehmen. Bis zu deiner Hochzeit in fünf Wochen 25 Kilo loszuwerden, ist nicht realistisch, und selbst wenn es möglich wäre, wäre es weder gesund noch nachhaltig.

  30 Minuten Sport an fünf Tagen in der Woche sind je nach Zeitplan realistisch. Zwei Stunden täglich an sieben Tagen in der Woche sind wahrscheinlich nicht möglich (und lassen keine Zeit für die nötige Erholung). Eine Wan-

derung durch den Grand Canyon ist realistisch, wenn du eine entsprechende Reise geplant hast. Richard Branson zu überreden, dich auf seinen nächsten Weltraumflug mitzunehmen, damit du auf dem Mond wandern kannst? Vermutlich eher nicht (aber vielleicht ist RB dein bester Freund – wir wissen es nicht!).

Allerdings deuten gewisse Forschungsergebnisse auch darauf hin, dass Ziele zumindest eine gewisse Herausforderung darstellen müssen, da man sonst das Interesse verliert. Dein Ziel sollte also realistisch sein, aber nicht so einfach, dass du dich langweilst oder nicht stolz auf dich bist, wenn du es erreicht hast. Leichte Ziele sind weniger erfüllend.

Wenn du zum Beispiel schon jetzt fast jeden Morgen frühstückst, wird dir das Ziel »Ich werde jeden Tag frühstücken« nicht den gleichen »Geschafft!«-Kick liefern. Wenn du dir ein Superziel und Unterziele überlegst, solltest du sie gerade so anspruchsvoll gestalten, dass du dich über die Veränderung freust, wenn du sie erlebst – sei es, dass du diese Woche viermal ins Fitnessstudio gehst oder in ein paar Monaten endlich dein angestrebtes gesundes Gewicht erreichst (Hurra!).

- **Terminierte Ziele.** Da sie mit einer Zeitvorgabe verbunden sind, wirken diese Ziele oft sowohl klarer als auch realistischer. Ein Superziel könnte darin bestehen, in einem Jahr zehn Kilo abzunehmen. Ein Unterziel könnte dann lauten, in der nächsten Woche 150 Minuten Sport zu treiben. Da Verhaltensänderungen eher Änderungen der Lebensweise sind und keine kurzfristigen »Zehn-Tage-Diäten«, kannst du mit einem Zeitrahmen unter Umständen besser planen, wie du dein Ziel am besten erreichst. Du könntest dein Ziel so formulieren: »Ich werde am 19. Juni an einem 5000-Meter-Lauf teilnehmen«, oder »Ich werde bis zu meinem Geburtstag sechs Kilo abnehmen«, oder »Ich werde meinen Nüchternblutzucker bis zum Jahresende in den Normalbereich bringen«. All das könnte dein größeres Superziel unterstützen: »Ich möchte mich nach der Pensionierung gesund, stark und fit fühlen, damit ich meine goldenen Jahre genießen kann«, oder »Ich möchte vermeiden, dass ich jemals Diabetes bekomme«.

Lass uns jetzt mal üben, wie ein SMART-Ziel aussehen könnte. Stellen wir uns vor, dein Superziel lautet, dich gesünder zu ernähren, und das Unterziel besteht darin, mehr Gemüse zu essen.

»Ich möchte meine Ernährung verbessern, indem ich vollwertiger und weniger verarbeitete Lebensmittel esse« ist spezifischer als »gesünder essen«. Spezifische Unterziele könnten lauten, für die Mittagspause im Büro einen großen Salat mitzunehmen. Das ist spezifischer, als »mehr Gemüse essen«, und du kannst dich daran besser orientieren. Vielleicht hast du das Ziel, jeden Mittag einen Salat zu essen, der 4 Tassen Blattgemüse, 2 Tassen anderes, klein geschnittenes Gemüse, 120 bis 160 Gramm Eiweiß und einen Esslöffel Olivenöl mit einem Esslöffel Zitronensaft enthält. Das ist ***sehr spezifisch.***

Ist das Ziel ***messbar***? Ja, denn du weißt jeden Abend, ob du einen Salat gegessen hast, und kannst nachverfolgen, an wie vielen Tagen der Woche es mittags Salat gab.

Das Ziel ist ***abgestimmt***, wenn du die Qualität deiner Ernährung verbessern oder dich besser fühlen willst, indem

GESUNDHEIT ALS SUPERZIEL

Viele Menschen haben Ziele, die sich durch gute Gesundheit besser erreichen lassen. Gesundheit verschafft dir die Energie, das Selbstvertrauen und die geistige Klarheit, mit der du alle anderen Ziele in Angriff nehmen kannst. Welchen Stellenwert hat sie also bei deinem GG? Vielleicht steht sie im Vordergrund, denn wenn du dir vorstellst, wie du dein Superziel erreichst, hast du grenzenlose Energie, bist superfit oder hast eine familiäre Vorbelastung erfolgreich überwunden. Oder vielleicht ist Gesundheit ein Mittel zum Zweck – etwas, das du brauchst, damit du befördert wirst, damit du genug Selbstvertrauen hast, um dich mit der Barista zu verabreden, oder um mit deiner Coverband auf Tour zu gehen. (Toll, jetzt bekommen wir die Nirvana-Songs nicht mehr aus dem Kopf!) Was auch immer es ist, bessere Gesundheit macht alles besser. Also solltest du daran vielleicht denken, wenn du dein Superziel formulierst.

du mehr Nähr- und Ballaststoffe zu dir nimmst. Das Schöne an gesundheitlichen Veränderungen ist jedoch, dass sie zu jedem Ziel passen. Auch wenn du eigentlich etwas anderes anstrebst, kann es dir helfen, wenn du dich mit Salat gesund ernährst.

Ist es ***realistisch?*** Vielleicht nicht *jeden Tag,* denn was man tagtäglich tut, wird man schnell leid. Langweilig! Ein realistisches Ziel wäre vielleicht, jeden zweiten Tag oder viermal pro Woche einen großen Salat zum Mittagessen zu essen. Und wenn du schon dabei bist, kannst du

Gemüse und Beilagen variieren. Lachs? Hähnchen? Marinierter Tofu? Karotten? Rote Beete? Mandelsplitter? Salate können sehr interessant sein, wenn du die Zutaten abwechslungsreich gestaltest.

Um das Ziel zu ***terminieren,*** könntest du eine Probephase festlegen und es nach sechs Wochen kritisch prüfen. Dein Ziel wäre dann, sechs Wochen lang viermal pro Woche einen großen Salat mit 4 Tassen Blattgemüse, 2 Tassen anderem, klein geschnittenem Gemüse, 120 bis 160 Gramm beliebigem Eiweiß und einem Esslöffel Olivenöl mit Zitronensaft zum Mittagessen zu essen, um zu sehen, ob du dich besser fühlst oder weniger Kalorien zu dir nimmst, wenn du mehr Gemüse isst (siehe Kapitel 4). Nach sechs Wochen prüfst du dann diese Änderung der Lebensweise, um zu entscheiden, ob du sie beibehalten oder abändern möchtest. Das ist nur eine neue Gewohnheit; du kannst dich darauf konzentrieren und sie etablieren, ehe du etwas anderes in Angriff nimmst. Und köstlich ist sie noch dazu!

SMART, oder?

AUFSCHREIBEN UND WEITERSAGEN

Wenn du dein Ziel schriftlich festhältst und anderen davon erzählst, hast du unter Umständen mehr Erfolg, als wenn du es für dich behältst und nie notierst. Sobald du dir ein Superziel und Unterziele festgelegt hast, solltest du diese aufschreiben. Je mehr du über deine Ziele und die Strategien, mit denen du diese Ziele erreichen willst, schreibst, desto höher die Wahrscheinlichkeit, dass du sie auch erreichst. Eine Studie aus dem Jahr 2020 hat gezeigt, dass sich Leistung und Zielerreichung steigern, wenn man über seine Ziele schreibt – ganz gleich, ob es sich dabei um persönliche oder berufliche, spezifische oder abstrakte Ziele handelt. Je mehr die Personen in der Studie schrieben und je konkreter sie darlegten, mit welchen *Strategien* sie ihre Ziele erreichen wollten, desto erfolgreicher waren sie.[12]

Wir sind auch große Fans von Partnern oder Gruppen, denen man Rechenschaft ablegt. Denn wir haben festgestellt, dass ein allgemeines soziales Forum nicht so wirkungsvoll ist wie das, was wir jetzt tun, nämlich Personen mit ähnlichen Zielen, die auf ihrem Weg ähnlich weit gekommen sind, zu Gruppen zusammenfassen. Engagement und Einsatz für die eigenen Ziele haben sich dadurch drastisch erhöht. Dass sachkundige, positive Coaches dabei helfen, Gesundheitsziele zu erreichen, ist auch durch Forschungen belegt. Eine Studie aus dem Jahr 2020, die im *Journal of Medical Internet Research* veröffentlicht wurde,[13] testete die Theorie der *Supportive Accountability* (unterstützenden Kontrolle) an Menschen, die mithilfe technischer Mittel abnehmen wollten. Diejenigen, die das Abnehmen nicht ganz allein angingen, sondern Unterstützung und Kontrolle erfuhren, behielten ihre neuen gesunden Gewohnheiten eher bei und kamen psychisch besser mit Schwierigkeiten zurecht. Wenn eine andere Person oder eine Gruppe von Menschen für dich da ist und deine Fortschritte kontrolliert, wenn sie versteht, was du durchmachst, und das Beste für dich will, kann das bewirken, dass du dich mehr für deine Ziele engagierst und weniger schnell aufgibst, wenn es schwierig wird, bei deinen Vorsätzen zu bleiben.[14]

Dein Ultimatives Warum

Du hast ein Superziel. Aber warum? Du kannst beliebig viele Ziele haben, aber wenn dir auf die Frage »Warum?« keine bewusste, konkrete Antwort einfällt, die dein Ziel untermauert, könntest du mit der Zeit das Interesse verlieren oder es einfacher finden, spontan Ausreden für ein »Warum nicht?« zu finden.

Dein Ultimatives Warum ist die treibende Kraft, die dich dazu bringt, jeden Tag fleißig auf deine Ziele hinzuarbeiten. Um das zu erreichen, wollen wir eine Übung ausprobieren, die Saeju, einer unserer Gründer, von seinem Vater gelernt hat (diese Geschichte erzählen wir in der Einleitung). Wir nennen diese Übung *Warum-Test.*

Wenn du ein Superziel festgelegt hast, mit dem du dich wohlfühlst, frage dich:

1. Was ist dein Super-Ziel? Fasse es in Worte. Denke daran, dass es SMART sein sollte!
2. Und warum willst du dieses Ziel erreichen? Überlege dir das gründlich und schreibe deine Antwort dann auf (oder denke darüber nach).
3. Jetzt bohren wir weiter nach. Du hast beantwortet, warum du dieses Ziel erreichen willst. Aber warum war das

dein *Warum*? Gehe einen Schritt weiter – zum *Warum* hinter deinem *Warum*.
4. Gut, aber kannst du noch weiter gehen? Welches *Warum* steckt hinter diesem letzten *Warum*?
5. Aber noch einmal: Geht es noch weiter? Gibt es noch ein *Warum*?

Frage nach jeder Antwort so lange weiter »Warum?«, bis dir keine Antwort mehr einfällt, weil du auf den tiefsten Kern des Grundes gestoßen bist, aus dem du dieses Ziel erreichen willst. Das ist dein Ultimatives Warum.

Schreib es dir auf! Es wird sicher Situationen geben, in denen du es dir vor Augen führen willst. Du kannst dich sogar von deinem Smartphone jeden Morgen daran erinnern lassen.

Schauen wir uns nun an, wie das in der Praxis aussehen könnte. Hier ein Beispiel, wie man mit den Warum-Fragen zum Ultimativen Warum vordringen kann:

1. Was ist dein Superziel? »Ich möchte ein gesundes Gewicht erreichen.«
2. Warum möchtest du ein gesundes Gewicht erreichen? »Damit ich mich in meinem Körper wohlfühle.«
3. Warum möchtest du dich in deinem Körper wohlfühlen? »Damit ich mehr Selbstvertrauen habe.«
4. Warum möchtest du mehr Selbstvertrauen haben? »Damit ich endlich die Dinge im Leben in Angriff nehme, von denen ich weiß, dass ich sie tun könnte.«
5. Warum willst du endlich diese Dinge in Angriff nehmen? »Damit ich mein Potenzial richtig ausschöpfen kann.«

6. Warum willst du dein Potenzial richtig ausschöpfen? »Damit ich ein langes und gesundes Leben mit vielen Abenteuern und Erfahrungen führen kann und nie bereuen muss, dass ich nicht richtig gelebt habe!«

Aha! Das klingt nach einem Ultimativen Warum! Dass man das Beste aus dem Leben machen und sich nicht durch mangelndes Selbstvertrauen oder gesundheitliche Schwierigkeiten aufhalten lassen will, ist ein großartiger Motivator für Veränderungen. Und ist es nicht interessant, dass der Abnehm-Wunsch letztendlich nicht das Geringste mit dem Gewicht zu tun hatte? Das Superziel dient als Katalysator und führt zum Ultimativen Warum, das viel mehr ist als nur eine Zahl auf der Waage.

Hier ein weiteres, kürzeres Beispiel, denn manchmal geht es auch sehr schnell:

1. Was ist dein Superziel? »Ich möchte mich besser ernähren.«
2. Warum möchtest du dich besser ernähren? »Damit ich abnehme und mehr Energie habe.«
3. Warum möchtest du abnehmen und mehr Energie haben? »Damit ich keine chronische Krankheit bekomme.«
4. Warum willst du eine chronische Krankheit verhindern? »Meine Mutter hatte Diabetes, was ihre Lebensqualität stark einschränkte, und ich habe sie leiden sehen und will nicht, dass es mir genauso geht!«

Auch das ist ein starkes Ultimatives Warum. Wenn in deiner Familie chronische Krankheiten vorkommen, ob Diabetes, Herzerkrankungen, Demenz oder etwas anderes, kann es dich sehr motivieren, wenn du dir vor Augen führst, dass sich dieses Schicksal mit einer gesünderen Lebensweise vielleicht vermeiden lässt.

Bei dir kann die Beantwortung all dieser »Warum?«-Fragen ganz anders ausfallen, aber probiere es aus und versuche, möglichst weit zu kommen. Vielleicht erwartet dich eine Überraschung.

ZIELE STATT GRENZEN

Manche Menschen erleben, dass ihnen immer wieder »Ja, aber«-Einwände in den Sinn kommen, wenn sie sich Ziele setzen, über ihr Ultimatives Warum nachdenken oder versuchen, sich ihr verändertes Leben vorzustellen. Du willst ein gesundes Gewicht erreichen? »Ja, aber ich werde mir nie abgewöhnen, so viel Käse zu essen.« Du willst in Form kommen? »Ja, aber ich hasse Ausdauertraining.« Du willst ruhiger werden? »Ja, aber der Stress im Job wird immer bleiben.«

Diese Gedanken sind jedoch kein Realitätscheck, sondern *kognitive Verzerrung*. Der kognitiven Verzerrung widmen wir ein eigenes Kapitel (Kapitel 8); an dieser Stelle wollen wir dir nur versichern, dass es auf dem Weg zu einem wirklich großen Ziel immer Hindernisse geben wird. Hindernisse gehören zu jedem Veränderungsprozess dazu. Sie sind kein Beweis für dein Scheitern (sie beweisen überhaupt nichts, nur, dass du lebst).

Nur weil etwas in der Vergangenheit nicht funktioniert hat, heißt das noch lange nicht, dass es jetzt nicht funktionieren kann. Du wirst die gleiche Sache niemals auf genau gleiche Weise angehen, weil du selbst, dein Umfeld und deine Erfahrungen sich ständig verändern. Wenn du ein Ziel nicht erreichst, lernst du etwas. Was hast du gelernt? Was glaubst du, warum es beim letzten Mal nicht geklappt hat? Was könntest du diesmal anders machen? Vermutlich wird es durch diese Erfahrung und das hart erarbeitete Wissen sogar *wahrscheinlicher*, dass du diesmal dein Ziel erreichst.

Scheitern gibt es nicht, es gibt nur Informationen. Solange dir klar ist, dass es zwar immer Hindernisse geben wird, aber auch immer Wege, um sie zu umgehen, werden sie dich auf dem Weg zu deinen Zielen nicht aus der Spur bringen. Dein Superziel und dein Ultimatives Warum sind mächtiger als jedes Hindernis, einschließlich deiner Sorgen über das, was passieren »könnte«, und stärker als sämtliche »Könnte«, »Würde«, »Aber« und »Was-wäre-wenn«. Wenn Hindernisse auftreten, sind wir mit weiteren psychologischen Tricks für dich da.

Wie sich dein Leben ändern wird

Der letzte Schritt auf dem Weg zu GG besteht darin, dass du dich fragst: »Wie wird sich mein Leben ändern, wenn ich mein Ziel erreicht habe?« (Bitte beachte, dass wir »wenn« sagen und nicht »falls«, denn wir *wissen,* dass du dein Superziel erreichen kannst!) Natürlich kannst du nicht in die Zukunft sehen, aber du kannst dir die Zukunft vorstellen. Dazu möchten wir eine wirkungsvolle Technik einsetzen, die sogenannte *kreative Visualisierung.*

Bei der kreativen Visualisierung nutzt du deine Vorstellungskraft zu einem ganz bestimmten Zweck. In einer Studie, die 2010 im *Journal of Psychology* erschien,[15] setzten sich Studierende ehrgeizigere Ziele und verfolgten diese Ziele konsequenter, wenn sie eine lebhafte Vision von ihrem Leben gestaltet hatten. Bei unseren eigenen Experimenten haben wir festgestellt, dass die kreative Visualisierung oft sehr gut ein Gespür dafür vermittelt, wie sich das eigene Leben verändern könnte, wenn man seine Ziele erreicht. So kannst du das ausprobieren:

1. Entspann dich, mach es dir bequem und atme ein paarmal langsam und ruhig ein und aus.
2. Schließe die Augen und denke an dein Superziel und dein Ultimatives Warum.
3. Wenn du diese Ziele fest im Kopf hast, stell dir vor, dass du dein Superziel erreichst. Du hast dein Wunschgewicht, du bist fit und stark oder tust das, was du dir im Leben vorgenommen hast.
4. Mal dir aus, wie es sich anfühlt, dieses Ziel erreicht zu haben. Verhältst du dich anders? Siehst du anders aus? Wie reagieren andere auf dich? Stell dir dein ganzes Leben nach Erreichen dieses Ziels vor. Versuche, es möglichst detailgetreu vor dir zu sehen oder zu beschreiben. Wie ist es, wenn du zu Hause bist? Bei der Arbeit? In der Familie? Im Freundeskreis? Wie verbringst du deine Zeit? Wie fühlt es sich an, in diesem Szenario du selbst zu sein?
5. Bleibe so lange an diesem fantastischen Ort, wie es dir

gefällt. Gehe ganz in dem guten Gefühl auf, das Ziel erreicht zu haben. Genieße die erstaunliche Veränderung in deinem Leben. Wenn du genug hast (oder wirklich zur Arbeit oder etwas kochen musst), atme noch ein paarmal tief durch und öffne dann die Augen.

Vielleicht siehst du vor dir, dass du glücklich und frei bist und dich anmutig und mit Leichtigkeit bewegst. Vielleicht siehst du, dass du dich gesund ernährst, ohne dir deshalb große Gedanken zu machen, oder dass du gar nicht mehr so viel ans Essen denkst. Vielleicht hast du einen besseren Job bekommen. Was auch immer es ist, es fühlt sich *gut* an. Dein Superziel erscheint dir *so lohnenswert,* weil du *es sehen kannst.* Nun wollen wir alles zusammensetzen: *Was* dein Ziel ist, *warum* du dieses Ziel erreichen willst, und das deutliche Bild in deinem Kopf, das dir zeigt, *wie* sich dein Leben verändern wird, wenn du es erreichst. Diese Gesamtheit von *was, warum* und *wie* ist *dein Großes Ganzes,* ein mächtiges Werkzeug in deinem Streben nach Veränderung.

Dein Superziel + dein Ultimatives Warum + wie sich dein Leben verändern wird = GG

GG ist größer als ein Ziel. Wenn dein Ziel beispielsweise »fit werden« oder »fünf Kilo abnehmen« lautet, könntest du das GG wie folgt darstellen: »Ich will fit werden, weil es mir nicht gefällt, dass ich mich außer Form fühle, und weil ich noch jahrzehntelang gesund, aktiv und mobil sein möchte« oder »Ich will fünf Kilo abnehmen, weil ich weiß, dass ich mich in letzter Zeit nicht gut ernährt habe, und weil ich besser für mich sorgen möchte, damit ich mehr Selbstvertrauen habe und mich in meinem Körper wohler fühle«. GG ist die Summe deines größten, bedeutungsvollsten Ziels zusammen mit dem Ultimativen Warum, das dich zu diesem Ziel bewegt, und genauen Überlegungen, wie anders dein Leben sein wird, wenn du dieses Ziel erreicht hast. Wir stellen das gern als Gleichung dar, die wie folgt aussieht:

dein Superziel
+ dein Ultimatives Warum
+ wie sich dein Leben ändern wird

GG

Um ein wirklich überzeugendes GG zu entwickeln, braucht es ein wenig Voraussicht und Planung. Du musst dazu ein Superziel wählen, das Ultimative Warum ergründen und dir dann ein Leben vorstellen, in dem du dieses Ziel erreicht hast. Und wir sind da, um dir zu helfen! *Unser* Superziel für *dich* lautet, dass du nach diesem Kapitel genau weißt, was dein GG ist, und dass es aufregend, motivierend und realistisch erscheint.

Probier es mal aus. Wenn du alle Teile zusammensetzt, könntest du dein GG in etwa so darstellen:

Ich werde [DEIN SUPERZIEL] erreichen,
weil [DEIN ULTIMATIVES WARUM]
damit [EIN PAAR DER SCHÖNSTEN VERÄNDERUNGEN, DIE DEIN LEBEN BESSER MACHEN WERDEN].

Was ist dein GG? Hier ein paar Varianten, die dich inspirieren könnten:

- »Ich werde mein angestrebtes gesundes Gewicht erreichen, weil ich mir das Selbstvertrauen und die Freiheit wünsche, mein bestes Leben zu leben, damit ich in den kommenden Jahren Abenteuer erlebe, Erfahrungen mache und bis zum Schluss gesund bleibe, sodass ich nichts bereuen muss.«
- »Ich werde mich hochwertig ernähren, damit ich meinem Körper Gutes tue und mich so gut wie möglich vor den chronischen Krankheiten schütze, an denen andere in meiner Familie leiden. Solche Gesundheitsprobleme kann ich mir ersparen!«
- »Ich werde lebendig und gesund sein, damit ich ein kreatives und erfülltes Leben voller Liebe und Erfolg führen kann.«
- »Ich werde fit und stark sein, weil ich genug Energie, Kraft und Beweglichkeit haben will, um mit meinen Kindern zu spielen und sie aufwachsen zu sehen und das Gleiche auch mit meinen Enkeln zu erleben.«

Dass man sich sein GG deutlich bewusst macht, hat vor allem den Vorteil, dass man dann oft leichter auf Kurs bleibt, wenn es schwierig wird – und schwierig wird es ganz sicher. Die besten, sinnvollsten und größten Ziele sind meist eine Herausforderung. Sie erfordern reichlich Arbeit, und es liegt in der Natur des Menschen, dass man diese Arbeit oft scheut, weil sie anstrengend ist.

Es gibt ein Konzept, das in der Psychologie als *zeitliche Diskontierung* bezeichnet wird und die allzu menschliche

Neigung beschreibt, sich weniger für zukünftige Folgen zu interessieren als für unmittelbare. Die Autoren einer Studie mit dem Titel »Is a Bird in the Hand Worth Two in the Future?« formulieren es so: »Menschen und Tiere bevorzugen kurzfristig erreichbare Belohnungen gegenüber solchen, die erst langfristig erreicht werden können.«[16] Dies ist einer der Hauptgründe, warum es uns oft so schwer erscheint, unser Verhalten zu ändern oder Ziele zu erreichen. Das, was man sich für die Zukunft wünscht, erscheint oft viel weniger dringend als das, was man sich *jetzt in diesem Moment* wünscht. Deshalb muss man oft gut darauf achten, dass man das Ziel nicht aus den Augen verliert.

Allerdings gibt es in deinem Gehirn noch einen anderen Teil – einen weiter entwickelten Teil, der zu komplexeren, überlegenen Gedanken fähig ist und weiß, wie man vorausschauend denkt. Dieser Teil des Gehirns ist für die exekutiven Funktionen zuständig. Die exekutiven Funktionen können sich über deine spontanen Impulse (wie Heißhunger auf Schokolade oder den Wunsch, lieber fernzusehen, als Sport zu machen) hinwegsetzen, weil sie bewusster und höher entwickelt sind; dazu gehört Aufmerksamkeit, der Wechsel von einer Aufgabe oder einem Schwerpunkt zu anderen, das Unterdrücken von irrelevanten oder ablenkenden Informationen, das Erinnerungsvermögen, die Anpassung deiner Sichtweise an neue Erkenntnisse und das Planen für die Zukunft.

Diese exekutiven Funktionen muss man jedoch gezielt einsetzen. Sie laufen nicht automatisch ab wie das Atmen und sind auch nicht instinktiv wie Hunger oder Angst. Zudem haben sie ihre Grenzen.[17] Die Energie, die du brauchst, um konzentriert deine exekutiven Funktionen zu nutzen, muss durch Ruhe und Entspannung wieder aufgefüllt werden. Du kannst sie nicht Tag für Tag rund um die Uhr aufrechterhalten. Somit können die exekutiven Funktionen zwar die zeitliche Diskontierung außer Kraft setzen, also die Neigung deines Gehirns, sich auf Wünsche im Hier und Jetzt zu beschränken, doch das wird schwieriger, wenn du gestresst oder müde bist. Je weniger Energie du hast, desto deutlicher melden sich deine grundlegenden Instinkte und eingefahrenen Gewohnheiten und desto schwieriger wird es, ihnen zu widerstehen. (Das ist nur einer von vielen Gründen, wieso guter Nachtschlaf so wichtig ist! Aber darauf werden wir in Kapitel 6 ausführlicher eingehen.)

Wenn du gestresst oder erschöpft bist, kann es beispielsweise zu *Entscheidungsmüdigkeit* kommen. Das bedeutet, dass die Entscheidungsfindung schwieriger wird, wenn du schon den ganzen Tag lang Entscheidungen treffen musstest.

In solchen Momenten kann es sein, dass du nicht in der Lage bist, deine Exekutivfunktion zu aktivieren, in die Zukunft zu schauen und zu denken: »Moment mal, ich habe heute schon genug gegessen und brauche kein Eis. Eis ist nicht in meinem Interesse. Es könnte dazu führen, dass ich schlechter schlafe, dass ich noch mehr Zucker will und morgen früh keine Lust auf Sport habe. Das könnte sich negativ auf meine Gesundheit auswirken und meine langfristigen Ziele für mein Leben beeinträchtigen.« Nach einem langen, harten Arbeitstag, bei Konflikten oder Stress könntest du denken: »Ziele hin, Ziele her, ich will ein Eis.« Hier kommt das GG ins Spiel. Wenn du dein Großes Ganzes klar vor Augen hast, kann es entscheidend dazu beitragen, dass du bei kurzfristigen Wünschen das langfristige Ziel nicht aus dem Blick verlierst. GG nimmt dir die Entscheidung ab. Dr. Michaelides erklärt: »Wenn du dein GG kennst, kannst du spontane Entscheidungen vermeiden. Dann heißt es nicht mehr ›Soll ich oder soll ich nicht?‹, sondern vielmehr ›Passt das zu meinem GG?‹.« Das kann sehr hilfreich sein, wenn man vor einer Entscheidung steht und nach einem langen Tag nur noch wenig geistige Energie hat. GG kann bei Entscheidungsmüdigkeit helfen, weil es dir eine feste Strategie für deine Entscheidungen vorgibt, sodass du nicht mehr hin und her überlegen musst. Vielleicht denkst du immer noch an Eiscreme, aber dein GG leuchtet wie ein Leitstern in deinem Kopf.

In der Psychologie gibt es die *Construal Level Theory* (CLT), nach der sich unerwünschte Gewohnheiten besser vermeiden lassen, wenn man nicht die Einzelheiten der aktuellen Situation betrachtet, sondern an das große Ganze denkt, also das *Warum* des eigenen Verhaltens. Das scheint auf den ersten Blick der zeitlichen Diskontierung zu widersprechen, doch der Unterschied liegt in der Gewichtung der Entscheidungen. Forschungen zu CLT und Selbstkontrolle haben ergeben, dass diejenigen, die globale, übergeordnete und umfassende Faktoren berücksichtigen, unerwünschte Verhaltensweisen besser vermeiden können als Personen, die auf untergeordnete, sekundäre und lokale Aspekte achten.[18]

Das bedeutet: Wenn Menschen an ihr großes Ziel denken, gelingt es ihnen besser, unmittelbare Versuchungen zu vermeiden. Wenn man sich vorstellt, wie ein gesundes, energiegeladenes, lebendiges Ich all das tut, was es gern tun möchte, und sich dabei selbstsicher und stark fühlt, kann das attraktiver erscheinen als ein bestimmtes Nahrungsmittel oder die bequeme Couch, die im Augenblick lockt. GG führt dich von »Das kann ich ruhig essen« zu »Mir ist eingefallen, warum ich das nicht essen will«.

Und obwohl es sein kann, dass du das Eis trotzdem isst (wir alle brauchen ab und zu eine kleine Leckerei), tust du das dann immerhin im Einklang mit deinen Zielen und nicht auf Drängen deiner Instinkte. Vielleicht denkst du: »Ich nehme nur eine kleine Portion, denn schließlich hatte ich zum Abendessen schon einen großen Teller Suppe mit reichlich Gemüse.« Oder du denkst: »Ich hebe mir das Eis für ein andermal auf. Die Vorstellung, wie gut ich mich fühlen werde, wenn ich meine Ziele erreicht habe, ist mir im Augenblick köstlich genug.«

GG kann dir auch helfen, wenn du auf Hürden stößt. Dr. Michaelides sagt dazu: »Wenn der Weg holprig wird oder dir die Luft ausgeht, könntest du umkehren und einen Rückzieher machen, denn wen interessiert das schon? Aber wenn du ein festes Ziel hast – GG – und dir dieses Ziel wichtig ist, wirst du nicht einfach kehrtmachen oder dich geschlagen geben, wenn es schwierig wird. Du fährst weiter, steuerst um das Hindernis herum, pumpst den Reifen wieder auf und setzt deinen Weg fort. Es gibt immer Umwege, aber mit deinem GG behältst du im Blick, wo du hinwillst.«

Ein Beispiel aus dem Alltag wäre ein Restaurantbesuch. Vielleicht überlegst du dir schon im Vorfeld, was du bestellen möchtest, und richtest dich danach, was für dich zu deinem GG passt. »Dann«, so Dr. Michaelides, »wenn du entscheidungsmüde bist oder ein Glas Wein getrunken hast und deine Hemmschwelle sinkt oder wenn jemand anderes etwas bestellt, das dir plötzlich verlockender erscheint als deine ursprüngliche Wahl, wird GG dir den Rücken stärken.« Dann kennst du die Antwort auf die Frage: »Wie wäre es mit dem Triple-Chocolate-Kuchen?« Deine Antwort könnte lauten: »Der passt nicht in mein Großes Ganzes«, oder: »Ich möchte nur zwei oder drei Häppchen, die passen zu meinem Großen Ganzen. Teilt jemand das Dessert mit mir?«

Wenn du dein GG im Kopf hast und es wie ein Mantra immer den Hintergrund bildet, kannst du es jederzeit abrufen – morgens, vor jeder Mahlzeit, vor dem Sport, vor dem Entspannen, vor dem Einschlafen. Wenn du dir immer wieder sagst (und auch dein Handy oder andere Benachrichtigungen dir immer wieder sagen), dass du dein Superziel erreichen *wirst*, weil du dein Ultimatives Warum kennst und dir bis ins kleinste Detail ausmalst, wie sich dein Leben verändern wird, wenn du es erreicht hast, wird dir das GG gar nicht mehr so unerreichbar erscheinen.

Vor allem aber möchten wir, dass du daran denkst, dass es *dein persönliches* Großes Ganzes ist. *Du* hast es geschaffen. Das sind *deine* Ziele und nichts, was dir jemand anderes geraten hat. Es ist *dein* Ultimatives Warum und kein Grund, den dir jemand anderes eingeredet hat. Das ist *deine* Vision von einem Leben, das deinem Traumleben näherkommt, nicht die Vision von jemand anderem, der zu wissen glaubt, was du wollen sollest. *Du* willst etwas, und *du* hast beschlossen, dich auf den Weg zu machen und es zu erreichen, weil *du an dich glaubst.*

Du kannst jederzeit entscheiden, deine Ziele, dein Warum, deine Vision zu ändern. GG kann sich mit dir weiterentwickeln, weil du diesen Wagen lenkst, das Ruder in der Hand hältst und dein Leben fest im Griff hast. Nur du kannst wirklich entscheiden, wie du dein Leben führen willst. Jede Entscheidung – was du isst und was nicht, ob du dich bewegst oder ausruhst und wie du mit Hindernissen umgehst, die sich dir in den Weg stellen – liegt bei dir und dir allein. Mit den richtigen Informationen und den richtigen psychologischen Hilfsmitteln (mit denen wir dich weiterhin versorgen werden) kannst du das schaffen. Wir stehen hinter dir und feuern dich an, denn auch wir glauben an dich.

3

Gewohnheitsbildung und Gewohnheitsänderung

Die Gewohnheit ist ein Kompromiss, geschlossen zwischen dem Individuum und seiner Umgebung.

Samuel Beckett

Gewohnheiten sind Verhaltensweisen, die man wieder und wieder ausführt, ohne groß darüber nachzudenken, zum Beispiel, dass man vor dem Schlafengehen immer die Zähne putzt oder immer vor dem Fernsehen zu Abend isst. Es kann sich auch um etwas handeln, das man nicht mehr tut (erinnerst du dich noch an das Fitnessstudio, für das du nach wie vor Beiträge zahlst?), weil man jetzt etwas anderes bevorzugt, das mehr Erfüllung bringt (zum Beispiel ein Nickerchen). Obwohl Gewohnheiten scheinbar unüberlegt ausgeführt werden, entstehen sie in Wirklichkeit durch einen mehrstufigen Prozess im Gehirn, der zwar größtenteils unbewusst, aber aus einem bestimmten Grund abläuft.

Dieser Grund ist deine Umgebung. »Gewohnheiten sind weder gut noch schlecht«, so Dr. Michaelides. »Sie können sich anpassen. Du hast bestimmte Gewohnheiten entwickelt, weil sie für dich von Vorteil waren oder dir in einer gewissen Situation geholfen haben.« Eine Gewohnheit geht auf etwas zurück, das du ursprünglich nur ein einziges

Mal getan hast und das dir geholfen hat, dich in irgendeiner Weise an deine Umgebung anzupassen. Wenn du dieses Verhalten dann wiederholt hast und es weiterhin nützlich war, hat dein Gehirn beschlossen, diese Verhaltensweise automatisch ablaufen zu lassen, solange du sie immer wieder ausführst (aus Nervosität Fingernägel kauen, beim Lesen oder Lernen Süßigkeiten essen, vor dem Schlafengehen duschen). Deshalb ist es so schwierig, Gewohnheiten zu ändern – unser Gehirn mag automatische Prozesse, weil sie weniger Energie kosten als bewusste beziehungsweise gezielte.

Stellen wir uns vor, du bist gestresst und entscheidest deshalb, ein Eis zu essen. Das Eis schmeckt wirklich gut, und du vergisst vorübergehend deinen Stress. Dein Gehirn bemerkt, dass der Stress in diesem Augenblick effektiv nachlässt, und wenn du das nächste Mal Stress empfindest, ruft es dir in Erinnerung: *Hey, vielleicht hilft ja Eiscreme!* Wenn du dann wieder Eis isst und sich das wieder positiv auf deinen Stress auswirkt und du das mehrmals wiederholst, kann dein Gehirn eine Gewohnheit entwickeln: Immer, wenn du Stress hast, isst du Eis. Du musst gar nicht mehr darüber nachdenken (und dein Gehirn auch nicht). Du programmierst dein Gehirn: 1. Du empfindest Stress. 2. Du nimmst dir ein Eis. Und dein Gehirn hat weniger zu tun.

Ein anderes Beispiel: Vielleicht hast du dir den Knöchel verstaucht und kannst nicht mehr jeden Morgen laufen gehen. Deine Ärztin hat dir geraten, den Knöchel richtig ausheilen zu lassen, deshalb hast du seither in der Zeit, in der du sonst gelaufen bist, länger geschlafen. Das Laufen war eine Gewohnheit, aber jetzt hast du es durch Schlafen ersetzt. Vielleicht hast du vor, wieder zu laufen, wenn der Knöchel verheilt ist, aber dein Gehirn denkt nicht an die Zukunft und daran, wie sinnvoll Bewegung ist. Es denkt nur, dass sich das spätere Aufstehen ganz leicht automatisieren lässt. So weicht die Sport-Gewohnheit der Schlaf-Gewohnheit. Und wenn es deinem Knöchel wieder gut geht, fällt es dir unter Umständen sehr schwer, wieder mit dem Laufen anzufangen.

Allgemein entstehen viele Gewohnheiten dadurch, dass man sich in einem bestimmten Moment Genuss verschaffen oder Schmerz vermeiden möchte. Sei es, dass man sich jeden Abend beim Kochen mit einem Glas Wein vom anstrengenden Alltag erholt, zur Zigarette greift, wenn man etwas nervös ist, oder tagtäglich um 15 Uhr den gleichen Schokoriegel aus dem Automaten zieht. All das kann die Entspannung fördern, beruhigen, aufmuntern oder bewirken, dass man sich besser fühlt, und eine solche positive psychologische Verstärkung ist sehr stark – sogar stärker als das Wissen, dass die Gewohnheit negative gesundheitliche Folgen nach sich ziehen könnte.

Genau solche Gewohnheiten, die kurzfristig schwierige Gefühle lindern, aber negative Folgen für die Zukunft haben, möchten viele Menschen loswerden. Und diese Gewohnheiten sind besonders schwierig abzustellen, weil wir uns nicht gerne unwohl fühlen. Wir Menschen sind einfach gestrickt: Wir wollen Schmerz vermeiden und wünschen uns Genuss. Somit ist es kein Wunder, dass wir Gewohnheiten entwickeln, mit denen wir genau das erreichen. Allerdings haben wir auch Gehirne, mit denen wir Konsequenzen für die Zukunft erkennen können, und darin liegt der innere Konflikt bei Gewohnheiten.

Dr. Michaelides erklärt: »Wenn man versucht, eine Gewohnheit zu ändern, will man damit gewaltige Veränderungen im Gehirn vornehmen. Aber das Gehirn will sich nicht verändern. Es will so bleiben, wie es ist, und aus Gründen der Effizienz ist es genau darauf programmiert. Das Gehirn sucht den Weg des geringsten Widerstands oder des geringsten Energieaufwands, und wenn man eine Gewohnheit ändern will, arbeitet man damit im Grunde gegen die Biologie. Das kann sich unnatürlich anfühlen.«

Wenn es dir schwerfällt, eine Gewohnheit abzulegen, solltest du dir unbedingt klarmachen, dass es nicht an dir liegt, sondern daran, dass du gegen etwas tief Verwurzeltes arbeitest. »Das Gehirn interessiert es nicht, dass du eine Gewohnheit loswerden willst«, so Dr. Michaelides. »Veränderungen passen ihm nicht ins Konzept. Wenn du eine Gewohnheit änderst, sagst du im Prinzip: ›Mein Gehirn soll nicht so arbeiten, wie es vorgesehen ist. Ich entscheide mich für Ineffizienz.‹ Das ist schwierig. In vielerlei Hinsicht verstößt es gegen deine Biologie. Allerdings bedeutet das nicht, dass es unmöglich ist, und ganz sicher nicht, dass du es nicht versuchen solltest.«

Wie also gelingt es dir, gegen dein sehr cleveres, sehr mächtiges Gehirn zu arbeiten? Paradoxerweise brauchst du dazu dein sehr cleveres, sehr mächtiges Gehirn: Du setzt auf die exekutiven Funktionen (die bewussten, hoch entwickelten Gehirnfunktionen, auf die wir in Kapitel 2 eingegangen sind). Die höheren Gehirnbereiche, die für die exekutiven Funktionen zuständig sind, *können* Gewohnheiten ändern, die dir nicht guttun oder nicht zu deinen Zielen passen.

Diese exekutiven Funktionen wollen wir nun nutzen, indem wir uns den Prozess der Gewohnheitsbildung genauer anschauen. Gewohnheiten sind in sogenannte Skripte eingebettet, und diese Skripte entstehen durch einen Prozess, den man in der Psychologie als Verhaltenskette bezeichnet. Sobald du verstanden hast, wie Skripte und Verhaltensketten funktionieren, kannst du deine Skripte bearbeiten und deine Verhaltensketten zurückverfolgen, um die Gewohnheit abzustellen, die du ändern möchtest. Außerdem kannst du mit diesen Konstrukten neue Gewohnheiten schaffen, die du gern hättest.

Die eigenen Skripte erkennen

Vielleicht kennst du den Begriff »Skript« als anderes Wort für Drehbuch. Das Drehbuch beim Film gibt vor, was die Akteure sagen und tun, und sie lernen es auswendig, bis sie den Text und die Bewegungen so verinnerlicht haben, dass sie nicht mehr darüber nachdenken müssen. In der Psychologie bestimmt das Skript ebenfalls, was du sagst und tust, aber du schreibst es dir selbst. Du verfasst das Skript, das vorgibt, wie du dich in bestimmten Situationen verhalten sollst – und damit kannst du dein Skript auch selbst ändern.

Wir alle haben aus bestimmten Gründen bestimmte Gewohnheiten, und auch unsere Skripte haben bestimmte Gründe. Das Gehirn liebt Skripte genauso sehr wie Gewohnheiten, weil es stets Energie sparen will und bewusste Gedanken und Verhaltensweisen mehr Energie benötigen als automatische. Wir haben Skripte für die verschiedensten Lebensbereiche – für die Morgenroutine, für das Mittagessen, für die Arbeit, für die Freizeit, für die Familiendynamik, für die Abendroutine und vieles mehr. Viele dieser Skripte sind praktisch und sinnvoll, aber wenn du eine deiner Gewohnheiten ändern möchtest, kannst du das Skript umschreiben.

Um dir deine Skripte deutlich zu machen, kannst du überlegen, wo du (bewusst oder unbewusst) eine »Wenn-dann«-Routine entwickelt hast. Skripte folgen im Allgemeinen dem Schema »Wenn-dann«, zum Beispiel: »Wenn Schlafenszeit ist, dann wasche ich mir das Gesicht, putze mir die Zähne und gehe ins Bett« oder »Wenn ich Mittagspause habe, dann bestelle ich mir ein Sandwich, Pommes und einen Keks und esse alles am Schreibtisch«. Wenn du ein Skript entdeckt hast, das du ändern möchtest, kannst du verschiedene Verhaltensweisen in genau dieses Format bringen.

Gehen wir davon aus, dass du dich mittags gesünder ernähren möchtest. Schau dir dein Skript für das Mittagessen an und überlege, ob du aus Sandwich, Pommes und Keksen einen großen Salat mit Crackern und eine Banane machen kannst. So änderst du die Gewohnheit, während das Skript erhalten bleibt. Für dein Gehirn hat das den Vorteil, dass es das weitgehend automatisierte Skript beibehalten kann; im Prinzip ergänzt du klammheimlich eine neue Gewohnheit.

Allerdings ist es nicht immer einfach, eine Gewohnheit zu ändern. Manchmal sind größere Umstellungen nötig, und dann musst du dir genauer ansehen, wie das Skript überhaupt entstanden ist. Skripte entwickeln sich im Allgemeinen aus Verhaltensketten, und eine Verhaltenskette ist eine Reihe von Ereignissen, die zur Entstehung eines Skripts führen, das wiederum bestimmte Gewohnheiten enthält. Indem du die Verhaltenskette auseinanderpflückst, kannst du ermitteln, wie dein Skript entstanden ist. Mit Verhaltensketten kannst du erreichen, dass ein Skript nicht mehr automatisch abläuft, sondern dir wieder bewusst wird, und dann lässt es sich leichter bearbeiten.

Verhaltensketten dekonstruieren

Die Verhaltenskette ist der Prozess der Skript- oder Gewohnheitsbildung, und jede Verhaltenskette beginnt mit einem Trigger. Dieser Trigger bewirkt Gedanken und Gefühle, die Handlungen auslösen, welche dann zu Konsequenzen führen (in der App nennen wir sie übrigens »Folgen«), und diese lassen dann im Laufe der Zeit, wenn die Konsequenz stets positiv ist, gewisse Skripte entstehen.

So sieht die Verhaltenskette aus:

Trigger = Gedanken/Gefühle = Handlung =
Konsequenz = Skript oder Gewohnheit

Trigger

Den Anfang jeder Verhaltenskette bildet ein Trigger. Du weißt ja, Gewohnheiten sind anpassungsfähig, und sie passen sich an die jeweiligen Trigger an. Das kann bewirken, dass du nützliche Dinge tust, oder neutrale, aber auch schädliche. Verhaltensketten können durch unterschiedliche Trigger entstehen:

- **Umgebungsbedingte Trigger,** wie die Keksdose auf dem Küchentisch oder der Süßigkeitenautomat im Büro, den du von deinem Schreibtisch aus sehen kannst.
- **Soziale Trigger,** zum Beispiel deine Kollegen, die dich überreden wollen, mit zur Happy Hour oder ins Fitnessstudio zu gehen.
- **Zeitliche Trigger,** wie der automatische Griff zu einem Snack um 15 Uhr oder Kekse nach dem Abendessen.
- **Biologische Trigger,** wie der Heißhunger auf Zucker, der sich einstellt, wenn man nicht frühstückt oder mittags nur einen kleinen Salat isst.
- **Psychische Trigger,** wie der Drang zu essen, nachdem man etwas sehr Schwieriges getan hat.
- **Emotionale Trigger,** wie eine schwere Trennung, nach der man sich mit der klischeehaften Familienpackung Eis trösten will, oder Frust bei der Arbeit, sodass man Pizza bestellt und nicht das gesunde Essen kocht, das man geplant und eingekauft hat.

Auch das, was *andere* tun, wirkt oft als Trigger. Wir Menschen neigen dazu, etwa genauso schnell und genauso viel zu essen wie diejenigen, mit denen wir gemeinsam essen,[1] uns so zu kleiden wie andere in unserem Umfeld[2] und sogar die Körpersprache der anderen zu imitieren.[3] Menschen in einer Gruppe gleichen ihr Verhalten oft ganz unbewusst an, und das kann dazu führen, dass man Dinge tut, die man allein vielleicht nicht getan hätte. Dieses Verhalten wird als *Normanpassung* bezeichnet und trägt dazu bei, dass Menschen ein Gefühl der Zusammengehörigkeit entwickeln und besser miteinander auskommen.

Wir zeigen mit höherer Wahrscheinlichkeit ungesunde

Verhaltensweisen, wenn andere in unserem Umfeld sich genauso verhalten. Zum Glück gilt auch das Gegenteil: Wir zeigen mit höherer Wahrscheinlichkeit gesunde Verhaltensweisen, wenn andere in unserem Umfeld diese ebenfalls zeigen. Wenn wir das tun, was andere tun, fühlen wir uns wohl, aber wenn wir diese Verhaltensweisen ständig wiederholen, können sie zu Gewohnheiten werden, die nicht zu unseren eigenen Neigungen passen. Diese Gewohnheiten werden durch das Verhalten anderer geprägt und nicht von dem, was wir gern tun möchten.

Bis zu einem gewissen Grad bleibt uns nichts anderes übrig, als unser Verhalten an andere anzupassen. Das ist ganz natürlich und dient dazu, dass wir sicher in Gruppen leben – wie es früher zum Überleben notwendig war. Die Normanpassung ist normal und in der Regel harmlos. Manchmal aber auch nicht. Denke an verschiedene Situationen, in denen du solche scheinbar harmlosen, aber letztlich potenziell gesundheitsschädigenden Normanpassungen beobachtet oder am eigenen Leib erlebt hast:

- Deine Chefin hat für alle Pizza bestellt, also greifst du zu, obwohl du dir ein gesundes Mittagessen mitgebracht hast.
- Deine Trainingspartner sagen ab, also gehst du auch nicht ins Fitnessstudio.
- Dein Mitbewohner will noch aufbleiben und einen Film schauen, also schaust du mit, obwohl du früh aufstehen musst.
- Du triffst dich mit Freundinnen im Restaurant, und alle trinken Jumbo-Margaritas. Eigentlich wolltest du Mineralwasser mit Zitrone bestellen, aber …

- Alle deine Freunde regen sich über eine Nachrichtenmeldung auf und bilden dazu eine Gruppenmeinung. Du stimmst ein, obwohl du eigentlich anderer Ansicht bist und dich das stresst.

Aus all diesen Beispielen können Skripte entstehen, wenn sie regelmäßig stattfinden, sodass du dir Gewohnheiten aneignest, die du vielleicht gar nicht haben möchtest. Versuche künftig darauf zu achten, ob du etwas tust, das du von dir aus nicht getan hättest. Willst *du* das wirklich?

Gedanken und Gefühle

Wenn dir ein Trigger begegnet, erlebst du bestimmte Gedanken und Gefühle. Sie sind das nächste Glied in der Verhaltenskette. Diese Gedanken und Gefühle sind Reaktionen auf den Einfluss des Triggers. Vielleicht handelt es sich nur um einfache Beobachtungen, vielleicht sind sie emotional aufgeladen, doch in jedem Fall bewirken sie, dass du etwas tust. Stellen wir uns vor, du hast dir große Mühe gegeben, einen Termin einzuhalten, aber du bist nicht rechtzeitig fertig geworden. Du bist erschöpft, ein wenig verunsichert und hast keine Kraft mehr. Du hattest dir vorgenommen, zum Abendessen etwas Gesundes zu kochen, aber zu Hause erscheint dir das zu anstrengend. Dass du die Frist nicht einhalten konntest, war der Trigger, doch er hat bewirkt, dass du dich niedergeschlagen *fühlst* und *denkst:* »Ich will nichts Gesundes kochen. Ich will Trostessen, und zwar *sofort.*«

Handlung

Damit ist gemeint, was du als Reaktion auf die Gedanken und Gefühle, die der Trigger ausgelöst hat, tatsächlich tust. Im obigen Beispiel besteht die Handlung darin, dass du Fast Food bestellst, anstatt zu kochen. Manchmal hat es fast den Anschein, dass die Handlung schon vor dem Gedanken ausgeführt wird. Auf der Party kommt ein Kellner mit einem Tablett voller leckerer Häppchen vorbei, du hast nicht zu Mittag gegessen und einen Bärenhunger, also schnappst du dir einen Hähnchenspieß oder eine Käsekugel und schluckst den Bissen herunter, ehe dein Gehirn überhaupt registrieren kann, dass es in einer halben Stunde Abendessen geben wird. Du nimmst eine Handvoll Chips oder ein Stück Brot aus dem Korb auf dem Tisch, noch ehe du einen Blick in die Speisekarte geworfen hast. Du ertappst dich dabei, wie du Münzen in den Automaten steckst, noch ehe dir einfällt, dass du für genau diese Situation Hummus und Cracker mit zur Arbeit genommen hast. Solche Gedanken können mit Lichtgeschwindigkeit an dir vorbeirasen, wenn sie durch Trigger geweckt werden, mit denen du nicht gerechnet hast, und bumm – schon hast du gehandelt.

Konsequenzen

Das nächste Glied in der Verhaltenskette sind die Konsequenzen. Die Konsequenzen sind das Resultat der Handlungen, die durch die Gedanken und Gefühle zustande gekommen sind, die wiederum durch den Trigger hervorgerufen wurden. Diese Konsequenzen können positiv oder negativ sein und entscheiden darüber, ob die Handlung, die du ausgeführt hast, zur Gewohnheit wird. Mögliche Konsequenzen sind:

- **Physiologische:** Mmh, Erdnussbutter-Eis. Wie köstlich, und es hat mich wirklich beruhigt!
- **Körperliche:** Vom dritten Stück Pizza habe ich Bauchschmerzen bekommen.
- **Psychologische:** Es ist völlig legitim, dass ich heute mit dem Fitnesstraining aussetze, denn ich habe den ganzen Tag so viel gearbeitet.
- **Emotionale:** Ich war so traurig, aber seit dem Erdnussbutter-Eis geht es mir schon viel besser.

Wenn die Konsequenzen deiner Handlung verstärkend sind – du erlebst etwas Positives, zum Beispiel, dass du dich gut fühlst oder gelobt wirst –, dann wirst du wahrscheinlich wieder die gleichen Handlungen ausführen, wenn du dem Trigger erneut begegnest. Sind die Konsequenzen deiner Handlungen strafend – etwas Negatives, etwa ein schlechtes Gefühl oder Kritik –, wirst du mit geringerer Wahrscheinlichkeit dieselbe Handlung ausführen, wenn der Trigger wieder auftritt.

Während sich eine Verhaltenskette herausbildet, kann der Teil mit Gedanken und Gefühlen sich verändern und die Kette in Abhängigkeit von der Konsequenz schwächen oder stärken. Beim nächsten Mal denkst du vielleicht: »Als ich neulich gestresst war, hatte das Eis zur Folge, dass ich mich viel besser fühlte. Ich will mich *wieder* besser fühlen!« Eine strafendere Konsequenz würde zu einem anderen Ergebnis führen: »Nach der Pizza hatte ich die ganze Nacht Sodbrennen und konnte nicht schlafen. Diesmal werde ich mir lieber das gesunde Essen kochen, das ich geplant hatte.«

Vielleicht sind dir deine Gedanken und Gefühle gar nicht so bewusst. Wenn du das Eis beim letzten Mal als Belohnung empfunden hast, verspürst du vielleicht den Drang oder das Verlangen, es wieder zu essen, ohne wirklich zu wissen, warum das so ist. Das liegt daran, dass dein Gehirn bereits dazu übergegangen ist, das Verhalten zu automatisieren. Wenn die Pizza nicht besonders lecker war (aber schmeckt Pizza nicht eigentlich immer einigermaßen lecker?), reagierst du, wenn du demnächst an Pizza denkst, vielleicht eher mit »Na ja« als mit »Her damit!« (oder zumindest mit »Mal schauen, ob ich woanders bestellen kann«).

Falls es dir genauso geht wie uns – und darauf würden wir wetten –, ist dir schon klar, dass die Konsequenzen oft eine Mischung aus Positivem und Negativem sind, alles gleichzeitig. Wenn das schöne Gefühl, Pizza zu bestellen, und der köstliche Mix aus Käse und Peperoni stärker sind als das anschließende Sodbrennen, bestellst du beim nächsten Mal vielleicht trotzdem wieder Pizza. Wenn das Eis an jenem Abend zwar himmlisch schmeckte, du dich am nächsten Morgen aber ekelhaft aufgebläht gefühlt hast, wird das Völlegefühl vielleicht über den Genuss siegen. Ob eine Gewohnheit entsteht oder nicht, ist eine Art Wettstreit, bei dem nur einer gewinnen kann – die negative oder die positive Konsequenz.

Bei vielen von uns siegt jedoch der Genuss über die Nachteile, und zwar in den meisten Fällen. Das hat nichts mit Willenskraft oder einer moralischen Unzulänglichkeit zu tun, sondern liegt einfach daran, dass unser Gehirn uns sehr gut zu der Handlung überreden kann, die uns im Moment ein gutes Gefühl gibt oder Stress reduziert.[4] Es kann sein, dass du die eher negativen Konsequenzen selektiv vergisst, um mehr von den guten Dingen zu bekommen. Der Zuckerrausch oder die Erleichterung, nicht kochen zu müssen, können stärker sein als das Bedauern darüber, dass du dich nicht an den Plan gehalten hast, oder sogar stärker als die körperlichen Beschwerden einer Verdauungsstörung.

Eine Gewohnheit entsteht

Wenn dein Gehirn entscheidet, dass sich eine Handlung gelohnt hat, und du diese Handlung wiederholst, entsteht ein Skript. *Wenn* Freitagabend ist, *dann* bestellst du Pizza, ob du nun Pizza willst oder nicht. *Wenn* die Arbeit vorbei ist, *dann* trinkst du mit den Kolleginnen eine Margarita, auch wenn du nicht immer Lust darauf hast. *Wenn* das Abendessen vorbei ist, *dann* isst du Nachtisch, auch wenn du satt bist. Je häufiger du dein Skript und die darin enthaltenen Gewohnheiten (Pizza bestellen, Margarita trinken, Nachtisch essen) »probst«, desto stärker verinnerlichst du sie.

Dabei solltest du dir unbedingt klarmachen, dass keine deiner Handlungen per se schlecht ist. Pizza, Eiscreme, Margaritas oder Fast Food sind nicht prinzipiell falsch; es ist nicht falsch, wenn du nicht ins Fitnessstudio gehst, lange aufbleibst oder viel Kaffee trinkst. Viele Skripte sind sogar sehr förderlich. *Wenn* Samstag ist, *dann* mache ich mit der Familie einen Spaziergang. *Wenn* ein Werktag ist, *dann* nehme ich mir vor dem Frühstück eine Viertelstunde

Zeit, um zu atmen oder zu meditieren. *Wenn* 23 Uhr ist, *dann* gehe ich ins Bett.

Allerdings ist es falsch, wenn du das Gefühl hast, dass dir deine eigenen Gewohnheiten *widerfahren* oder dass du sie nicht steuern kannst. Automatisierung ist toll, um Energie zu sparen, aber sie darf dich nicht zu Dingen veranlassen, die du eigentlich nicht tun willst. Du hast die Macht, alles in deinem Leben zu ändern, was du ändern möchtest. Du musst dir nur das Unbewusste wieder *bewusst* machen. Das ist das Geheimnis, mit dem man Gewohnheiten abstellt. Und was ist das Geheimnis, um eine neue Gewohnheit zu schaffen? Das Bewusste *unbewusst* oder automatisch zu machen.

Die Kette durchbrechen

Du kannst eine Verhaltenskette ändern, indem du dich vom Skript oder der Gewohnheit bis zum Trigger zurückarbeitest. Wenn du dabei eines der Elemente änderst, vor allem aber den Trigger oder die mit dem Trigger verbundenen Gedanken/Gefühle, kannst du erreichen, dass die gesamte Verhaltenskette auseinanderbricht und du die Skripts und die Gewohnheit bewusst erkennst. Damit übernimmst du wieder die Kontrolle. In der App nutzen wir dazu beispielsweise Push-Benachrichtigungen, die als Trigger für neue Gewohnheiten dienen, die geschaffen werden sollen. Du kannst dir selbst eigene »Push-Benachrichtigungen« erstellen, indem du dein Umfeld entsprechend gestaltest. Und so gehst du dabei vor: Fange ganz am Ende der Kette an und such dir eine Gewohnheit aus, die du loswerden möchtest.

Dann ermittelst du das zugehörige Skript (den »Wenn-dann«-Teil). Benenne es und verfolge die Kette zurück:

Trigger = Gedanken = Handlung = Konsequenzen =
Gewohnheit

Nehmen wir an, du hast die Gewohnheit, nach dem Essen immer Eis zu essen. Auch hier gilt, dass es nicht falsch ist, nach dem Essen Eis zu essen, aber weil es eine Gewohnheit ist, tust du es mittlerweile auch, wenn du eigentlich satt bist. Du isst auch dann Eis, wenn du es gar nicht willst. Du isst es, weil du es immer tust oder weil es alle tun oder weil es einfach beruhigend ist, jeden Tag immer das Gleiche zu tun. Das ist die Gewohnheit, die du ablegen möchtest. (Du kannst hier jede beliebige Gewohnheit einsetzen, die du loswerden willst.) Dann ermittelst du das Skript: »*Wenn* das Abendessen vorbei ist, *dann* esse ich Eis.« Nun wollen wir herausfinden, wie es dazu gekommen ist.

Konsequenzen

Am besten verfolgst du die Kette Schritt für Schritt zurück: Welche Konsequenzen haben dazu geführt, dass Eisessen für dich zur Gewohnheit geworden ist? Wahrscheinlich sowohl gute als auch schlechte. Vielleicht hattest du früher ein angenehmes Gefühl der Ruhe oder ein Glücksgefühl, weil du dir etwas gegönnt hast, und vielleicht verspürst du das manchmal immer noch. Das ist schön! Aber wenn du gründlich darüber nachdenkst, stellst du jetzt vielleicht fest, dass du dich nach dem Eis in den meisten Fällen vollgestopft und unwohl fühlst oder dass du unruhig bist und nicht gut schläfst, weil du zu kurz vor dem Schlafengehen gegessen hast. Vielleicht empfindest du das Eis gar nicht mehr als Genuss, weil es alltäglich geworden ist. Vielleicht schmeckst du es nach den ersten paar Bissen gar nicht mehr richtig. Oder vielleicht schmeckt es dir immer noch sehr gut, aber du hast das Ziel, wieder ein gesundes Gewicht zu erreichen, und vermutest, dass das allabendliche Eis diesem Ziel im Wege steht.

Analysiere deshalb: Sind deine Konsequenzen jetzt eher negativ als positiv? Vielleicht ja, vielleicht nein, aber es ist gut, wenn du dir klarmachst, ob sie sich im Laufe der Zeit verändert haben (die meisten Dinge verändern sich im Laufe der Zeit), und einige der negativeren Folgen in den Vordergrund rückst.

Handlungen

Gehst du in der Kette um ein weiteres Glied zurück, kommst du zu den Handlungen. Welche Handlungen führst du aus, damit diese Konsequenzen eintreten? Wir meinen damit nicht nur »Eis essen«. In diesem Fall besteht die Handlung darin aufzustehen, zum Gefrierschrank zu gehen, das Eis herauszunehmen, einen Löffel zu holen (oder eine Gabel, wenn du ganz crazy bist) und, wenn du es vornehm liebst, auch ein Schälchen. Ein Eis zu essen bedarf etwas Anstrengung – zumindest mehr, als wenn man einfach nur dasitzt und sich nicht rührt –, und du hast diese Anstrengung gezielt unternommen, nur um diese Gewohnheit beizubehalten. Das ist ein interessanter Gedanke. Würdest du diese Handlung einfach *nicht* ausführen, gäbe es diese Gewohnheit nicht. Natürlich ist das nicht so einfach, denn ein Trigger hat Gedanken und Gefühle hervorgerufen, aufgrund derer die Anstrengung des Eisessens lohnenswert erscheint. Diese Gedanken und Gefühle wollen wir uns nun anschauen.

Gedanken und Gefühle

Was sind das für komplizierte, schwer fassbare Gedanken, die bewirken, dass das Eisessen *so* lohnenswert erscheint? Erinnerst du dich noch daran, welche Gedanken dazu führten, dass diese Gewohnheit überhaupt entstand? Wenn nicht, dann schau dir das Schema an und überlege, auf was du damit reagiert haben könntest. Welche Gedanken kommen dir, wenn du jetzt gründlich über diese Handlung nachdenkst? Eine Liste dieser Gedanken könnte etwa so aussehen:

- Ich habe mir das Eis verdient.
- Ich habe Appetit auf etwas Süßes.
- Ich bin traurig! Eis macht mich froh.
- Ich bin nervös! Eis beruhigt mich.
- Ohne etwas Süßes nach dem Abendessen fehlt mir etwas.
- Ich esse gern Eis. (Ein sehr guter Grund, es zu genießen!)
- Ich habe noch Hunger.
- Die Person, mit der ich zusammen bin, möchte Eis, deshalb esse ich aus Geselligkeit mit.
- Ich möchte ein Mensch sein, der jederzeit Eis essen kann und für den Eisessen keine große Sache ist.

Dass du dir deine Gedanken und Gefühle bewusst machst, ist sehr wichtig. So kannst du sie auf die Probe stellen und ermitteln, ob sie berechtigt, wahr und immer noch relevant sind. Diese Gedanken solltest du hinterfragen oder zumindest verstehen, wenn du die Gewohnheit abstellen willst. Doch ehe du damit anfängst, denke bitte daran: Sei nett zu dir – es geht hier nicht um Schuld oder Scham. Vielmehr geht es darum, deine Gedanken genau zu verstehen, um deinem Wunsch nach einer entscheidenden Veränderung richtig auf den Grund zu gehen. Hier ein paar Möglichkeiten, wie du mit den Gedanken und Gefühlen aus deiner Verhaltenskette umgehen kannst:

- Du verdienst gute Dinge! Bist du dir sicher, dass das Gute, das du willst, wirklich Eis ist?

- Überlege, aus welchen Gründen du Verlangen nach Zucker haben könntest. Isst du abends oder über den Tag hinweg genug? Geht es bei deinem Verlangen wirklich ums Essen? (Weitere Überlegungen zu diesem Thema findest du im Teil zum Umgang mit Heißhunger auf Seite 187).

- Es ist okay, wenn man traurig ist! Gibt es noch etwas anderes, das dich froh machen könnte, zum Beispiel emotionale Unterstützung von echten Menschen statt eine Schüssel Süßes?

- Es ist auch okay, wenn man nervös ist! Wer kennt das nicht? Das Eis mag dich beruhigen, aber gibt es vielleicht noch anderes, das dich beruhigt und gleichzeitig besser zu deinen Zielen für dich selbst passt? Wie wäre es mit einer schönen Tasse Tee, mit einer kuscheligen, warmen Decke, mit einem Haustier, mit lustigen Videos oder mit entspannender Musik? Probiere doch ein paar andere Handlungen aus, um festzustellen, ob dich das genauso beruhigt wie ein Eis. Es ist toll, wenn man Eis mag! Eis ist köstlich. Überlege aber, ob es nicht erfüllender wäre, wenn du es weniger häufig isst.

- Hättest du Spaß daran, deine Routine ein wenig zu verändern?

- Was könnte ein guter Ersatz für Eis sein und mehr Nährstoffe, weniger Kalorien und weniger Zucker enthalten (falls dir das wichtig ist)? Wie wäre es mit griechischem Joghurt (mmmh, Probiotika) mit einem Esslöffel Schokoladenraspeln und Erdbeerstückchen? Einem Fruchtsorbet? Einem Pfefferminz- oder Zimttee?

- Warum hast du nach dem Essen immer noch Hunger? Isst du genug? Wie wäre es, wenn du bei den Mahlzeiten größere Portionen nimmst und dann wirklich spürst, dass du satt bist? Würdest du dann trotzdem noch Eis wollen?

- Kann es sein, dass du nur Eis isst, weil dein Partner Eis isst, und er wiederum Eis isst, weil du welches isst, obwohl ihr es eigentlich beide nicht richtig wollt? Frag einfach nach!

- Du *kannst* tatsächlich ein Mensch sein, der jederzeit Eis essen kann und für den Eisessen keine große Sache ist. Stell dir vor, du wärst so ein Mensch. Aber wenn Eis für dich keine große Sache ist, wäre es dann nicht so, dass du es nur isst, wenn du es wirklich willst?

Die Antworten auf diese Fragen kennen wir nicht, und wir können nicht versprechen, dass irgendeine dieser Ideen bei dir funktionieren wird. Es sind deine Antworten und dein Selbstexperiment, und diese Liste liefert nur Vorschläge. Der Sinn der Übung besteht jedoch darin, Gedanken zu hinterfragen, die zu Handlungen führen, die du eigentlich nicht willst. Wenn du deinen Gedankenprozess mit Interesse und Neugier hinterfragst, kannst du herausfinden, ob diese Gedanken noch auf dich zutreffen oder ob sie gar nicht mehr relevant sind.

Trigger

Endlich sind wir wieder beim Trigger angekommen. Hier hat einst alles angefangen. Vielleicht kannst du dich gar nicht mehr an den ursprünglichen Trigger erinnern, vielleicht ist er aber auch noch immer da und wirkt jeden Tag auf dich. Überlege, was dieser Trigger sein könnte:

- Langeweile
- Erschöpfung
- Ängste
- Traurigkeit/negative Gefühle
- Ursprünglich war es eine Reaktion auf eine Krise, zum Beispiel eine Verletzung oder eine Trennung

- Stress bei der Arbeit
- Stress in der Familie/Beziehung
- Zeitpunkt: Du isst zu dieser Uhrzeit immer Eis
- Menschen: Jemand, mit dem du zusammen bist, will nach dem Essen immer ein Eis
- Hunger
- Normanpassung

Was auch immer der Trigger sein mag, nimm ihn kritisch unter die Lupe und geh ihm so gut wie möglich auf den Grund. Wenn du die Gedanken, die auf den Trigger folgen, umlenken kannst, kannst du auch die Handlung umlenken – und damit die Konsequenz verändern. Hast du beispielsweise Erschöpfung als Trigger ermittelt, kannst du dann dafür sorgen, dass du besser schläfst, statt Eis zu essen? Kann dir jemand helfen, wenn du Angst hast oder traurig bist? Hilft das Skript immer noch, obwohl die Krise vorbei ist? Bist du in der Lage, deinen Stress zu reduzieren? Könntest du statt Eiscreme etwas anderes essen, wenn eine bestimmte Tageszeit oder gewisse Personen dein Trigger sind? Wenn du abends oft sehr hungrig bist, könntest du dann früher am Tag mehr essen? Wenn du dich an die Norm anpassen willst, könntest du genauer darauf achten und bewusst etwas anderes wählen?

Manchmal ist es gar nicht so leicht, einen Trigger zu ändern, aber wenn du ein Bewusstsein dafür entwickelst, fällt damit oft die gesamte Verhaltenskette in sich zusammen, sodass du sie nach deinen Wünschen wieder zusammensetzen kannst.

Und voilà: Die Gewohnheit ist gekippt.

Expositionstherapie oder: Gefühle fühlen

Wenn man eine Gewohnheit ablegen will, ist das Schwierigste oft die Erkenntnis, dass dabei starke Gefühle im Spiel sind und man die Gewohnheit entwickelt hat, um diese Gefühle zu bewältigen oder sogar zu überdecken. Wenn du die Gewohnheit abstellst, dann – oje – *Gefühle*! Ehe du eine Gewohnheit durch eine andere ersetzt (zum Beispiel vor dem Fernseher eine große Schüssel Weintrauben isst statt eine große Schüssel süßes Popcorn), solltest du überlegen, ob hinter dem Wunsch, überhaupt eine große Schüssel voll *irgendetwas* zu essen, vielleicht starke Gefühle stecken könnten. Eine Auseinandersetzung mit diesen Gefühlen kann dir helfen, sie zu bewältigen oder dich an die Gefühle zu gewöhnen, sodass du abends nicht mehr drei Stunden fernsehen musst oder gar essen, obwohl du eigentlich gar keinen Hunger hast.

Dr. Michaelides erklärt: »Gewohnheitsänderung ist die Fähigkeit, Unbehagen auszuhalten.« Weiter erklärt er, dass Essen zur Verdrängung unangenehmer Gefühle – also emotionales Essen – recht weit verbreitet ist. »Unsere Essgewohnheiten erlernen wir im Laufe des Lebens, und wenn du gelernt hast, dass Essen bei emotionalem Schmerz Trost verschafft, ist diese Gewohnheit oft tief verwurzelt. Wenn man sie abstellen will, kann das äußerst unangenehm sein. Und wenn diese Assoziationen bereits seit frühester Kindheit bestehen, wird es noch schwieriger, solche Gewohnheiten loszuwerden. Sie sind ein gutes Beispiel für eine adaptive Gewohnheit, aber im Erwachsenenalter kann man geschicktere Möglichkeiten zum Umgang mit negativen

Gefühlen erlernen. Du brauchst kein Essen mehr, um dich anzupassen, aber du hast unter Umständen das *Gefühl,* dass du es brauchst, und dieses Gefühl kann ziemlich stark sein.«

FRAGEN AN DIE NOOM-COACHES

Wie kontrolliere ich mein Essverhalten, wenn ich gestresst, traurig und so weiter bin?
Viele Noomer haben es geschafft, Heißhunger oder Impulsen nicht mehr nachzugeben, sondern stattdessen etwas Konstruktives, Aktives zu tun, zum Beispiel einen Spaziergang zu machen, ins Tagebuch zu schreiben, Yoga, einem Hobby oder einer anderen gesunden, positiven Tätigkeit nachzugehen. Mache rechtzeitig entsprechende Pläne, damit du dir keine Tätigkeit mehr überlegen musst, wenn dich Heißhunger überkommt.

Stellen wir uns vor, dass du immer isst, wenn du dich mit jemandem gestritten hast; das hast du dir schon als Kind angewöhnt, wenn es in der Familie Streit gab. Diese Familienstreitigkeiten waren ein anfänglicher Trigger, aber du hast diese Verhaltenskette jahrzehntelang beibehalten. Wenn du nun hörst, dass jemand streitet (dieser Jemand kannst auch du selbst sein), sind deine Emotionen für dich unter Umständen viel unangenehmer, als die Situation es hergibt, weil du diesen Streit mit den traumatischen Auseinandersetzungen verbindest, die du als Kind erlebt hast. Das kann den starken Wunsch auslösen, etwas zu essen, von dem du aus Erfahrung weißt, dass es die unangenehmen

Gefühle abmildern kann. Du willst nur, dass diese Gefühle aufhören, und wenn leicht erhältliche Dinge wie eine Tüte Chips oder ein Becher Vanillepudding die Gefühle beruhigen, sodass du dich nicht damit auseinandersetzen musst, ist die Versuchung natürlich groß.

Die Alternative – die Gefühle tatsächlich zu empfinden – kann dir Angst machen. Vielleicht brauchst du dazu sogar etwas Hilfe und Unterstützung von einem befreundeten Menschen oder einem Therapeuten. Allerdings ist das eine sehr wirkungsvolle Möglichkeit, eine Gewohnheit loszuwerden. Wenn du deine Gefühle wahrnimmst, ohne dich in wütendes Knuspern oder das beruhigende Gefühl von etwas Weichem, Cremigem zu flüchten, überwindest du Heißhungerattacken, die eigentlich gar nichts mit dem Essen zu tun haben.

Wenn du das ausprobieren möchtest, raten wir dir zu der sogenannten *Exposition*.

Die Expositionstherapie, auch Konfrontationstherapie genannt, wird in der Psychologie eingesetzt, um Phobien, Ängste oder Ähnliches zu behandeln. Dabei werden die Betroffenen dem, was ihnen unangenehm ist – große Höhe, geschlossene Räume, Spinnen –, in einer sicheren Umgebung vorsichtig ausgesetzt. Dann steigert man Dauer und Intensität der Exposition allmählich, bis die Gefühle nachlassen. So kann es sein, dass du dir anfangs eine Minute lang ein Bild einer Spinne ansiehst. Dann siehst du dir das Bild länger an. Dann betrachtest du eine Minute lang eine echte Spinne. Dann gehst du Schritt für Schritt immer näher an die Spinne heran. Bei jedem Schritt wartest du so lange, bis die Angst nachlässt, ehe du zum nächsten Schritt übergehst.

Das funktioniert auch bei starken Gefühlen, die dich zu Gewohnheiten veranlassen, die du loswerden möchtest. Indem du dich nach und nach den unangenehmen Gefühlen stellst, gewöhnst du dich an das Unbehagen, bis es erträglicher wird. So kannst du emotionale Toleranz oder Resilienz aufbauen.

Wir möchten das am Beispiel des emotionalen Essens veranschaulichen, bei dem Exposition sehr effektiv sein kann. Dr. Michaelides erläutert: »Immer, wenn du bei Angst isst, fütterst du damit die Angst, und dadurch wird sie stärker. Die Vermeidung schürt die Angst. Wenn du jedoch lernst, diese Angst zu überwinden und mit dem Essen zu warten, bis du wirklich Hunger hast, dann entwickelst du allmählich eine andere Beziehung dazu, was Hunger ist und wie er sich im Körper anfühlt.«

Wir bei Noom nennen das *Urge Surfing*. Urge Surfing bedeutet, dass man (wie ein Surfer) auf der Welle des Unbehagens reitet, die entsteht, wenn man eine vertraute Handlung nicht ausführt. Vielleicht lautet dein Skript: *Wenn* ich ins Kino gehe, *dann* esse ich einen großen Eimer Popcorn. Das willst du abstellen, also gehst du ins Kino und bestellst kein Popcorn. Du setzt dich ohne Popcorn auf deinen Platz. Und plötzlich fühlst du dich sehr unwohl. Du bist an das Popcorn gewöhnt. Du magst das Popcorn. Du möchtest etwas knabbern. Die Werbung ist langweilig. Du verspürst den *Drang (Urge)*, aufzustehen und das Popcorn trotzdem zu kaufen, weil dir dein aktuelles Unbehagen dringender erscheint als dein Ziel, die Popcorn-Gewohnheit abzustellen.

Denke jedoch daran, was du bereits gelernt hast: Der Mensch neigt dazu, dem Jetzt Vorrang gegenüber dem

Später zu geben; Genuss und Schmerzvermeidung sind uns wichtiger als logisches, zielorientiertes Verhalten; das Popcorn-Bestellen ist ein Skript, das nicht mehr zu dem passt, was du erreichen willst. Also *reite auf dieser Welle!* Spüre das Unbehagen. Nimm es wahr. Spüre, wie es größer und größer wird. Und ... dann plötzlich ... spürst du, wie es abklingt. Wenn die Welle abebbt, weißt du, dass du eine große Leistung vollbracht hast. Du hast deinem Gehirn vermittelt, dass deine Gewohnheit nicht das Sagen hat. *Du* hast das Sagen. Und auf einmal ist dir das Popcorn nicht mehr so wichtig, und du kannst den Film auch ohne genießen. Du hast gerade an dir selbst ein Expositionsexperiment durchgeführt und dich per Urge Surfing aus deinem Skript befreit.

Was auch immer dein Trigger oder dein starkes Gefühl sein mag, probiere es doch mal mit dieser Technik. Lass das Unbehagen zu, bis es abebbt. Mit jedem Mal werden die Gefühle weniger stark, und der Drang, sie zu unterdrücken, wird immer schwächer. Eine solche Exposition ist besonders effektiv, wenn das Unbehagen deutlich nachlässt, *bevor* die Exposition vorbei ist. Es ist sehr wirkungsvoll, wenn man dieses Nachlassen wahrnimmt, denn damit findet die lästige Gewohnheit ein Ende.

Mit der Verhaltenskette neue Gewohnheiten schaffen

Du musst dich nicht darauf beschränken, eine alte Gewohnheit abzustellen – du kannst auch neue Gewohnheiten schaffen. Wenn du eine alte Gewohnheit aufgibst, ist das eine gute Gelegenheit, sie durch eine neue zu ersetzen. Etwas, das dir lohnend erscheint, lässt sich nicht leicht aufgeben, daher ist es etwas einfacher, stattdessen etwas anderes zu tun, das ebenfalls lohnenswert ist. Der Mensch ist handlungsorientiert, deshalb fällt es uns leichter, etwas zu tun, als etwas zu lassen.

Gut möglich, dass dir deine neue Gewohnheit nicht ganz so lohnend erscheint wie die alte, zumindest anfangs. Pfefferminztee wird dich nicht ganz so begeistern wie Schoko-Minz-Kekse, schlägt aber vielleicht einen Bogen zwischen einer Gewohnheit, die du loswerden willst, und einer neuen, die du einführen möchtest.

Wenn du dir vornimmst, Gewohnheiten abzustellen, solltest du auch überlegen, welche neuen Gewohnheiten du gern hättest. Da du nun weißt, wie Gewohnheiten entstehen, kannst du gezielt eine neue Verhaltenskette aufbauen. Du kannst **Trigger** schaffen, die zu **Gedanken** führen, die geplante **Handlungen** nach sich ziehen, durch die superpositive **Konsequenzen** entstehen. So konstruierst du deine ganz eigene neue Gewohnheit.

Stellen wir uns vor, du willst nicht mehr so viel Limo trinken, sondern stattdessen mehr Wasser. Das ist deine neue Gewohnheit. Dazu dekonstruierst du zunächst deine alte Gewohnheit, indem du die Konsequenzen des Limo-Trinkens, die Handlungen, die Gedanken und Gefühle und den Trigger betrachtest, und gehst dann in umgekehrter Reihenfolge vor, um eine neue Wasser-Gewohnheit zu schaffen.

Erstens: Was hat das Limo-Trinken ausgelöst? Wenn es das Verlangen nach dem süßen Geschmack war, dann überlege, wie du die Limo durch etwas ersetzen könntest, das in Richtung Wasser geht. Du brauchst etwas, dessen Konsequenz der Limonade ähnelt – vielleicht Granatapfeltee oder ein Stück Obst. Das könnte dein Verlangen nach Süßem stillen, während es gleichzeitig weniger süß ist als Limonade, sodass du dich an weniger Zucker gewöhnst. Hier kannst du mit Exposition experimentieren, indem du Tee trinkst, während du das Verlangen nach Limonade verspürst. Wenn dein Verlangen nach Süßem nachlässt, kannst du allmählich auf weniger süßen Geschmack umsteigen.

Unterdessen kannst du dir überlegen, wie du einen neuen »Trigger« schaffen kannst. Alles, was du selbst erzeugst, ist im Grunde genommen kein Trigger, sondern eher ein Impuls. Aber das ist in Ordnung. Welchen Impuls könntest du festlegen, damit dir Gedanken kommen, die zur Handlung »Wassertrinken« führen? Vielleicht ist die Essenszeit ein Impuls. Oder du könntest dir auf dem Handy einen Wecker stellen. Vielleicht ist es dein Impuls, dass du morgens aufwachst oder bei der Arbeit eine Pause machst. Denke bei jedem Impuls daran, dass du Wasser trinken willst und wie gut du dich damit fühlen wirst. Dann lass die Handlung folgen und trinke ein großes Glas erfrischendes Wasser. Nun freue dich über die Konsequenz: Wasser gibt dir mehr Energie, du verwechselst Durst nicht so leicht mit Hunger, du kannst eine Arbeitspause einlegen, und Studien zufolge ernähren sich Menschen, die mehr Wasser trinken, tendenziell gesünder und nährstoffreicher.[5] Ein Hoch auf köstliches Wasser!

Damit es für dich noch einfacher wird, solltest du außerdem die umgebungsbedingten Trigger für Limo beseitigen und für Wasser-Trigger sorgen. Verbanne alle zuckerhaltigen Getränke aus dem Haus, stelle einen schönen Krug mit kaltem Wasser in den Kühlschrank (vielleicht gibst du ein paar Zitronen- oder Gurkenscheiben dazu, damit es etwas mehr Geschmack hat), oder kaufe dir eine tolle Wasserflasche, die du gern mitnimmst. Auch der Zeitpunkt kann ein Trigger sein. Du könntest deshalb auf deinem Handy oder deiner Uhr eine Erinnerung für alle Momente des Tages einrichten, an denen du an zuckerhaltige Getränke denkst, damit du stattdessen ein Glas Wasser trinkst.

Jetzt steht dem Erfolg nichts mehr im Weg: Deine Uhr meldet sich. Ah, Zeit für Wasser! Du unterbrichst, was du gerade tust, gehst zum Kühlschrank und gießt dir ein erfrischendes Glas ein oder füllst deine Wasserflasche auf, nimmst zufrieden einen Schluck, denkst aktiv daran, wie gut du dich fühlst und wie viel Energie du hast ... und das wiederholst du dann wieder und wieder und wieder. Schon bald hast du dich daran gewöhnt, mehr Wasser zu trinken, und es wird zum festen Bestandteil deines Alltags. Vielleicht trinkst du manchmal immer noch eine Limo, aber deine Gewohnheit, Wasser zu trinken, ist an die Stelle der Limonade getreten – und sie passt zu deinen Gesundheitszielen.

Gewohnheitskoppelung

Zu unseren Lieblingsmethoden zur Entwicklung neuer Gewohnheiten gehört auch die *Gewohnheitskoppelung*. Mit dieser tollen Technik lässt sich sehr gut eine neue Gewohnheit etablieren. Gewohnheitskoppelung bedeutet, dass du eine Gewohnheit, die du bereits verinnerlicht hast, mit einer

FRAGEN AN DIE NOOM-COACHES

Ist bei Noom Alkohol erlaubt?

Wie alle Makronährstoffe hat auch Alkohol Kalorien. Genauer gesagt sieben Kalorien pro Gramm – zum Vergleich: Kohlenhydrate haben vier Kalorien pro Gramm und Fett neun Kalorien pro Gramm. Mit anderen Worten, Alkohol ist ziemlich kalorienreich. Außerdem ist er im Gegensatz zu gesunden Fetten, Proteinen und Kohlenhydraten kein wichtiger Bestandteil einer ausgewogenen Ernährung. Im Grunde genommen liefert Alkohol leere Kalorien und erhöht deine Kalorienzufuhr, ohne dass du davon satt wirst. Heißt das, dass du nie ein Glas Wein trinken darfst? Nein, natürlich nicht! Es ist nur wichtig, dass du diese Kalorien vorab in dein tägliches Kalorienbudget einrechnest. Sie laufen nicht extra! Solange du sie eingeplant hast, dürften ein oder zwei Drinks deine Fortschritte nicht zunichtemachen.

neuen Gewohnheit verknüpfst, die du einführen möchtest. Wenn du zum Beispiel immer frühstückst, kannst du dein neues Ziel »mehr Wasser trinken« leichter umsetzen, indem du es mit dem Frühstück verbindest. Da du ohnehin isst, kannst du dazu auch gleich etwas Wasser trinken.

Einfache Formel:

aktuelle Gewohnheit
+ neue Gewohnheit

Gewohnheitskoppelung

Mit der Gewohnheitskopplung kannst du dir eine neue Gewohnheit oft schneller aneignen, da die alte Gewohnheit die neue ankurbelt. Deine neue Gewohnheit hat ein Unterstützungssystem – sozusagen einen Gewohnheits-Buddy.

Vielleicht möchtest du als neue Gewohnheit einführen, dass du mehr Gemüse isst. Du hast bereits die Gewohnheit, nachmittags Hummus und Cracker als Zwischenmahlzeit zu essen. Das ist dein Lieblingssnack. Um das Alte mit dem Neuen zu koppeln, könntest du deinen Snack um klein geschnittene Rohkost ergänzen, die du in den Hummus dippst. Du musst auf die Cracker nicht verzichten, du fügst nur das Gemüse hinzu. Gewohnheit im Huckepack!

Das kann bei jeder Gewohnheit funktionieren. Vielleicht ist deine neue Gewohnheit, häufiger Zahnseide zu benutzen (das willst du ganz bestimmt). Da du dir bereits die Zähne putzt, ist es einfacher, die bereits bestehende Zahnputzroutine um Zahnseide zu ergänzen, als zu einem anderen Zeitpunkt an die Zahnseide zu denken.

Wenn deine neue Gewohnheit in Atemübungen zum Stressabbau besteht und du bereits vor dem Einschlafen liest, kannst du die Atemübungen mit dem Lesen koppeln und direkt davor oder danach durchführen.

Es gibt unzählige Möglichkeiten zur Koppelung von Gewohnheiten, also lass deiner Fantasie freien Lauf, aber sorge unbedingt dafür, dass deine neue Gewohnheit einen Begleiter findet. Sie soll sich doch nicht einsam fühlen!

Und denke daran: Je öfter du etwas tust, desto besser erkennt dein Gehirn, dass es automatisch handeln soll. Sorge dafür, dass diese Programmierung für dich arbeitet und nicht gegen dich, und versuche zu erreichen, dass sich die neuen gesunden Gewohnheiten so schnell wie möglich automatisieren.

Abschließende Gedanken

Das Gehirn hat zwar den starken Drang, alte Gewohnheiten beizubehalten, doch du kannst die Oberhand behalten, indem du die Verhaltenskette mithilfe deiner außergewöhnlichen logischen Fähigkeiten Glied für Glied auseinanderpflückst. Dein Gehirn mag dann zwar immer noch protestieren, mit ausgefeilten Argumenten wie: »Aber ich *will*!« Selbst wenn du deine Gewohnheit durch eine andere ersetzt hast (etwa durch griechischen Joghurt, Kräutertee, Sudoku, einen Abendspaziergang, jeden Abend eine neue Vokabel lernen – wir lassen gerade unserer Fantasie freien Lauf), wirst du immer noch hin und wieder oder vielleicht sogar ziemlich oft Verlangen nach Eis, Pizza oder Limo haben. Zum Glück hast du das Sagen und kannst all das konsumieren, wenn du bewusst entscheidest, dass du das wirklich willst. Und du entscheidest auch, wann du deinem Gehirn sagst: »Tut mir leid, Gehirn, aber das gibt es jetzt nicht. Ich weiß, was das Beste für dich ist.« (Und natürlich spricht dann dein Gehirn zu deinem Gehirn. Auf der Metaebene.)

Und wenn du nach einem harten Tag immer noch Eis isst oder Fast Food bestellst, obwohl du eigentlich kochen wolltest? Tja, ob du es glaubst oder nicht, du bist ein ganz normaler Mensch. Menschen tun nicht immer das, was sie vorhaben, und du wirst in deinem Leben nur dann dauerhafte Veränderungen erreichen, wenn du das weißt und dich nicht dafür bestrafst, wenn so etwas passiert. Es kommt darauf an, was du danach tust. Es steht dir immer frei, eine andere Entscheidung zu treffen, und so gelingt es dir mit der Zeit, den Gewohnheiten, die dich zu kontrollieren scheinen, das Steuer zu deinen Handlungen und deinem Leben aus der Hand zu nehmen.

Vielleicht erscheint es dir furchtbar schwer, Gewohnheiten abzustellen oder zu schaffen, aber du kannst dein Gehirn und dein Verhalten nachhaltig ändern, indem du herausfindest, warum du tust, was du tust, deine Gefühle zulässt und unerwünschte alte Gewohnheiten durch tolle neue ersetzt. Wissen ist Macht, wenn es um Gewohnheiten geht, und je besser du dir klarmachst, wie du dich bei deinen Handlungen fühlst, desto deutlicher wird dir dein Verhalten und desto leichter wird es dir fallen, das zu tun, was du eigentlich willst – dein Großes Ganzes.

In vielen Beispielen in diesem Buch ging es ums Essen, das wunderbare Essen. Jetzt ist es Zeit, dass wir uns genauer mit Essen auseinandersetzen – etwas, das geliebt und gehasst wird, mit vielen Vorurteilen behaftet ist und oft Kopfzerbrechen bereitet. Wir wollen das Thema jedoch sachlich angehen. Schauen wir uns an, was dahintersteckt.

4

Essen und was dahintersteckt

Sage mir, was du isst, und ich sage dir, wer du bist.

Jean Anthelme Brillat-Savarin

Essen ist komplex. Wir brauchen Nahrung, weil sie uns Energie zum Leben und Nährstoffe für unsere Gesundheit liefert. Essen ist Brennstoff, aber es ist noch viel mehr. Für uns Menschen hat Essen eine kulturelle, soziale und emotionale Dimension, und daran gibt es nichts auszusetzen. Es ist nur logisch, dass eine emotionale Beziehung zu etwas entsteht, mit dem wir täglich viele Male zu tun haben, das so eng mit sozialen Bindungen zusammenhängt und das physiologisch so lebenswichtig ist.

Allerdings hat die Esskultur auch viele problematische Aspekte. Großkonzerne verdienen ihr Geld damit, dass sie Junkfood unwiderstehlich machen. Sie bombardieren uns mit Werbung, die dazu führen kann, dass wir trotz bester Absichten schnurstracks den Drive-in-Schalter ansteuern. Viele Menschen essen aus vielen komplizierten Gründen viel mehr – oder viel weniger –, als der Körper braucht, und fühlen sich dabei schlecht. Und dann ist da noch die Diätkultur mit ihren unmöglichen Normen. Kein Wunder, dass wir Hilfe brauchen, um uns in einer Welt zurechtzufinden, die es uns so schwer macht, gesund zu bleiben.

Was also solltest du essen? Die Antwort auf diese Frage kannst nur du geben, nicht wir, aber das wird dir immer besser gelingen, je mehr du über Ernährung weißt. Mit diesem Wissen kannst du dafür sorgen, dass Nahrung das bewirkt, was du erreichen willst: Soll sie dich gesund halten, dir Energie geben, zu deiner Heilung beitragen, dir Genuss verschaffen, Familie und Freunde zusammenbringen, oder alles zusammen und noch mehr?

Die richtige Ernährung bedeutet für manche das, was der Mensch über weite Teile seiner Geschichte gegessen hat. Das klingt logisch, denn die Frage, was man essen sollte, scheint auf die »natürliche« Nahrung des Menschen abzuzielen. Allerdings lässt sich das nicht so einfach ermitteln. Die menschliche Ernährung hat sich in den verschiedenen Phasen der Evolution je nach Siedlungsort und verfügbarer Nahrung sehr unterschiedlich entwickelt. Mancherorts ernährte sich der Mensch lange Zeit hauptsächlich von Fisch oder Fleisch, während in anderen Regionen vornehmlich stärkehaltiges Wurzelgemüse gegessen wurde. Insgesamt verzehrten unsere Vorfahren im Laufe der Jahrtausende die verschiedensten Pflanzen, Früchte, Samen, Nüsse, Fisch- und Fleischarten, Gräser, Blätter, Pilze und, ja, sogar Insekten, und wir haben uns so entwickelt, dass wir die unterschiedlichsten Nahrungsmittel vertragen. Deshalb gilt der Mensch als Allesfresser: Wir können viele verschiedene Arten von Nahrung essen und damit überleben. Irgendwann fanden wir heraus, wie man Nahrung kocht, und dann, wie man sie anbaut. Aber eines hatten alle Lebensmittel zu jeder Zeit und in jedem Teil der Welt bis vor Kurzem noch gemeinsam: Sie kamen aus der Natur und nicht aus einer Fabrik.

Die industrielle Verarbeitung von Lebensmitteln ist ein sehr junges Phänomen. Sie macht das Essen effizienter, bequemer und in manchen Fällen auch sicherer (man denke an Pasteurisierung), hat aber auch dazu geführt, dass unsere Nahrung weniger natürlich und in vielen Fällen weniger nahrhaft ist. Seit große Lebensmittelkonzerne industriell verarbeitete Lebensmittel herstellen – oder das, was der Autor Michael Pollan als »essbare, lebensmittelähnliche Produkte«[1] bezeichnet –, leiden die Menschen vermehrt an chronischen Krankheiten.[2] Stark verarbeitete Lebensmittel enthalten in der Regel weitaus mehr Zucker, Fett und Salz als Vollwertkost (Lebensmittel in ihrem natürlichen Zustand, die kaum verarbeitet wurden, wie frisches Gemüse und Obst, Vollkornprodukte, frisches Fleisch und dergleichen). In ihnen stecken meist mehr Kalorien, weniger Ballaststoffe und weniger Nährstoffe als in Vollwertkost. Zwar ist nichts dagegen einzuwenden, ab und zu etwas zu essen, was einfach nur lecker ist (Schokolade macht glücklich), aber wenn man auf Dauer zu viele Kalorien ohne die Nährstoffe zu sich nimmt, die in Vollwertkost stecken, kann das unerwünschte Gesundheitsprobleme nach sich ziehen.[3]

Andererseits geht es beim Essen nicht nur um die Gesundheit. Manchmal dient es nicht der Ernährung, sondern wir essen, um zu genießen, zum Zeitvertreib oder um zu feiern. Manchmal müssen wir auf die Schnelle oder unterwegs etwas zu uns nehmen. Die Beziehung, die wir Menschen zum Essen haben, ist außerordentlich komplex. In einer idealen Welt würden wir intuitiv wissen, was wir brauchen; genau so viel essen, dass unser Körper optimal mit Energie und Nährstoffen versorgt wird; unser Essen genießen und Mahlzeiten im Kreis unserer Lieben einnehmen; uns ab und an eine Leckerei oder einen Festschmaus gönnen, uns deshalb nicht verrückt machen und insgesamt bestens mit unserer Nahrung zurechtkommen. Aber wenn du eine gestörte Beziehung zum Essen hast, kann dieses Ideal unerreichbar erscheinen.

Zu den höchsten Prioritäten von Noom gehört, dass wir dir dabei helfen wollen, Ernährung besser zu verstehen und eine bessere Beziehung zum Essen zu entwickeln, damit du eine Ernährungsweise findest, mit der du dich gut fühlst, die zu deinen Zielen passt und bei der sowohl nahrhafte Lebensmittel als auch solche, die einfach nur Spaß machen, in einem ausgewogenen Verhältnis ihren Platz haben. Damit dir das gelingt, liefern wir dir Informationen über die ernährungsphysiologischen Aspekte von Lebensmitteln und verschiedene Ernährungsstrategien, helfen dir aber auch bei der individuellen Gestaltung deiner Ernährung, indem wir dir erklären, wie es zu Heißhungerattacken kommt, wie du verschiedene Arten von Hunger unterscheiden kannst, was es mit emotionalem Essen auf sich hat und wie du besser darauf achtest, wie *dich* bestimmte Nahrungsmittel beeinflussen. In diesem Kapitel geht es um den Nährwert, im nächsten dann um die individuelle Gestaltung. Starten wir also mit den Grundlagen: Was musst du wirklich über Lebensmittel wissen, damit dir deine Nahrung das liefert, was du willst und was dein Körper braucht?

FRAGEN AN DIE NOOM-COACHES

Was eignet sich als schnelle Mahlzeit für zwischendurch, wenn ich unterwegs bin?

Wir alle haben so viel zu tun, dass es schon an Luxus grenzt, wenn mehr als eine Viertelstunde für die Essenszubereitung bleibt, aber Zeitnot sollte uns nicht von einer nahrhaften Mahlzeit abhalten. Fast alles lässt sich auch unterwegs essen, wenn man die Speisen entsprechend vorbereitet, sodass sie mit wenigen Handgriffen fertig sind. Hier ein paar nützliche Tipps:

- Koche von einem Rezept die doppelte, dreifache oder vierfache Menge, sodass du an mehreren Tagen davon essen oder einige Portionen für später einfrieren kannst.
- Bereite mehrere Portionen deiner Zutaten (mageres Fleisch, Reis, Kartoffeln, Gemüse und so weiter) gleichzeitig zu und kombiniere sie jeden Tag neu.
- Putze und schneide Obst und Gemüse in großen Mengen, damit du es immer als Snack oder als Zutat zum Kochen parat hast.
- Bereite Frühstück und Mittagessen am Vortag vor und stelle es über Nacht in den Kühlschrank.

Kalorien: Nur die Fakten, bitte!

In erster Linie essen wir, weil Nahrung unseren Körper mit Energie versorgt. Unterschiedliche Lebensmittel liefern unterschiedlich viel Energie. Manchmal braucht man viel

Energie, manchmal nur wenig. Das kann dir bei der Entscheidung helfen, was du essen solltest.

Die Energie in Lebensmitteln lässt sich in Kilokalorien ausdrücken, oder Kalorien, wie wir sie meist nennen. Ohoh, das gefürchtete K-Wort! Kalorien! Aber ja, das lässt sich nicht bestreiten – Lebensmittel enthalten Kalorien. Unterschiedliche Lebensmittel liefern unterschiedlich viel Energie, also eine unterschiedliche Menge an Kalorien. Das Wort *Kalorie* ist mit vielen Emotionen behaftet, doch eine Kalorie ist nichts weiter als eine Energieeinheit. Genauer gesagt ist die Kalorie die Menge an Wärmeenergie, die erforderlich ist, um die Temperatur von einem Gramm Wasser um ein Grad Celsius zu erhöhen.

Aber du bist kein Reagenzglas, und dein Körper verarbeitet Energie auf seine ganz individuelle Weise. Die Energieverwertung ist von Mensch zu Mensch unterschiedlich und richtet sich nach Alter, Gewicht, Muskelmasse, körperlicher Aktivität und dergleichen. Deine alte Tante verbraucht 300 Kalorien ganz anders als ein Kleinkind oder beispielsweise Dwayne Johnson.

Außerdem unterscheidet sich die Kalorienverwertung je nach Art der Nahrung. Manche Lebensmittel haben mehr Energieeinheiten als andere. Für 300 Kalorien kannst du eine kleine Portion Eis essen *oder* einen Teller mit gegrilltem Fisch, einer kleinen Süßkartoffel und einem Berg gedünsteten Spargel. Wie und wie schnell diese Kalorien verwertet werden, richtet sich nach der Menge an Zucker, Fett und Ballaststoffen, die in einem Nahrungsmittel steckt.

Allerdings sind Kalorien ein zwiespältiges Thema. Ob man sie zählen sollte oder nicht, ist umstritten.

Solltest du Kalorien zählen? Die Antwort lautet: Es ist kompliziert.

Manche Gesundheitsexperten sagen Ja, andere Nein. Manche Menschen erreichen ihre Ziele tatsächlich besser, wenn sie Kalorien zählen. Sie empfinden es als motivierend und sinnvoll. Anderen dagegen ist es zu zeitaufwendig oder zu entmutigend, oder es führt sogar zu Über- oder Unterernährung. Das hängt ganz von dir persönlich ab.

In der Noom-App fragen wir die User, welche Ziele sie in welchem Zeitraum erreichen wollen, und geben ihnen dann ein Kalorienbudget vor. Das wird manchmal kritisiert, aber wir bleiben dabei, weil die Forschung zeigt, dass Menschen mit deutlich höherer Wahrscheinlichkeit ihre Abnehm-Ziele erreichen und langfristig gesündere Gewohnheiten entwickeln, wenn sie ihre Ernährung kontrollieren, indem sie Nahrungsmittel und Kalorien aufzeichnen.[4] Allerdings ist das Kalorienzählen in der App *nicht* Bedingung. Es ist ein Tool, das man nutzen kann oder auch nicht. Tatsache ist, dass ein Mensch, der abnehmen will, weniger Kalorien zu sich nehmen muss, als er verbrennt. Ohne Kaloriendefizit keine Gewichtsabnahme.[5] Aber wenn du abnehmen willst, ist es nicht so wichtig, ob du dazu Kalorien zählst – weitaus wichtiger ist es, dass du tatsächlich dieses Kaloriendefizit erreichst.

Für das Kalorienzählen gilt das Gleiche wie für das Wiegen: Wenn es dir hilft, dann sind wir dafür. Wenn es deine Beziehung zum Essen belastet, dann lass es sein! Wenn du etwas tust, das dir unangenehm ist, erreichst du deine Gesundheitsziele weniger leicht. Wir sind für dich da, egal was du brauchst, und du kannst problemlos deine Träume in Sachen Gesundheit verwirklichen, ohne überhaupt etwas zu zählen.

FRAGEN AN DIE NOOM-COACHES

Wie wird mein Kalorienbudget ermittelt?
Die App berechnet dein Budget automatisch anhand der Harris-Benedict-Formel, die deine Aktivität und die gewünschte Gewichtsabnahme berücksichtigt. Das funktioniert ziemlich gut, aber die Kalorienberechnung kann nie hundertprozentig genau sein. Wenn du das Gefühl hast, dass du mehr Treibstoff brauchst, als dein aktuelles Budget hergibt, kannst du das Budget jederzeit in deiner Noom-App anpassen.

Kaloriendichte: Ganz ohne zu zählen, die richtige Nahrung wählen

Wir haben festgestellt, dass die Kaloriendichte (oder Energiedichte) bei Ernährungsentscheidungen in nachhaltigen realen Szenarien hilfreicher ist als die absolute Anzahl der Kalorien in einem Nahrungsmittel. Die *Kaloriendichte* gibt an, wie dicht die Kalorien in der Nahrung gepackt sind, und richtet sich nach dem Gewicht oder Volumen. Man berechnet sie, indem man die Kalorien des Nahrungsmittels durch sein Gewicht teilt. Eine Weintraube und eine Rosine haben die gleiche Anzahl an Kalorien, aber die Rosine ist kleiner und wiegt weniger, weil ihr das gesamte Wasser entzogen wurde. Damit hat sie eine höhere Kaloriendichte. Weil in Trauben noch das ganze Wasser steckt, sind sie größer und schwerer als Rosinen. Und doch ist eine Rosine aus einer Weintraube entstanden. Es ist das gleiche

Lebensmittel, das sich nur hinsichtlich des Wassergehalts unterscheidet. Das eine ist nicht »gut« und das andere nicht »schlecht«, sie haben lediglich eine unterschiedliche Kaloriendichte. Das Wasser verdünnt die Kaloriendichte, deshalb sättigen Weintrauben mehr als Rosinen. Bei gleicher Kalorienzahl kann man gemessen an Gewicht oder Volumen viel mehr Weintrauben essen als Rosinen. Wenn du also wirklich hungrig bist, solltest du zu den Weintrauben greifen. Wenn du nur etwas Süßes naschen möchtest, nimmst du vielleicht die Rosinen.

Noch ein weiteres Beispiel aus anderer Perspektive: Ein Viertelpfund Hamburger (ohne Brötchen) und ein Viertelpfund Salatblätter (ohne Dressing) wiegen gleich viel, aber das Viertelpfund Hamburger hat etwa 290 Kalorien und das Viertelpfund Salatblätter etwa 9. Wenn du eine Salatportion essen würdest, die dir 290 Kalorien liefert, wäre der Salat sättigender, denn es wäre eine *gewaltige* Menge (etwa vier Kilo!). Der Hamburger mit 290 Kalorien wäre weniger sättigend, weil er nur ein Viertelpfund und nicht vier Kilo wiegt. Der Hamburger hat also eine viel höhere Kaloriendichte als der Salat.

Du musst nicht die genaue Kaloriendichte kennen, um das, was du über die Energiedichte verschiedener Lebensmittel weißt, zu deinem Vorteil zu nutzen. Wenn du mehr Energie (Kalorien) benötigst, etwa weil du viel Sport getrieben hast oder zunehmen möchtest, um ein gesundes Gewicht zu erreichen, kannst du Lebensmittel mit höherer Energiedichte wählen. Wenn du nicht so viel Energie brauchst – weil du den ganzen Tag (die ganze Woche, den ganzen Monat, das ganze Jahr) nur gesessen hast oder abnehmen möchtest, um ein gesundes Gewicht zu erreichen –, kannst du gezielt weniger energiereiche Lebensmittel zu dir nehmen. Weintrauben und Rosinen, Hamburger und Blattsalat – alles hat seinen Platz. Manchmal hast du Lust auf einen Hamburger, manchmal auf Salat, aber wenn du über die Kaloriendichte Bescheid weißt, kannst du deinen Hunger stillen und deine Nahrungsmittel so auswählen, dass du dein gesundes Zielgewicht erreichst.

Wichtig ist dabei, dass Lebensmittel mit hoher Kaloriendichte nicht grundsätzlich schlecht sind. Du kannst sie trotzdem essen, wann immer du willst (du kannst *jedes* Nahrungsmittel essen, wann immer du willst), aber wenn du weißt, dass ein Lebensmittel eine hohe Kaloriendichte hat, kann dir das bei deinen Ernährungsentscheidungen helfen. »Wenn man Nahrungsmittel unter dem Gesichtspunkt der Kaloriendichte betrachtet, denkt man nicht mehr in den binären Kategorien ›gut‹ oder ›schlecht‹. Nahrungsmittel sind nicht gut oder schlecht. Auf den Kontext kommt es an. Die Kaloriendichte kann uns helfen, Nahrungsmittel in einem Spektrum zu sehen, das die Entscheidungsfindung erleichtert, sodass keine Vorschriften oder Verbote nötig sind«, so Dr. Michaelides.

FRAGEN AN DIE NOOM-COACHES

Was eignet sich als Zwischenmahlzeit?

Ob in einer hektischen Arbeitswoche oder an einem vollgepackten Wochenende – manchmal ist es schwierig, nahrhafte und praktische Snacks zu finden. Viele Snacks enthalten sehr viel Salz und gesättigte Fette, oder sie sehen zwar gesund aus, stecken aber voller Zucker. Am besten nimmst du dir eigene Snacks mit. Hier ein paar Vorschläge für Dinge, die du im Supermarkt kaufen oder im Voraus zubereiten kannst:

- **Obst:** Damit kannst du nichts falsch machen. Obst ist bereits fertig verpackt und lässt sich deshalb problemlos mitnehmen. Es liefert gesunde Kohlenhydrate, die am Nachmittag der ideale Energieschub sind. Iss Zitrusfrüchte wie Orangen oder Grapefruits, wenn du Lust auf etwas Süßes hast. Bananen oder Birnen sind etwas sättigender, wenn du etwas Nahrhafteres brauchst.
- **Griechischer Joghurt:** Griechischer Joghurt enthält viel Eiweiß bei wenig Kalorien und ist damit ein toller Snack. Nimm die fettfreien Varianten, und zwar ohne »Fruchtzusatz« (der voller Zucker steckt), sondern gib selbst etwas Süßes hinzu, zum Beispiel Honig, natürliche Marmelade, einen Löffel klein geschnittene Trockenfrüchte oder frisches Obst.
- **Nüsse:** Ein klassischer Snack. Nüsse liefern gesunde Fette und Proteine und eignen sich bestens, um das Gehirn mit Energie zu versorgen. Wenn du es besonders knackig magst, nimm geröstete Nüsse, aber achte auf den Salzgehalt. Auch Nussmischungen sind eine gute Wahl. Bedenke, dass Nüsse sehr kalorienreich sind, und iss sie deshalb in Maßen.
- **Hart gekochte Eier:** Hart gekochte Eier sind sehr gut zu transportieren und machen satt, allerdings musst du sie höchstwahrscheinlich vorher vorbereiten. Schäle die Eier, sobald sie abgekühlt sind, und nimm sie in einem Behälter mit. Du kannst sie etwas salzen oder sogar mit Senf würzen.
- **Eiweißriegel:** Viele Riegel sind zwar voll mit Zucker

und unaussprechlichen Zutaten, aber es gibt auch Varianten, die maximal zehn Zutaten enthalten. An sehr hektischen Tagen sind solche Riegel eine einfache Alternative zu Chips oder süßem Gebäck. Denke daran, in der Zutatenliste auf Zuckerzusatz zu achten.

Nährstoffdichte: Deshalb gibt Nahrung Kraft

Die *Nährstoffdichte* ist in gewisser Weise mit der Kaloriendichte verwandt. Einige Lebensmittel haben eine hohe Nährstoffdichte, enthalten also im Verhältnis zu ihren Kalorien viele Nährstoffe (wie Vitamine und Mineralien). Bei anderen Lebensmitteln ist die Nährstoffdichte gering, sie enthalten im Verhältnis zu ihren Kalorien nicht viele Nährstoffe. Kohl zum Beispiel hat eine höhere Nährstoffdichte als Eisbergsalat. Eine Tasse roher Kohl liefert zwar etwas mehr Kalorien (knapp neun) als eine Tasse Eisbergsalat (knapp acht), aber der Kohl enthält viel mehr Ballaststoffe, Vitamin C, Vitamin A, Vitamin K, B-Vitamine, Kalzium, Eisen und Kalium als der Salat.[6]

Aber Moment mal ... heißt das, dass Kohl gut ist und Eisbergsalat schlecht? Was, wenn du Eisbergsalat liebst, aber Kohl verabscheust? Kein Grund zur Sorge! Wir bei Noom sind fest davon überzeugt, dass es *kein gutes oder schlechtes Essen gibt,* und daran erinnern wir unsere Noomer unermüdlich. Essen ist einfach nur Essen. Dass ein Lebensmittel (etwa ein Apfel) weniger Kalorien oder mehr Nährstoffe enthält als ein anderes (etwa ein Stück Apfelkuchen ... mmmh, Kuchen), hat nicht zu bedeuten, dass es »gut« oder »schlecht« ist.

Kaloriendichte und Nährstoffdichte von Lebensmitteln sind einfache Orientierungswerte, die du verwenden kannst oder auch nicht. Wir möchten nur, dass du darüber Bescheid weißt, damit du selbst entscheiden kannst, was du essen willst. Bei deinen Zielen und Wünschen kann heute die Gesundheit, morgen der Genuss im Vordergrund stehen. Manchmal ist ein Apfel oder ein Krautsalat genau das, was du willst, ein andermal brauchst du vielleicht ein Stück Apfelkuchen oder einen Salat aus knackigem, saftigem Eisbergsalat mit Ranch-Dressing und Speckstückchen.

TRINK-TIPPS

Der Wassergehalt eines Nahrungsmittels wirkt sich auf die Kaloriendichte aus – das zeigt der Unterschied zwischen Kohl und Eisbergsalat oder zwischen einer Weintraube und einer Rosine. Wasser hat natürlich immer null Kalorien, und je mehr Wasser ein Lebensmittel enthält, desto stärker werden die Kalorien verdünnt. Deshalb ist die Kaloriendichte bei 100 Gramm Wassermelone, die zu 90 Prozent aus Wasser besteht und etwa 30 Kalorien enthält, geringer als bei 100 Gramm Banane, die zu 75 Prozent aus Wasser besteht und etwa 89 Kalorien hat.

Auch die Tatsache, dass Wasser sättigt, kannst du zu deinem Vorteil nutzen. In einer Studie, die darauf hindeutet, dass oft aus Durst gegessen wird,[7] reagierten die Testpersonen in 62 Prozent der Fälle »unangemessen« auf Durst- und Hungersignale (zum Beispiel, indem sie aßen, wenn sie durstig waren, oder bei Durst nicht tranken), und nur in 2 Prozent der Fälle »angemessen«, indem sie ihren Durst mit Wasser stillten (und nicht zu süßen Getränken oder Nahrung griffen). Wenn du mehr Wasser trinkst, könnte das dein Gespür für Hunger- und Durstsignale schärfen und diese lindern, was wiederum zu einer achtsamen Ernährung beitragen kann (siehe Seiten 215 bis 216).

Hier einige unserer liebsten Trink-Tipps:

- Trinke direkt nach dem Aufstehen ein großes Glas Wasser, da der Körper im Schlaf Flüssigkeit verliert.
- Du wirst schneller satt, wenn du vor oder zu den Mahlzeiten ein Glas Wasser trinkst.
- Trinke zu Beginn der morgendlichen Kaffeepause doch einfach ein Glas Wasser. Willst du danach wirklich noch Kaffee? (Wenn ja, nur zu; wir würden niemals wagen, Kaffeeliebhabern ihre morgendliche Tasse zu verwehren!)
- Eine Tasse warmer Kräutertee oder Wasser mit Zitrone am Morgen oder an einem kühlen Nachmittag tut gut und versorgt dich mit Flüssigkeit (Kräutertee zählt als Wasser – warmes, kuscheliges, aromatisches Wasser.)
- Vielleicht schmeckt dir Wasser mit Kohlensäure besser. Sprudel macht Spaß!
- Mit Zitrus- oder Gurkenscheiben oder ein paar Beeren kannst du deinem Wasser mehr Aroma verleihen.
- Besorge dir eine schöne Wasserflasche für unterwegs, die dir gefällt und aus der du gern trinkst. Es gibt sogar Hightech-Wasserflaschen, die nachhalten, wie viel Wasser du schon getrunken hast, und dich daran erinnern, mehr zu trinken.

Mit diesen netten, kalorienfreien Tricks kannst du dafür sorgen, dass du genug Flüssigkeit zu dir nimmst, und das trägt dazu bei, dass du dich gut fühlst und dein Körper besser funktioniert und gesund bleibt.[8]

Prost!

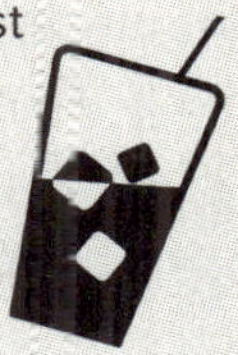

Makronährstoffe unter dem Mikroskop

Natürlich geht es bei Nahrungsmitteln längst nicht nur um die Kaloriendichte. Unsere Nahrung setzt sich aus drei Hauptbestandteilen zusammen, den sogenannten *Makronährstoffen*, nämlich Fett, Kohlenhydraten und Eiweiß bzw. Proteinen. Zudem enthält sie auch *Mikronährstoffe*, also Vitamine und Mineralstoffe. All das brauchen wir in ausgewogenem Verhältnis, damit wir gesund bleiben und unser Körper ohne Nährstoffmängel wie am Schnürchen läuft. Ernährungsprogramme, bei denen bestimmte Makronährstoffe drastisch erhöht oder reduziert werden, sind oft unausgewogen. Triff daher besser keine vorschnellen Entscheidungen über Makronährstoffe, sondern lass uns erklären, was sie im Einzelnen für dich leisten, und einige gängige Irrtümer ausräumen.

Fett ist nicht dein Feind

Fett ist nichts Schlimmes. Wir wiederholen: *Fett ist nichts Schlimmes!*

Fett wird oft zu Unrecht schlechtgemacht, dabei ist es

gar nicht schlecht. Es hat lediglich eine höhere Kaloriendichte als Kohlenhydrate oder Eiweiß. Ein Gramm Eiweiß und ein Gramm Kohlenhydrate haben jeweils vier Kalorien, aber ein Gramm Fett bringt es auf neun Kalorien. Trotzdem brauchst du Fett, damit dein Körper funktioniert, und dein Gehirn besteht größtenteils aus Fett (im Prinzip sind wir also alle »Dickschädel«). Fett hilft deinem Körper auch bei der Aufnahme bestimmter, sehr wichtiger Vitamine, der sogenannten fettlöslichen Vitamine (wie Vitamin A, D, E und K). Fett liefert Energie, lässt Nervenzellen besser arbeiten, schmiert den Körper und ist insgesamt lebenswichtig.

Fett gibt es in gesättigter oder ungesättigter Form. Ungesättigtes Fett stammt hauptsächlich aus Pflanzen wie Oliven, Avocados und Nüssen sowie aus fettem Fisch, wie die Omega-3-Fettsäuren im Lachs. Ungesättigte Fette kommen in zwei Unterarten vor: mehrfach ungesättigte und einfach ungesättigte Fette. Gesättigte Fette stammen hauptsächlich von Tieren und verarbeiteten Lebensmitteln. Rotes Fleisch, Milchprodukte (Butter, Joghurt und dergleichen) sowie Eier enthalten überwiegend gesättigte Fette. Auch Kokosnussöl ist vornehmlich gesättigt, obwohl es pflanzlichen Ursprungs ist.

Welches Fett ist das beste? Das ist sehr umstritten.[9] Oft heißt es, ungesättigte Fette seien besonders empfehlenswert, und viele Studien haben ergeben, dass das Risiko von Herzerkrankungen deutlich sinkt, wenn man ungesättigten Fetten gegenüber gesättigten den Vorzug gibt.[10]

Es gibt jedoch auch die gegenteilige Auffassung, nämlich dass es keinen Zusammenhang zwischen gesättigten Fetten und Herzkrankheiten gibt[11] und dass mehrfach ungesättigte Fette wie Mais-, Sonnenblumen- und Sojaöl, die viele Omega-6-Fettsäuren enthalten, Entzündungen fördern.[12] Die Forschungsergebnisse sind so widersprüchlich und Fett selbst in biochemischer Hinsicht so komplex, dass sich die Debatte über gesättigte oder ungesättigte Fette aktuell unmöglich klären lässt – und wir sagen ja ohnehin immer wieder, dass kein Lebensmittel grundsätzlich »schlecht« oder »gut« ist. Wahrscheinlich ist es wichtiger, statt der Fette aus Vollwertkost industriell verarbeitete Fette (insbesondere Transfette) zu reduzieren. Wir wissen mit Sicherheit, dass Transfette, bei denen es sich (größtenteils) um vom Menschen hergestellte »Kunstfette« handelt, das Risiko von Herzerkrankungen erhöhen.[13] Transfette sind so riskant, dass die EU bereits eine Obergrenze für die Verwendung in Lebensmitteln festgelegt hat. (Dank deiner Steuergelder!) Wir wissen auch, dass ein hoher Konsum frittierter Lebensmittel mit einem höheren Risiko für Herzkrankheiten korreliert.[14] Offenbar ist es problematisch, wenn natürliche Fette manipuliert werden – wieder einmal die schlimme Lebensmittelindustrie!

Andererseits meint man mit »gesundem Fett« in der Regel die Fettarten, von denen wir wissen, dass sie tatsächlich die Gesundheit fördern (und nicht nur *keine* Krankheiten verursachen).[15] Diese Fette senken das LDL-Cholesterin[16] (das »schlechte« Cholesterin) und erhöhen das »gute« HDL-Cholesterin[17] und bestehen meist aus Vollwertfetten aus Pflanzen und Fisch: Avocados, Oliven, Nüsse wie Walnüsse, Mandeln, Cashewkerne und Pistazien, Samen wie Leinsamen, Sonnenblumenkerne, Chiasamen, Hanfsamen und Kürbiskerne sowie fetter Fisch wie Lachs, Makrele, Thunfisch und Sardinen.[18] Manche Stimmen behaupten, dass gesättigte Fette aus Nahrungsmitteln wie frischem Rind- und Schweinefleisch ebenfalls gesund sind, und einige neuere Forschungsergebnisse zeigen, dass diese Fette Herzkrankheiten vielleicht doch nicht in dem Maße begünstigen, wie man bisher dachte.[19]

Solange das nicht abschließend geklärt ist, empfiehlt es sich, in Maßen eine Kombination aus gesättigten und ungesättigten Fetten zu verzehren, die ihrer natürlichen Form so nahe wie möglich kommen. Fett hat Gramm für Gramm eine höhere Kaloriendichte als Eiweiß oder Kohlenhydrate. Wenn du also deine Kalorienzufuhr reduzieren möchtest, könntest du das durch eine geringere Fettzufuhr erreichen. Andererseits haben zahlreiche Forschungsstudien gezeigt, dass fettreiche, kohlenhydratarme Diäten und kohlenhydratreiche, fettarme Diäten in etwa gleich gut zur Gewichtsabnahme führen,[20] sodass du vielleicht auch mit einer kohlenhydratarmen, fettreichen Diät gut zurechtkommst.

Im Endeffekt macht Fett genauso wenig dick wie Eiweiß oder Kohlenhydrate. Entscheidend ist vielmehr, ob du mehr Kalorien zu dir nimmst, als dein Körper braucht.

FRAGEN AN DIE NOOM-COACHES

Ich stille. Brauche ich ein höheres Kalorienbudget?
Wir raten dazu, das Budget für jedes Kind, das du stillst, um 400 bis 500 Kalorien pro Tag zu erhöhen, und dich dabei immer an den Empfehlungen deines Arztes/deiner Ärztin oder deiner Stillberaterin zu orientieren. In der Noom-App kannst du dein Kalorienbudget manuell an die ärztlich empfohlene Kalorienzufuhr anpassen.

Mit Kohlenhydraten Frieden schließen

In den 1980er-Jahren war Fett schwer verpönt und Fettfreies der letzte Schrei. Heutzutage dagegen wird Fett nur noch leicht kritisch gesehen. Aber Kohlenhydrate? Die sind geradezu verhasst! Dabei sind sie genau wie Fett unschuldig – *eindeutig unschuldig*! (Der Ernährungsrichter hat gesprochen!) Kohlenhydrate sind der Lieblingsbrennstoff deines Körpers, und dein Gehirn liebt Kohlenhydrate, weil sie so leicht in Glukose umgewandelt werden können, die das aktive und hungrige Gehirn braucht.

Jedes Gemüse, jedes Obst, jedes Getreide, jede Nuss und jede Bohne enthält Kohlenhydrate, und ohne Kohlenhydrate kannst du keine Ballaststoffe aufnehmen. Ballaststoffe sind wichtig, damit das Verdauungssystem reibungslos funktioniert, zudem ernähren sie die freundlichen Bakterien im Dickdarm (auch Mikrobiom genannt). Die meisten der kalorienarmen, aber nährstoffreichen Lebensmittel im Noom-Farbkompass enthalten Kohlenhydrate, und die Natur hat Vitamine, Mineralien und viele Phytonährstoffe (ein komplizierter Begriff für alle antioxidativen und entzündungshemmenden Verbindungen in Pflanzen, die vor Krankheiten schützen und uns gesünder machen) in Kohlenhydrate »verpackt«.[21]

Allerdings gibt es bei Kohlenhydraten genau wie bei Fett verschiedene Varianten: Sie stecken in Birnen und Pizza, Karotten und Keksen, Bohnen und Weißbrot. Manche kohlenhydratreiche Lebensmittel sind die richtigen Begleiter auf dem Weg zur Gesundheit. Sie helfen gegen Heißhunger und beim Abnehmen, verbessern die Herzgesundheit und stabilisieren den Blutzucker. Diese Stars sind alle Kohlenhydrate aus Vollwertkost: aus Gemüse, frischem und gefrorenem Obst, Hülsenfrüchten wie schwarzen Bohnen und Linsen sowie aus Vollkornprodukten wie Haferflocken, Quinoa, Wildreis und Gerste.

Verarbeitete Lebensmittel sind ebenfalls reich an Kohlenhydraten, und wer auf Kohlenhydrate schimpft, denkt in der Regel an diese Produkte: Weißbrot, helle Nudeln, Kekse, Cracker, Bagels, Pizza, Kuchen, Industriemüsli, Chips, Fruchtsaft, Limonade und alles, was Zucker enthält. Die Kohlenhydrate in diesen verarbeiteten Lebensmitteln sind zumeist hochgradig raffiniert (raffiniert heißt dabei nicht »besonders geschickt«, sondern meint eine Verarbeitungsweise, bei der sämtliche Ballaststoffe aus Obst oder Getreide oder sämtliche Vitamine aus dem Mehl entfernt werden).

Du liebst aber Pizza, Bagels, Schokomüsli, Chips? Du genießt deinen morgendlichen Orangensaft oder deinen Nachmittagskaffee mit Schlagsahne und reichlich Sirup? *Diese Lebensmittel sind nicht schlecht.* Sie haben jedoch in der Regel eine hohe Kaloriendichte und einen geringen Nährwert. Sie schmecken köstlich, sind aber kein Grundnahrungsmittel. Man könnte sie mit Smoking und Ballkleid vergleichen – super für besondere Anlässe, aber nicht für den Alltag.

Zu vielen dieser Lebensmittel gibt es Alternativen mit höherer Nährstoffdichte, zum Beispiel Vollkornpizzateig, Vollkornnudeln, Vollkornbrot, Vollkorngetreide und so weiter, die sie ihrem vollwertigen Ursprung wieder näherbringen, sodass sie nicht mehr in den roten Bereich fallen. Helle Nudeln beispielsweise haben eine mäßige Kaloriendichte, aber keine hohe Nährstoffdichte, während Vollkornnudeln eine hohe Nährstoffdichte haben, dafür aber etwas mehr Kalorien (die sich lohnen!).

Zum Thema Fett haben wir gesagt, dass eine kohlenhydratarme, fettreiche Ernährung nach wissenschaftlichen Erkenntnissen etwa genauso gut zum Gewichtsverlust führt wie eine kohlenhydratreiche, fettarme. (Einige Studien zeigen, dass sich mit kohlenhydratarmer Ernährung effektiver abnehmen lässt, in anderen waren fettarme Ernährungsweisen effektiver, während wieder andere Studien keinen statistisch signifikanten Unterschied erkennen lassen.[22]) Wenn du Kohlenhydrate liebst, musst du nicht befürchten, dass du niemals abnehmen wirst. Ganz im Gegenteil, du wirst feststellen, dass du leichter für ein Kaloriendefizit sorgen und Gewicht verlieren kannst, wenn du bei der Ernährung auf Vollwertkohlenhydrate setzt, die zwar eine hohe Nährstoffdichte, aber keine hohe Kaloriendichte aufweisen. Das ist durch zahlreiche Untersuchungen belegt.

BÖSER ZUCKER?

Wenn die Rede auf Zucker kommt oder du zuckerhaltige Naschereien anbietest, reagiert dein Gegenüber vermutlich mit einer Mischung aus Begeisterung und schlechtem Gewissen. »Oooh, ein leckerer Krapfen? Oh nein, den darf ich nicht essen!« Zucker gilt zwar als Bad Boy unter den Kohlenhydraten, aber er ist nicht per se schlecht. Er ist einfach nur kalorisch dicht und nährstoffarm.

Dem Zucker werden meist sämtliche Ballast- und Nährstoffe entzogen, er ist ein raffiniertes Lebensmittel. Es gibt aber auch Zucker, in dem noch die natürlichen Ballaststoffe, Vitamine und Mineralien stecken; er findet sich in Obst, Gemüse und Getreide. Das ist natürlicher Zucker.

Süße Früchte wie Bananen und Trauben enthalten mehr natürlichen Zucker als weniger süßes Obst wie Beeren und Zitrusfrüchte. Auch in Mais, Weizen, Gerste und Hafer steckt natürlicher Zucker. Lebensmittel mit natürlichem Zucker haben eine viel geringere Kaloriendichte als Lebensmittel mit zugesetztem Zucker. Ein Maiskolben hat keine hohe Kaloriendichte, ein Stück süßes Maisbrot hingegen schon.

Wenn Zucker verteufelt wird, ist meist industriell verarbeiteter Zucker gemeint, der aus Zuckerrohr, Zuckerrüben, Datteln oder Mais gewonnen und üblicherweise zu Kristallen oder Sirup verarbeitet wird. Wenn du deinen Zuckerkonsum reduzieren willst, solltest du auf die Zutatenlisten deiner Nahrungsmittel achten. Zucker hat viele Namen: Dextrose, Fruktose, Saccharose, Laktose, Melasse, Nektar, Honig oder alles, was mit dem Wort *Sirup* verbunden ist, also sieh genau aufs Etikett. In vielen industriell verarbeiteten Lebensmitteln steckt Zucker, auch in solchen, von denen man das nicht erwarten würde, etwa in Gewürzen, Nudelsaucen, Suppen, Nussbutter und Salatdressings, aber auch in eindeutig süßen Erzeugnissen wie Industriemüsli, aromatisierten Milch- und Joghurtprodukten, Müsli- und Eiweißriegeln sowie aromatisierten Kaffees.

Wenn du dich achtsamer ernähren möchtest, solltest du auch darauf achten, wie du dich fühlst, wenn du viel Zucker isst. Bei manchen Menschen kann Zucker zu Blähungen, Bauch- und Kopfschmerzen, Nervosität, Müdigkeit, übermäßigem Durst oder vermehrtem Hunger führen. Im Laufe der Zeit sorgt er zudem oft für Probleme mit dem Blutzucker und dem Insulinspiegel, die das Diabetesrisiko erhöhen. Je besser du weißt, wie Zucker auf dich wirkt, desto besser kannst du entscheiden, wie viel Zucker du konsumieren willst.

Erklärungen zum Eiweiß

Eiweiß (oder Protein) wird selten kritisch gesehen. Es ist lebensnotwendig, kurbelt den Stoffwechsel an, stärkt das Immunsystem und lässt das heilen und wachsen, was den Körper an sich ausmacht: Muskeln, Haut, Organe. Während manche Stimmen behaupten, wir bräuchten kein Fett oder keine Kohlenhydrate (dem können wir übrigens nicht zustimmen), würde wohl niemand abstreiten, dass der Mensch Eiweiß braucht. Vielleicht brauchen wir nicht so viel, wie wir zu uns nehmen, aber die meisten Menschen – Bodybuilder vielleicht ausgenommen – müssen nicht auf ihre Eiweißzufuhr achten.

Fachleuten zufolge benötigt ein erwachsener Mensch etwa 0,8 Gramm Eiweiß pro Kilo Körpergewicht; wer also 100 Kilo wiegt, sollte täglich etwa 80 Gramm Eiweiß zu sich nehmen. Das ist nicht schwer, denn Eiweiß steckt in den meisten Lebensmitteln. Besonders viel liefern Fleisch, Meeresfrüchte, Eier und Milchprodukte, und je magerer das Nahrungsmittel (mageres Fleisch, fettarme oder fettfreie Milchprodukte, Eiklar), desto mehr Eiweiß enthält es.

Auch bei vegetarischer Ernährung gibt es keinen Grund zur Sorge, denn viele pflanzliche Lebensmittel sind ebenfalls sehr eiweißhaltig. Tofu und andere Produkte auf Sojabasis sind großartige Quellen, denn in Sojabohnen steckt viel Eiweiß, aber auch andere Hülsenfrüchte (schwarze Bohnen, weiße Bohnen, Linsen, Spalterbsen, Kidneybohnen – im Prinzip alle Bohnen und Erbsen) sind reich an Eiweiß. Auch Nüsse und Samen liefern Eiweiß, Erdnüsse und Erdnussbutter sind ebenfalls gute Quellen. Sogar Blattgemüse wie Spinat und andere grüne Gemüsesorten wie Spargel, Brokkoli und Sprossen enthalten etwas Eiweiß – wenn du also viel Gemüse isst, summieren sich diese kleinen Mengen.

Eiweiß macht satt, daher raten wir, zu den meisten Mahlzeiten und Zwischenmahlzeiten Eiweiß (aus tierischen oder pflanzlichen Quellen) zu dir zu nehmen, wenn du ein gesundes Gewicht erreichen willst. Außerdem hat Eiweiß einen höheren thermischen Effekt, das heißt, um es zu verdauen, wird mehr Energie benötigt als für die Verdauung von Kohlenhydraten oder Fett. Eine im *American Journal of Clinical Nutrition* veröffentlichte Studie zeigte, dass der Sättigungseffekt von Eiweiß dazu führt, dass man weniger isst, auch wenn man seine Nahrungsaufnahme nicht gezielt einschränkt, und bei Abnehmwilligen zum Erhalt der Muskelmasse beiträgt.[23]

♦

Kurz und knapp, deine Makronährstoffe sind Fett, Kohlenhydrate und Eiweiß. Sie alle enthalten Energie (Kalorien). Sie alle enthalten Mikronährstoffe (Vitamine und Mineralien in unterschiedlicher Kombination). Sie alle können in einer gesunden Ernährung Platz haben, und obwohl es viele Ernährungsweisen mit sehr unterschiedlicher Zusammensetzung gibt, ist es wichtig für die Gesundheit – und der Schlüssel zu einer ausgewogenen Ernährung –, dass du sie alle zu dir nimmst.

SINNVOLL SALZEN

Oft heißt es, Salz sei »schlecht« und eine natriumarme Ernährung besser für Herzgesundheit und Blutdruck. Salz ist ebenso wenig ein »schlechtes Nahrungsmittel« wie Zucker. Wir alle brauchen Salz. Es hilft unserem Körper, die Elektrolyte im Blut in Balance zu halten, und unverarbeitetes Salz (wie Meersalz, Himalayasalz und dergleichen) liefert zudem Spurenelemente. Die gesundheitlichen Gefahren, die von Salz ausgehen, werden immer noch kontrovers diskutiert, doch derzeit scheint man sich einig zu sein, dass gemäßigter Salzkonsum für gesunde Menschen in Ordnung ist und die Salzzufuhr vor allem bei denjenigen streng reduziert werden sollte, die bereits an bestimmten gesundheitlichen Beschwerden wie Bluthochdruck leiden.[24] Allerdings steckt Salz in so gut wie allen verpackten Nahrungsmitteln, wird in Restaurants (ob Fast Food oder Gourmetküche) reichlich verwendet und dient als Geschmacksverstärker, daher geschieht es leicht, dass man zu viel davon isst, und zu viel Salz tut niemandem gut. Ein Übermaß an Salz kann zu Wassereinlagerungen führen, durch die man über Nacht mehr als zwei Kilo zunehmen kann. Bei manchen Menschen kann Salz auch den Blutdruck erhöhen. Du solltest also nicht auf Salz verzichten, es aber besser nur in Maßen konsumieren.

Ernährungsphilosophischer Überblick

Was also solltest du essen? Klar, wir betonen immer wieder, dass das deine Entscheidung ist, aber manche wünschen sich eine Art Anleitung, und das können wir verstehen. Dr. Michaelides sagt: »Ich empfehle, eine eigene Ernährungsphilosophie zu entwickeln, wie auch immer die im Einzelfall aussehen mag. Eine Ernährungsphilosophie ist keine Diät. Sie ist ein nachhaltiges Konzept, an das man glaubt und an das man sich ein Leben lang hält. Eine Diät ist nur vorübergehend. Wenn du überlegst, ob du dich ketogen, vegan oder mediterran ernähren möchtest, solltest du dich fragen, ob du das langfristig durchhalten kannst. Wird dich das satt machen? Wirst du damit zufrieden sein? Wird es dir schmecken? Kannst du dir vorstellen, in zehn Jahren noch so zu essen? Entspricht es deinen Werten? Passt es zu dem, was dich interessiert oder an das du glaubst? Wenn ja, dann los. Was auch immer es sein mag, mit der Noom-Methode wird es funktionieren.«

Deine Ernährungsphilosophie kann ganz einfach sein, zum Beispiel »ausgewogen« oder »omnivor«. Oder du verfolgst damit ein bestimmtes Ziel wie bessere Herzgesundheit oder berücksichtigst ein bereits vorhandenes Gesundheitsproblem, etwa Zöliakie oder Diabetes. Vielleicht möchtest du lernen, achtsam das zu essen, was du willst, sodass dir Regeln nicht so wichtig sind, sondern du lieber auf die Signale deines Körpers hörst (siehe Kapitel 9). Vielleicht bist du bereits von einer bestimmten Ernährungsphilosophie überzeugt, oder du bist dir nicht sicher, welche Ernährung zu dir passt, möchtest dich aber ausführlicher informieren. Deshalb wollen wir hier ein paar beliebte

Philosophien vorstellen. Vielleicht findest du darunter die eine »fürs Leben«! (Wir lieben es, wenn wir jemanden verkuppeln können.)

Vegetarisch/vegan/pflanzenbasiert/WFPB/ WFPBNO/WFPBNONSNS

Bei den Wörtern »vegan« und »vegetarisch« konntest du dir vermutlich denken, worum es in diesem Abschnitt geht, aber dann kamen die vielen Abkürzungen, und du dachtest: »Was zum ...?« (Oder vielleicht hast du auch gedacht: »Wow, klasse, dass Noom meinen WFBPNONSNS-Lifestyle versteht!«) All diese Ernährungsweisen sind Variationen eines bestimmten Themas, mit einigen wesentlichen Unterschieden:

- **Vegetarisch** bedeutet, dass man sich hauptsächlich von Pflanzen ernährt, oft jedoch auch von Milchprodukten und/oder Eiern. Streng genommen bezeichnet man Vegetarier, die Milchprodukte essen, als Lakto-Vegetarier, solche, die Eier essen, als Ovo-Vegetarier, und wer beides isst, ist Lakto-Ovo-Vegetarier. Aber ganz ehrlich, wir sind nicht mehr in den 1970ern. Niemand sagt das. Es heißt einfach »vegetarisch«.
- **Veganer** essen keine tierischen Produkte, auch keine Milchprodukte, Eier oder Honig. Für Veganer ist der Veganismus zudem nicht nur eine Ernährungsweise, sondern eine ethische Haltung. Die Nutzung von Tieren zum menschlichen Vergnügen und Verzehr ist für Veganer unethisch, selbst wenn das Tier dabei nicht direkt zu Schaden kommt. Sie vermeiden es auch so gut wie möglich,

tierische Produkte (wie Wollpullover und Lederschuhe) zu tragen und zu verwenden.

- **Pflanzenbasiert** bedeutet, dass die Ernährung auf Pflanzen beruht, aber nicht zwangsläufig ausschließlich aus Pflanzen besteht. Pflanzenbasierte Ernährung heißt auch, dass man aus gesundheitlichen und nicht aus Tierwohl-Gründen auf tierische Produkte verzichtet. Hier gibt es einige Überschneidungen zwischen den Begriffen *vegan* und *pflanzenbasiert.* So bezeichnen sich viele, die sich pflanzenbasiert ernähren, als Veganer, auch wenn sie nicht aus ethischen Gründen vegan leben.
- **WFPB** steht für »whole food, plant-based«, also pflanzliche Vollwertkost, und meint eine Ernährungsweise, bei der ausschließlich Vollwertkost ohne industriell verarbeitete Lebensmittel verzehrt wird. Wer so isst, ernährt sich oft, aber nicht immer, zu 100 Prozent pflanzlich.
- **WFPBNO** steht für »whole food, plant-based, no oil«, also »vollwertig, pflanzenbasiert, ohne Öl«. Von Natur aus fetthaltige Nahrungsmittel wie etwa Avocados sind dabei in Ordnung, aber wer sich so ernährt, fügt dem Essen niemals Öl zu. Nicht mal Olivenöl ist erlaubt, ganz gleich, für wie gesund es gehalten wird.
- **WFPBNONSNS** ist für die echten Vollwert-Freaks unter uns – es steht für »whole food, plant-based, no oil, no salt, no sugar«, also »vollwertig, pflanzlich, ohne Öl, ohne Salz, ohne Zucker«. Verzehrt werden Nahrungsmittel nur so, wie die Natur sie geschaffen hat. Keinerlei Zusatzstoffe jeglicher Art. Hardcore!

All diese Varianten der pflanzlichen Ernährung haben verschiedene Vorteile. Zum einen enthalten sie in der Regel keine kalorienreichen, sondern nährstoffreiche Lebensmittel, sodass die pflanzliche Ernährung meist mehr Vitamine und Mineralstoffe liefert als eine fleischhaltige, insbesondere mehr Vitamin C und E, Folsäure, Kalium, Magnesium und sekundäre Pflanzenstoffe. Wer pflanzlich isst, bekommt zudem meist viel mehr Ballaststoffe als Omnivore und nimmt in der Regel viel Eiweiß aus pflanzlichen Proteinen wie Tofu, Tempeh, Bohnen, Pilzen, Vollkornprodukten, Nüssen und Samen zu sich.

Eine pflanzliche Ernährung wird auch mit einer geringeren Wahrscheinlichkeit von Herzerkrankungen[25] und Krebs[26] in Verbindung gebracht. Die einzigen Nährstoffe, die bei einer pflanzlichen Ernährung fehlen, sind Vitamin B_{12} (das nur in tierischen Lebensmitteln vorkommt) und manchmal Vitamin D, das schwer zu bekommen ist, wenn man keine mit Vitamin D angereicherte Milch trinkt. Wer kein Fleisch isst, nimmt oft B_{12}- und D-Präparate ein.

Wenn du dich für eine pflanzliche Ernährung interessierst, kannst du mit Fleischersatzprodukten (von veganem Hackfleisch über Burger bis hin zu Würstchen und Schnitzeln) und pflanzlichen Milchprodukten (wie Mandel- und Hafermilch, -Käse, -Joghurt und -Eiscreme) leicht von tierischen auf pflanzliche Lebensmittel umstellen. Um die Kaloriendichte zu minimieren und den Nährstoffgehalt zu erhöhen, sollte Gemüse den Hauptanteil bilden und durch Vollkornprodukte, Hülsenfrüchte und Obst ergänzt werden.

Glutenfrei

Vermutlich hast du schon einmal von glutenfreier Ernährung gehört, aber für alle, die das nicht kennen: Gluten ist ein Protein in Weizen, Roggen, Gerste, Dinkel und anderen Weizenarten. Bei manchen Menschen löst Gluten eine Autoimmunreaktion aus, sodass der Körper seinen eigenen Dünndarm angreift, was eine Fülle von gesundheitlichen Problemen nach sich zieht. Dieses Leiden bezeichnet man als Zöliakie. Um Schäden am Verdauungstrakt zu vermeiden, ist dann eine glutenfreie Ernährung erforderlich.

Andere dagegen merken, dass die Symptome des Reizdarmsyndroms oder andere Verdauungsprobleme nachlassen und sie mehr Energie haben, wenn sie auf Gluten verzichten, auch wenn sie nicht an Zöliakie leiden. Möglicherweise liegt bei diesen Menschen eine sogenannte Nicht-Zöliakie-Glutensensitivität[27] vor, die seit Kurzem als Krankheit anerkannt ist. Wieder anderen bereitet der Verzehr von Gluten keine offensichtlichen Probleme, doch sie meinen, mit dem Trend gehen zu müssen. Wenn keine Glutensensitivität vorliegt, hat der Verzicht auf Gluten keine offensichtlichen Vorteile. Glutenfreie Ernährung dient nicht zum Abnehmen. Viele glutenfreie Ersatzprodukte (etwa glutenfreies Gebäck) sind weder nahrhafter noch kalorienärmer. Angesichts der vielen glutenfreien Ersatzprodukte kann eine glutenfreie Ernährung durchaus angenehm sein, doch sie ist wahrscheinlich nicht notwendig, wenn bei dir keine Sensitivität vorliegt.

Paleo

Die sogenannte paläolithische oder »Steinzeit«-Ernährung, kurz »Paleo« genannt, wird oft missverstanden. Bei dieser Ernährungsphilosophie verzehrt man Nahrungsmittel, die in unseren modernen Zeiten so nah wie möglich an das herankommen, was unsere Vorfahren in der Altsteinzeit aßen, als es noch keinen Ackerbau und keine Tierhaltung gab. Wir können nicht genau nachahmen, was unsere Ahnen zu sich nahmen, weil die Welt heutzutage eine andere ist, aber niemand *muss* industriell verarbeitete oder landwirtschaftlich produzierte Lebensmittel essen, und darum geht es bei Paleo.

Der Schwerpunkt liegt auf frischem, vorzugsweise biologisch erzeugtem Fleisch und Fisch, Gemüse, Nüssen, Samen, Eiern, kleinen Mengen an Obst (in der Regel das, was gerade Saison hat) und minimal verarbeiteten Fetten wie Butter, Kokosnussöl, Oliven- und Avocadoöl. Industriell verarbeitete Lebensmittel, Zuckerzusatz, Getreide (da man glaubt, es sei erst im Rahmen der Neolithischen Revolution fester Bestandteil der menschlichen Ernährung geworden), Bohnen und Hülsenfrüchte sowie verarbeitete Pflanzenöle wie Raps-, Mais- und Sonnenblumenöl kommen nicht auf den Speiseplan. Viele Paleo-Fans verzichten auch auf Milchprodukte.

Das Gute an der Paleo-Diät ist, dass sie mit ihrem Schwerpunkt auf Vollwertkost viele gesunde Lebensmittel enthält, die bei Gewichtsabnahme, Blutzuckerkontrolle und der Kontrolle des Blutdrucks helfen können. Der Teufel steckt jedoch im Detail. Manche neigen bei dieser Ernährungsweise dazu, hauptsächlich Fleisch zu konsumieren und nicht die vielen pflanzlichen Lebensmittel, die unsere paläolithischen Vorfahren wahrscheinlich vornehmlich gegessen haben. Das kann zu einer nährstoff- und ballaststoffarmen Ernährung mit einem sehr hohen Anteil an gesättigten Fetten führen (mit all ihren Vor- und Nachteilen). Auch dass ballast- und nährstoffreiche Vollkornprodukte, Bohnen und Hülsenfrüchte fehlen, begünstigt einen Mangel an Ballaststoffen.

Wenn dich diese angeblich »natürliche Ernährung des Menschen« reizt, raten wir dazu, genügend pflanzliche Lebensmittel mit reichlich Ballast- und Phytonährstoffen zu konsumieren, den Fleischkonsum zu mäßigen und weitestgehend auf natürliche, biologische Lebensmittel zu setzen. Manche Menschen genießen diese Ernährungsweise, anderen ist sie zu restriktiv (ohne Getreide und Milchprodukte fehlen viele gängige Nahrungsmittel).

Mittelmeerkost

Die Mittelmeerkost ist vermutlich die am besten erforschte Ernährungsweise. Sie wird oft als gesündeste der Welt bezeichnet und belegt in der bekannten alljährlichen Ernährungsrangliste des *U.S. News & World Report*[28] Jahr für Jahr den ersten Platz. Es stimmt, dass die Menschen dort, wo diese Ernährungsweise verbreitet ist, sehr lange leben und selten an chronischen Krankheiten leiden (zum Beispiel auf Sardinien oder auf der griechischen Insel Ikaria). Die mediterrane Kost hat viele Varianten, doch typischerweise enthält sie viel Gemüse, Obst, Vollkorngetreide, Nüsse, Samen und Hülsenfrüchte sowie reichlich Meeresfrüchte und geringe Mengen an Geflügel und rotem Fleisch. Die wichtigsten Milchprodukte sind

Joghurt und Käse in kleinen Mengen und wenig Süßigkeiten. Statt Butter ist Olivenöl der Star, und auch Wein wird in Maßen getrunken (ist aber kein Muss). Industriell verarbeitete Lebensmittel sind tabu. Eine wichtige Rolle spielen bei dieser Lebensweise wahrscheinlich auch der starke soziale Zusammenhalt, viel Zeit im Freien, natürliche Bewegung und der hohe Stellenwert des Familienlebens, denn all das trägt nicht unwesentlich zu einem gesunden Leben bei (siehe Kapitel 6).

Diese Art der Ernährung ist einfach, ausgewogen und köstlich. Wenn du sie ausprobieren willst, ist es hilfreich, wenn du gern kochst. Setze vor allem auf Selbstgekochtes mit viel Gemüse und Fisch sowie leckeren Hummus und Vollkornfladenbrot, ungesüßten Joghurt mit Obst, griechischen Salat und Gemüsesuppe mit Pesto und Vollkornbrot, Nudeln mit Tomatensoße und frischen Kräutern, Pizza mit frischem Mozzarella, Oliven und Artischockenherzen sowie Nüsse und Obst für zwischendurch. Mmh, wir haben richtig Appetit bekommen …

Kohlenhydratarm oder Low-Carb

Die Low-Carb-Ernährung gibt es schon seit mindestens fünf Jahrzehnten. Richtig populär wurde sie erst mit der Atkins-Diät, aber sie fließt auch in viele andere beliebte Ernährungsweisen ein (unter anderem Paleo-Ernährung). Gut geeignet ist sie für alle, die ihre Kohlenhydratzufuhr reduzieren wollen. Bei einer typischen Low-Carb-Diät stammen etwa 20 Prozent der Kalorien aus Kohlenhydraten.

Den Schwerpunkt bilden bei dieser Ernährungsweise Fleisch, Fisch, Eier, Vollmilchprodukte, nicht stärkehaltiges

Gemüse wie Blattgemüse, Pilze und Brokkoli, Nüsse und Nussbutter sowie Öle und Fette. Auch Bohnen und Hülsenfrüchte sowie zuckerarmes Obst wie Beeren sind erlaubt. Low-Carber meiden meist alle Getreide und Getreideprodukte, stärkehaltiges Gemüse wie Kartoffeln und Mais sowie zuckerhaltige Nahrungsmittel, auch Obst wie Bananen und Trauben.

Wie bereits erwähnt kann kohlenhydratarme Ernährung zur Gewichtsabnahme beitragen – in etwa so erfolgreich wie eine fettarme Ernährung[29] –, obwohl einige Studien behaupten, dass ein Verzicht auf Kohlenhydrate erfolgversprechender ist.[30] Eine kohlenhydratarme Lebensweise kann auch helfen, den Blutzucker zu kontrollieren und Triglyceride zu senken, die Herzerkrankungen begünstigen können.

»Keto«

Ketogene Ernährung ist sehr kohlenhydratarm und sehr fettreich. Bei manchen Varianten stammen bis zu 75 Prozent oder sogar mehr der Kalorien aus Fett und weniger als 5 Prozent der Kalorien aus Kohlenhydraten. Das mag nicht gesund klingen, aber ketogene Diäten zeigen bei der Gewichtsabnahme große Wirkung, zumindest kurzfristig. Eine Metaanalyse randomisierter kontrollierter Studien (also eine Analyse mehrerer Forschungsstudien) ergab, dass die ketogene Diät einer fettarmen Ernährung in Bezug auf die langfristige Gewichtsabnahme überlegen ist (ein Jahr nach der Analyse der Studien hatten die Teilnehmenden ihr Gewicht mit der Keto-Diät besser gehalten als mit einer fettarmen Ernährung).[31] Eine andere Studie, über die im *International Journal of Environmental Research and Public Health* berichtet wurde, kam zu dem Schluss, dass eine ketogene Ernährung bei fettleibigen Menschen das Hungergefühl reduzieren und den Fettabbau beschleunigen kann,[32] obwohl die Keto-Ernährung in diesem Artikel als vorübergehende Diät und nicht als dauerhafte Ernährungsweise beschrieben wurde.

Wenn du gesundheitliche Probleme hast, zum Beispiel eine Herzerkrankung oder Diabetes, solltest du dich ärztlich beraten lassen, ob diese Art der Ernährung für dich geeignet ist. Wenn du die ketogene Diät ausprobieren möchtest, achte darauf, dass du reichlich nicht stärkehaltiges Gemüse und Obst zu dir nimmst, damit du genug Ballast- und Nährstoffe bekommst.

Intervallfasten

Diese letzte Ernährungsphilosophie dreht sich nicht darum, was du isst, sondern wann du isst. Beim Intervallfasten legst du fest, in welchem Zeitfenster du essen darfst und in welchem nicht. Anfangs starten viele mit zwölf Stunden Fasten und zwölf Stunden Essen. Wenn du also deine Abendmahlzeit um 19 Uhr beendest, frühstückst du frühestens um 7 Uhr. Da du vermutlich einen Großteil der Zwischenzeit mit Schlafen verbringst, ist eine zwölfstündige Fastenphase meist nicht allzu schwierig.

Wer noch einen Schritt weiter gehen möchte, kann das Fastenfenster auf 14, 16, 18 oder auch 20 Stunden ausdehnen, sodass nur 10, 8, 6 oder 4 Stunden bleiben, um den gesamten Tagesbedarf an Kalorien und Nährstoffen zu decken. Manche verzichten sogar jede Woche einen oder zwei

Tage lang komplett auf Nahrung oder essen im Extremfall nur alle zwei Tage.

Dahinter steckt die Theorie, dass sich der Körper in der Zeit, in der er nicht mit der Verdauung beschäftigt ist, heilen und regenerieren kann. Die meisten Studien zum Intervallfasten zeigen einen gewissen Abnehmeffekt und eine Verbesserung des Stoffwechsels;[33] Intervallfasten kann also dazu beitragen, Körperfett und Entzündungen zu reduzieren und die Insulinempfindlichkeit zu verbessern.

Manche Menschen essen von Natur aus in diesem Rhythmus. Sie nehmen erst gegen Mittag die erste Nahrung zu sich oder essen ihre letzte Mahlzeit am späten Nachmittag. Wenn du weißt, dass du hungressiv (hungrig und aggressiv) wirst, wenn du ein paar Stunden nichts gegessen hast, ist diese Ernährungsweise vielleicht nicht das Richtige für dich. Wie gut man damit zurechtkommt, scheint von der Lebensweise und möglicherweise vom Stoffwechsel abzuhängen.

Wenn du Intervallfasten ausprobieren möchtest, starte am besten, indem du über Nacht zwölf Stunden lang fastest, und wenn dir das zusagt, kannst du dich allmählich an längere Zeiträume herantasten. Aber höre dabei auf deinen Körper! Wie du dich fühlst, verrät dir, ob Fasten etwas für dich ist. Wenn du dich mit dem Fasten gut fühlst und du es magst, reagiert dein Körper vermutlich gut darauf. Wenn du es furchtbar findest, mach dir deshalb keine Gedanken. Wie du gerade erfahren hast, gibt es viele verschiedene Ernährungsmuster, mit denen sich mindestens genauso effektiv die Gesundheit fördern und ein gesundes Gewicht erreichen lässt wie mit Intervallfasten.

♦

Wir hoffen, dass du mittlerweile ein paar gute Ideen zum Thema Essen gesammelt hast und dich von der Macht der Lebensmittel inspirieren lässt, die deine Gesundheit und dein Gewicht beeinflussen können. Noch nicht eingegangen sind wir jedoch auf die Psychologie des Essens. Dass du dir eine Ernährungsweise aussuchst, ist das eine, aber die komplizierte Beziehung zwischen Mensch und Nahrung geht noch viel weiter. Warum isst du? Wie isst du? Was ist mit Heißhungerattacken, emotionalem Essen und achtsamem Essen? Im nächsten Kapitel werden wir Essen nicht nur als Nahrung sehen, sondern genauer betrachten, was beim Essen im Gehirn vor sich geht.

5

Die Psychologie des Essens

Gutes Essen ist wie Musik, die man schmeckt,
oder Farbe, die man riecht. Exquisites gibt es überall,
man muss nur offen sein und sich die Zeit nehmen,
es zu genießen.

KOCH AUGUSTE GUSTEAU (AUS DEM FILM *RATATOUILLE*)

Wenn du aus diesen Kapiteln über das Essen eines mitnimmst, dann hoffentlich das: Essen ist dazu da, dass wir es genießen. Essen ist ein wesentlicher Bestandteil des Lebens, und unabhängig von deinen gesundheitlichen Zielen kannst du es richtig auskosten, dich darauf freuen und erreichen, dass du an deine Mahlzeiten zurückdenkst, weil sie so lecker waren. Doch das ist leichter gesagt als getan. Um diese trügerisch einfache Beziehung zum Essen zu erreichen, braucht es ein wenig psychologisches Know-how. Aber zum Glück ist das unsere Spezialität!

Die Ernährung wird kompliziert, wenn wir Gefühle, Urteile und Werte auf unser Essen projizieren. Das Verhältnis zum Essen ist oft geprägt von »*Ich kann nicht, sollte nicht, darf nicht, werde nicht, ich sollte, ich müsste, ich muss*«. Man fragt sich: »Warum habe ich das gegessen?« »Warum habe ich das nicht gegessen?« »Warum kann ich nicht essen, was ich mir vorgenommen habe?« »Warum esse ich, was ich nicht essen wollte?« All dieses »Sollen«, Hinterfragen und Bewerten weckt Angst, Schuldgefühle, Reue und das Gefühl, die Ernährung nicht richtig im Griff zu haben.

Leider fördert die heutige Diätkultur viele dieser Ansichten. Sie sorgt dafür, dass man ohne Diät nicht mehr zurechtkommt und entweder ständig verzichtet (»Ich habe enorme Willenskraft!«) oder sich Vorwürfe macht, weil man »zu viel« isst (»Ich habe keine Willenskraft!«). Dieses Schwarz-Weiß-Denken entspricht zu einem gewissen Grad der menschlichen Natur. Dr. Michaelides sagt: »Wir Menschen stecken Dinge gern in Schubladen und ordnen sie ein, um die Welt zu begreifen.« Einordnen ist schön und gut, doch Verurteilen geht zu weit.

Du hast bereits festgestellt, dass wir bei Noom manchmal auch mit Kategorien arbeiten, zum Beispiel, wenn wir zwischen Nahrungsmitteln mit hoher und geringer Kaloriendichte unterscheiden. Das macht es leichter, eine ausgewogene Ernährung zu finden. Allerdings würden wir niemals behaupten, dass Nahrung mit geringer Kaloriendichte gut und solche mit hoher Kaloriendichte schlecht ist. Du kannst dir klare Gesundheitsziele setzen (SMART-Ziele). Du kannst ein Großes Ganzes haben. Du kannst auf bessere Gesundheit oder ein Gewicht hinarbeiten, mit dem du dich wohlfühlst, aber dazu ist es nicht nötig, dass du Nahrungsmittel bewertest.

Zugegeben, es ist oft nicht so leicht, sich das abzugewöhnen. Vielleicht musst du dazu deine Gedanken, Gefühle und Einstellungen zum Essen so umdeuten, dass sie deine Ziele unterstützen und nicht untergraben. Damit du deine Beziehung zur Nahrung und deine Gedanken und Gefühle in Bezug auf das Essen neu gestalten kannst, starten wir mit einem kleinen psychologischen Trick, den wir als *Metakognition* bezeichnen.

Einführung in die Metakognition

Denk mal über Folgendes nach: Du bist nicht deine Gedanken, und du bist nicht deine Gefühle. Du bist der Mensch, der Gedanken und Gefühle *hat*.

Metakognition ist ein hochtrabender Begriff für das Bewusstsein, dass Person und Gedanken getrennt sind; man erkennt, dass man selbst seine Gedanken beobachtet.[1] Das eigene Verstehen oder die eigene Leistung wird dabei geplant, überwacht und beurteilt, und dazu gehört auch ein kritisches Bewusstsein für das eigene Denken und Lernen sowie das Bewusstsein, dass man selbst der Mensch ist, der denkt und lernt. Metakognition bedeutet genau genommen »Erkennen des Erkennens« oder Nachdenken über das Nachdenken. (Kannst du uns noch folgen?) Das klingt nach einer coolen Theorie, die Stoff für einen Science-Fiction-Film bietet (ein Gedanke in einem Gedanken in einem Gedanken ...), ist jedoch in Wirklichkeit ein Hilfsmittel zum Umgang mit Gedanken über Essen (oder über alles Mögliche), die dir problematisch erscheinen.

Ehe du eine gute Beziehung zum Essen aufbauen kannst, musst du dich unter Umständen mit einigen deiner weniger hilfreichen Gedanken zu diesem Thema auseinandersetzen. Dazu musst du diese Gedanken zunächst zur Kenntnis nehmen und dir klarmachen, dass du diese Gedanken *hast,* nicht *bist.* Sinnvoll ist auch, dass du dich kritisch fragst, ob die Gedanken wahr sind.[2] Stellen wir uns vor, du hast tagsüber viel Gemüse und Obst gegessen und hast im Fitnessstudio trainiert, sodass du vielleicht denkst, dass du sehr »brav« warst. Beim Abendessen hast du dann großen Hunger und nimmst Nachschlag sowie ein üppiges Dessert. Danach könntest du denken, dass damit alles wieder zunichtegemacht ist, dass du versagt hast und »böse« warst.

Metakognition gibt dir die Möglichkeit, diese Gedanken zu stoppen und sie unabhängig von dir selbst zu untersuchen. Ist man wirklich brav, wenn man Gemüse isst, und böse, wenn man Nachtisch nimmt? Natürlich nicht, auch wenn du diesen Gedanken oder dieses Gefühl hast. Mache dir deutlich, dass du *denkst,* dass du gut oder schlecht bist, das jedoch nichts damit zu tun hat, ob du tatsächlich gut oder schlecht bist.

Wenn du merkst, dass deine Gedanken eine negative Richtung nehmen, kannst du mithilfe der Metakognition die Spirale der Verzweiflung stoppen, die so häufig auftritt, wenn man sich gesünder ernähren will und meint, man hätte versagt. Mit der Metakognition kannst du dich von deinen Gedanken lösen, um sie (1) zu dekonstruieren, damit du erkennst, ob sie wahr sind oder nicht, und (2) so umzuformulieren, dass sie positiver sind und deinen Zielen entsprechen.

Hier sind einige Vorschläge, wie du bestimmte Gedankenverzerrungen aus deinem Kopf verbannen und umformulieren kannst:

- **»Ich war den ganzen Tag brav.«** Was soll das überhaupt bedeuten? Den ganzen Tag brav? Im Ernst? Löse diesen Gedanken von dir und betrachte ihn als etwas, das in der Luft herumschwirrt. »Ich war den ganzen Tag brav.«

Wenn du ihn lange genug betrachtest, kann er absurd wirken. Formuliere diesen Gedanken so um, dass er für dich nützlicher wird, zum Beispiel: »Ich habe mich heute an meine Ziele gehalten. Ich bin sehr stolz darauf, wie gut mir das gelungen ist! Ich kann gesunde Gewohnheiten wirklich pflegen.«

- **»Ich habe heute Abend gesündigt.«** Glaubst du wirklich, dass du »gesündigt« hast? Wenn ja, ist das ein rationaler Gedanke? Würden Menschen, die dich lieben, das genauso sehen? Vielleicht kannst du diesen Gedanken umformulieren zu: »Ich hatte einen langen Tag und war beim Abendessen entscheidungsmüde. Mir war, als wäre meine gesamte Willenskraft aufgebraucht, und dann habe ich mehr gegessen, als ich mir heute Morgen vorgenommen hatte.« Fertig. Kein Urteil, nur Tatsachen. Wenn du statt des entmutigenden Gedankens einen hilfreichen ergänzen möchtest, könntest du auch denken: »Tja, das passiert jedem mal. Das heißt aber nicht, dass es mir immer wieder passieren muss. Ich weiß jetzt, dass ich nicht so gut nach meinen langfristigen Zielen handeln kann, wenn ich müde bin. Wie könnte ich dafür sorgen, dass es mir beim nächsten Mal besser gelingt?«

- **»Ich habe es verbockt. Ich habe versagt!«** Lass diese Aussage eine Minute lang im Raum stehen, dann wirst du erkennen, wie unwahr sie ist. Ist man ein Versager, wenn man mehr isst, als man sich ein paar Stunden vor einer bestimmten Mahlzeit vorgenommen hat? Natürlich nicht. Du hast noch viele Gelegenheiten, an deinen Zielen zu arbeiten. Stattdessen könntest du diesen

Gedanken neu formulieren: »Ich weiß, dass ich aus bestimmten Gründen so gehandelt habe. Vielleicht hatte ich tagsüber nicht genug gegessen, sodass ich zu hungrig war. Ich habe mich heute Abend nicht an meinen Plan gehalten, und manchmal gehen Pläne nicht auf.« Du kannst auch die positive Seite sehen und dich daran erinnern, wie lecker das Eis war. Vielleicht denkst du sogar: »Es ist in Ordnung, wenn man ein Eis richtig genießt.«

- **»Es wird mir nie gelingen, gesund zu werden.«** Kannst du hellsehen? Kannst du in die Zukunft blicken? Dieser negative Gedanke sollte besonders unwahr erscheinen, wenn du ihn mit dem Abstand betrachtest, den die Metakognition verschaffen kann. Woher willst du wissen, was du im Leben nicht schaffen wirst? Du könntest diesen Gedanken so umformulieren: »Gesund werden ist eine Reise, und ich bin auf dieser Reise, weil ich mich gut fühlen will. Im Moment fühle ich mich aber nicht so gut, und das ist ein Anhaltspunkt, an dem ich mich orientieren kann.«

So kannst du bei jeder Gedankenverzerrung vorgehen. Mach einfach einen Schritt zurück. Schau genau hin. Dein Gehirn ist schlau, aber manchmal bringt es Gedanken hervor, die zu dramatisch, pessimistisch oder frustrierend sind. Dann wieder ist es unglaublich optimistisch, übermütig und fröhlich oder voller Hoffnung und Ehrgeiz. Du entscheidest, welche Gedanken du dir zu Herzen nimmst und bei welchen du die Augen verdrehst und sagst: »Hört mal, Gedanken, lasst uns realistisch bleiben.« (In Kapitel 9 zum Thema Achtsamkeit werden wir mehr zur Metakognition erläutern).

DAS IST MEINE AUFGABE

Es gibt einen tollen Trick, um Frustgedanken und -gefühlen entgegenzuwirken und sie umzuformulieren, nämlich ein einfacher Satz, in dem viel Kraft steckt: »Das ist meine Aufgabe.« Immer, wenn du denkst, dass deine Ziele zu schwierig sind, dass du sie nicht erreichen kannst, dass du nicht weiterkommst oder dass du einfach aufgeben willst, musst du dir nur sagen: »Das ist meine Aufgabe.«[3]

Wir alle müssen in diesem Leben immer wieder Dinge erledigen, die keinen Spaß machen, aber wir haben uns dazu entschieden, weil sich das Ergebnis lohnt, sei es die Gehaltszahlung, Stolz oder das Gefühl, etwas geleistet zu haben, oder auch, dass wir uns besser fühlen und gesünder sind. Du willst nicht zum Fitnesstraining? »Das ist meine Aufgabe.« Du hast Heißhunger auf Süßes, dem du gern widerstehen würdest, doch das erscheint dir unmöglich, obwohl du bereits reichlich zu Abend gegessen hast und eigentlich nicht hungrig bist? »Das ist meine Aufgabe.« Du bist versucht, dem Gruppenzwang nachzugeben und dich zum Essen drängen zu lassen, obwohl du gern die Kraft hättest, Nein zu sagen? »Das ist meine Aufgabe.«

Betrachtest du deine Ziele als Aufgabe, die du erledigen musst, wirken sie oft wichtiger und dringender und lassen sich nicht so leicht ignorieren. So ist es auch einfacher zu erkennen, wie sich die täglichen Schritte summieren, mit denen du dich auf dein Ziel zubewegst.

Esstypen

Mithilfe der Metakognition lässt sich übrigens hervorragend ermitteln, warum und wie wir essen, denn dafür gibt es viele Gründe. So kannst du erkennen, wann du aus Hunger isst, wann zum Vergnügen, wann aus Langeweile und wann als Reaktion auf starke Gefühle. Es ist nicht falsch, wenn man manchmal nicht aus Hunger isst, aber wenn du meinst, dass du das Essen nicht mehr unter Kontrolle hast und nicht so isst, wie es deinen Gesundheitszielen dient, kann Metakognition helfen.

Um dieses Werkzeug effektiver zu nutzen, haben wir vier Esstypen ermittelt, die fast jeder Mensch hin und wieder zu bestimmten Zeiten, in bestimmten Situationen und bei bestimmten Stimmungen zeigt. Lies dir die Definitionen aufmerksam durch und achte darauf, ob dir diese Verhaltensweisen bekannt vorkommen (die meisten von uns haben sie alle schon mal erlebt). Wenn sie dann demnächst wieder auftreten, wirst du besser verstehen, wie und warum du isst. Die vier Esstypen, die wir identifiziert haben, lauten: Kraftstoff-Essen, Genuss-Essen, Nebenbei-Essen und Sturm-und-Drang-Essen. (Dr. Michaelides weist uns und dich darauf hin, dass diese Bezeichnungen, so sinnträchtig sie auch sein mögen, keine psychologischen Begriffe sind. Wir haben sie erfunden, damit sie einprägsam sind und du sie leicht wiedererkennst, werden jedoch auch erläutern, was psychologisch dahintersteckt.

Kraftstoff-Essen

Kraftstoff-Essen bedeutet, dass man isst, um den Körper mit Energie zu versorgen. Kraftstoff-Esser suchen sich Nahrungsmittel aus, die den Körper nähren und den richtigen Brennstoff für viel Energie und gute Gesundheit liefern, nämlich komplexe Kohlenhydrate, gesunde Fette, mageres Eiweiß, Ballaststoffe, Vitamine und Mineralien. Kraftstoff-Essen ist Essen, um zu leben (im Gegensatz zu leben, um zu essen), und fühlt sich gut an, weil diese Nahrungsmittel der ideale Kraftstoff für den Körper sind. Wenn du dich bewusst für einen großen Salat mit viel Gemüse und gegrilltem Lachs entscheidest, ist das Kraftstoff-Essen.

Kraftstoff-Essen sorgt dafür, dass dein Körper besser funktioniert, und ist auch gut für deine psychische Gesundheit. Für eine 2017 in *Scientific Reports* veröffentlichte Studie zur Zufriedenheit und Sättigung nach dem Essen mussten die Testpersonen acht Tage lang per Smartphone eine Einschätzung abgeben.[4] Erstaunlicherweise stellte sich heraus, dass Gemüse über die acht Tage hinweg die größte Zufriedenheit verschaffte und dass die Testpersonen nach dem Verzehr von Gemüse und Obst genauso glücklich waren wie nach dem Verzehr von Süßigkeiten. Die Studie ergab auch, dass sie nach der Hauptmahlzeit genauso zufrieden waren wie nach dem Naschen – das verblüffte das Forschungsteam, denn es hatte damit gerechnet, dass Naschen glücklicher machen würde. Deshalb solltest du bitte nicht denken, dass Kraftstoff-Essen unangenehm ist. Ganz im Gegenteil!

Weil es so gesund ist, besteht allerdings die Gefahr, dieses Essverhalten als »gut« oder »richtig« zu bezeichnen. Es ist gut *für dich,* aber nicht die einzige Ernährungsweise weit und breit.

Genuss-Essen

Genuss-Esser essen zum Vergnügen. Wenn Kraftstoff-Essen bedeutet, dass man isst, um zu leben, bedeutet Genuss-Essen, dass man lebt, um zu essen (und ja, beides ist gleichzeitig möglich – Abwechslung bringt Würze ins Leben). Zum Genuss-Essen gehört Wohlfühl-Essen (Mamas Spaghetti!), üppige Desserts (wie wäre es mit Schokoladen-Lavakuchen?) und Festtagsessen (Geburtstagstorte!) sowie alle Nahrungsmittel, die man mehr zum Vergnügen als wegen ihrer Nährstoffe isst.

Das heißt aber nicht, dass dieses Essen nicht nahrhaft ist. Laut einer Studie, die in der Zeitschrift *Health Psychology Open* erschien, kann der maßvolle Konsum von Genussmitteln gesünder sein als ständiges Grübeln über Essensfragen, das krampfhafte Bemühen, sich perfekt zu ernähren, und eine negative Einstellung zu Genussmitteln. Zwar liegt es nahe, Kraftstoff-Essen als »gut« zu betrachten oder Genuss-Essen als »schlecht«, doch das schafft oft unnötig Stress.[5] Etwas Genuss im Leben kann gar nicht falsch sein! Der bewusste Verzehr von Lebensmitteln, die lecker sind und im Kreis von Angehörigen und Freunden genossen werden, Freude am Kochen, Wertschätzung von Genuss sowie die Auswahl qualitativ hochwertiger Nahrungsmittel und Essensrituale sind allesamt gute Möglichkeiten, um maßvoll zu essen, ohne ständig an Selbstbeherrschung denken zu müssen, so die Studie. Diese Theorie können wir nur bestätigen! Allerdings haben Genuss-Nahrungsmittel zumeist eine hohe Kaloriendichte, und das solltest du im Hinterkopf behalten, wenn du deine Portionsgröße festlegst.

Nebenbei-Essen

»Nebenbei-Essen ist im Prinzip gedankenloses Essen«, so Dr. Michaelides. »Man tut es nebenbei und nimmt es gar nicht richtig wahr.« Das kennen wir alle, oder? Du verfolgst gebannt einen Film, und auf einmal ist die ganze Tüte Chips leer. Wenn du dann vorwurfsvoll den Hund anschaust, sagt sein Blick: »Hey, das warst du ganz allein!«

Dass wir Handlungen, die wir mehrmals täglich ausführen, irgendwann nicht mehr wahrnehmen, ist ganz normal. Als du zum allerersten Mal ein Eis gegessen hast, hat dich diese himmlische Kreation vermutlich überwältigt, aber mit der Zeit hast du dich daran gewöhnt. Es ist schwer, sich auf etwas zu konzentrieren, das sehr häufig geschieht, deshalb läuft das Essen bei sehr vielen Menschen ganz automatisch ab, während sie sich mit ihrem Handy beschäftigen, fernsehen oder sogar angeregte Tischgespräche führen.

Nebenbei-Essen lässt sich nicht vollkommen vermeiden. »Es ist ziemlich unrealistisch, jedem einzelnen Bissen, den man zu sich nimmt, volle Aufmerksamkeit zu schenken«, erklärt Dr. Michaelides. »Trotzdem kann man mit etwas Achtsamkeit dafür sorgen, dass sich das Essverhalten bessert.« Wenn du beim Essen aufmerksamer bist, kannst du überlegtere Entscheidungen treffen, besser erkennen, wann du satt bist, und das Essen mehr genießen.

Außerdem wird dir dann oft deutlicher, wie viel du eigentlich isst. Ist dir überhaupt aufgefallen, dass der Kellner dein Weinglas nachgefüllt hat? Willst du wirklich die ganze Schüssel Tortilla-Chips leerfuttern? Wenn du dir deine Portionen bewusster einteilst und so aufmerksam isst, dass du »Nein, danke, ich habe genug« sagst, wenn du tatsächlich genug hattest, kannst du vermeiden, dass du mehr isst, als du eigentlich willst.

Sturm-und-Drang-Essen

Sturm-und-Drang-Essen ist meist die Reaktion auf starke Gefühle oder Nahrungsentzug. Du kommst wütend von der Arbeit und stürmst sofort zum Snack-Schrank. Auf dem Tisch steht eine Dose Kekse, niemand ist zu Hause, und obwohl du »zuckerfrei« leben willst, machst du dich darüber her. Keiner hat's gesehen! Oder du hast den ganzen Tag nur Salat und Obst gegessen, und dann bestellt jemand eine fettige Peperoni-Pizza mit doppelt Käse, und du schlägst hemmungslos zu.

Sturm-und-Drang-Essen hat nichts mit echtem Hunger zu tun, sondern ist vielmehr eine Rebellion gegen die Beschränkung der Nahrungszufuhr und/oder der Versuch, sich mit Essen zu therapieren. Wenn es uns überkommt, fühlen wir uns der Attacke oft hilflos ausgeliefert wie einem Tornado. Die meisten Menschen haben schon mal Essanfälle erlebt, vielen geht es sogar sehr häufig so. Gelegentliches Sturm-und-Drang-Essen ist normal, aber wenn es zur Gewohnheit wird, kann es dich eindeutig daran hindern, deine Gesundheitsziele zu erreichen. (Und wenn du dich beim Sturm-und-Drang-Essen oft hilflos fühlst, solltest du dir professionelle Beratung zu Essanfällen oder Ernährungsfragen suchen.) Wenn du meinst, dass du zu diesem problematischen Essverhalten neigst, solltest du dich fragen, ob du genug isst, ob du dich beim Essen vielleicht zu sehr einschränkst oder ob du aus emotionalen Gründen isst, und dir Alternativen überlegen (denn emotionale

Probleme lassen sich auf lange Sicht leider nicht mit Nahrung lösen).

Emotionales Essen

Da wir dieses Phänomen nun schon angesprochen haben und es beim Sturm-und-Drang-Essen (und auch bei anderen Esstypen) oft eine Rolle spielt, wollen wir genauer auf emotionales Essen eingehen. Emotionales Essen bedeutet, dass man als Reaktion auf starke Gefühle isst, weil kurzfristig der Eindruck entsteht, das Essen würde helfen. Essen kann tröstlich, interessant, angenehm und ablenkend sein; und manchmal meinst du vielleicht, dass du genau das brauchst. Und möglicherweise stimmt das auch!

Wenn du jedoch häufiger aus emotionalen Gründen isst, als du eigentlich willst, solltest du versuchen, deine emotionale Energie umzulenken. Keine Sorge – wir raten dir jetzt nicht »nimm ein Schaumbad«, »ruf eine Freundin an« oder irgendetwas anderes, was du schon tausendmal gehört hast. Wir raten dir nicht mal dazu, deine »Gefühle zu spüren«, denn mit emotionalem Essen will man ja erreichen, dass man *sie nicht spüren muss*! Dazu ist später immer noch Zeit, aber in dem Augenblick, in dem du nichts außer Kuchen willst, wird es dir vermutlich nicht helfen, deine Gefühle zu spüren.

Was du wirklich brauchst, sind Bewältigungsstrategien,[6] und weißt du was? Wir kennen *massenweise* Bewältigungsstrategien![7] Wir haben sogar ein Akronym dafür: EMOTE. *Emote* ist das englische Wort für »Gefühle ausleben«, aber darum geht es hier nicht. Bei uns steht es für ***Explore*** (erkunden), ***Meditate*** (meditieren), ***Observe*** (beobachten), ***Talk/***

Text (reden oder Textnachrichten schreiben) und *Exercise* (bewegen). Die EMOTE-Strategie ist eher ein Ersatz für das tatsächliche Empfinden, wenn dir eine Situation zu schwierig erscheint. Wenn du den Drang nach Essen verspürst und weißt, dass dafür emotionale Gründe verantwortlich sind, kannst du Folgendes tun:

E für Explore oder Erkunden

Erkunden macht Spaß! Es ist faszinierend, es ist interessant, und es kann dir sogar die Dopamin-Dosis liefern, die dir gute Laune macht. Wenn dein Essensdrang auf ein starkes Gefühl und nicht auf Hunger zurückgeht, widme dich etwas anderem, das dich interessiert und dir ein gutes Gefühl verschafft. Lies einen spannenden Artikel, stürz dich in die Tiefen des Internets (Verschwörungstheorien!) oder schau eine Sendung, die du schon längst einmal sehen wolltest. Steck dir Kopfhörer ins Ohr und hör dir die neue Band an, die in aller Munde ist. Wie wäre es mit dem Hobby, für das du so selten Zeit hast? Spiel Gitarre, male deine Katze, widme dich einem Heimwerker-Projekt, nimm deine Memoiren in Angriff (du bist durchaus interessant genug!), probiere eine neue Wanderroute aus, arbeite am Entwurf für dein Traumhaus, plane den nächsten Urlaub – oder irgendetwas anderes Neues und Aufregendes, das deine Fantasie und Leidenschaft anregt. Lass zu, dass dieses Erkunden und das Neue dein Gehirn in Beschlag nehmen, sodass kein Platz mehr für etwas anderes bleibt.

M für Meditate oder Meditieren

Lass los und gib mir Zen! Meditieren ist gar nicht so schwer, wie es immer heißt, und fühlt sich sehr, sehr gut an. Es kann deinen besorgten Geist beruhigen, Stress abbauen, dich aufmuntern und dir ein Gefühl der Gelassenheit vermitteln. Meditieren kann man auf unterschiedlichste Weise – zum Beispiel, indem man einfach dasitzt und spürt, wie es sich anfühlt, wenn man ein- und ausatmet, indem man einen beruhigenden Satz wiederholt oder indem man sich eine entspannende Umgebung visualisiert. Ommmm ... Such dir die Strategie aus, die dir gefällt.

MEDITATIONSMENÜ

Alles, was dir dabei hilft, dich zu entspannen, lässt sich als Meditation bezeichnen, aber manchmal ist etwas Struktur sinnvoll. Hier findest du ein paar einfache Meditationstechniken, die du ausprobieren kannst, wenn du bei starken Emotionen den Drang verspürst, sie mit Essen zu lindern:

- **Seufzende Atmung:** Atme tief durch die Nase ein, füll deine Lunge mit so viel Luft wie möglich und lasse sie dann mit einem langen Seufzen durch den Mund wieder heraus. Wiederhole das fünfmal oder so lange, bis das starke Gefühl abebbt.
- **Quadrat-Atmung:** Atme ein und zähle dabei bis vier, halte dann die Luft an und zähle wieder bis vier, atme aus und zähle erneut bis vier. Wiederhole das so oft wie nötig.

- **Kontrollierte Atmung:** Such dir eine Zahl aus. Zähle langsam bis zu dieser Zahl und dann wieder zurück bis 1. Wiederhole das so oft wie nötig.
- **Visualisierung:** Stell dir eine friedliche Umgebung vor und male dir aus, dass du in dieser Umgebung bist und mit ihr interagierst. Gestalte dein Fantasiebild so detailreich wie möglich. Wo bist du? Spazierst du durch einen friedlichen Wald oder über eine Blumenwiese? Bist du am Strand, in deiner Lieblingsstadt oder an einem Ort aus deiner Vergangenheit, den du sehr geliebt hast? Stell dir deinen idealen Meditationsgarten, ein Yogastudio oder eine Designerküche vor. Lass in deinem Kopf einen Ort entstehen, der dir Freude und Entspannung bringt. Viel Spaß!

O für Observe oder Beobachten

Sitze ein paar Minuten still da und beobachte deine Umgebung mit allen vier Sinnen (»Schmecken« kannst du dabei auslassen). Nimm zur Kenntnis, was du siehst (sehr detailliert), riechst (Gerüche sind oft sehr dezent, aber versuche, einige zu unterscheiden), hörst (vom Straßenlärm bis zum Brummen der Spülmaschine) und fühlst (deine Kleidung, die Luft auf deiner Haut). Das kann auf interessante Weise ablenken und dich wirklich auf das Hier und Jetzt erden.

T für Talk/Text oder Reden/Textnachrichten schreiben

Kontakt zu Freunden tut nicht nur dann gut, wenn du deine innigsten oder kompliziertesten Gefühle offenbarst. Starte ein lockeres Gespräch oder schicke eine Textnachricht, um dich einfach mal wieder zu melden. Wenn du dich nach jemand anderem erkundigst, ist das eine tolle Ablenkung. Nichts befreit dich so gut aus deinen eigenen Gedanken, wie wenn du anderen zuhörst. Und wenn du letztendlich doch über deine Gefühle sprichst, ist das auch okay! Aber es ist keineswegs nötig. Manchmal lässt sich ein beunruhigendes Gefühl einfach dadurch abstellen, dass man sich vor Augen führt, was andere Menschen gerade durchmachen.

E für Exercise oder Bewegung[8]

Nein, du musst nicht ins Fitnessstudio oder eine halbe Stunde Ausdauersport treiben oder etwas anderes machen, zu dem du gerade höchstwahrscheinlich keine Lust hast. Aber welche körperliche Betätigung könntest du eine Minute oder auch fünf Minuten lang durchhalten? Stell dir einen Timer. Eine Minute reicht schon, um deine Gedanken auf etwas anderes zu lenken und den Kreislauf in Schwung zu bringen. Versuche, in einer Minute möglichst viele Kniebeugen, Liegestütze, Ausfallschritte, Hampelmänner oder andere Übungen zu schaffen. Oder stell dir einen Timer auf fünf Minuten und drehe eine kurze Runde an der frischen Luft. Selbst wenn du nur bis zum Ende des Bürgersteigs oder bis zur Einfahrt kommst, hast du dich bewegt.

Und wenn du nach einem (oder mehreren oder allen) dieser Bewältigungsmechanismen feststellst, dass du tatsächlich Hunger hast? Dann iss etwas, um Himmels willen! Essen ist *immer* eine Option. *EMOTE* ist nur für die Momente gedacht, in denen *du* (und niemand sonst) der Ansicht bist, dass Essen gerade nicht die beste oder gesündeste Entscheidung für dich ist. Weitere Hilfe zu Nebenbei-Essen, Sturm-und-Drang-Essen und emotionalem Essen findest du im Abschnitt zu den grundlegenden Gewohnheiten ab Seite 198, insbesondere in »Schluss mit Schubladendenken« und »Achtsam essen«.

Wenn du dich genauer mit deiner Beziehung zum Essen befasst und versuchst, sie zu beeinflussen, stellst du vielleicht fest, dass du mit einem anderen lästigen Phänomen zu tun hast: Heißhungerattacken. Jeder kennt sie, aber wenn du meinst, dass sie dein Essverhalten in einer Weise kontrollieren, die dir nicht gefällt, solltest du dich vielleicht etwas genauer damit befassen. Denn du weißt ja, dass man sagt: »Halte deine Freunde nahe, aber deine Feinde noch näher!« (Obwohl Heißhunger, wie du gleich feststellen wirst, eigentlich nicht dein Feind ist. Er kann dir sogar helfen, deinen Körper besser wahrzunehmen.)

Heißhunger besiegen

Auf die Frage, weshalb ihr Bemühen um eine gesündere Ernährung gescheitert ist, antworten bei Studien viele Menschen: »Heißhunger.« Heißhunger fühlt sich wie ein körperliches Phänomen an, hat aber oft (wenn auch nicht immer) psychologische Auslöser. Was ist die wahre Ursache für Heißhungerattacken, warum geben wir ihnen nach, und vor allem: Wie können wir verhindern, dass wir ihnen hilflos gegenüberstehen?

Zu den Ursachen des Heißhungers gibt es unterschiedliche Ansichten, viele davon wissenschaftlich fundiert. Vermutlich sind sie je nach Situation alle in gewissem Maße richtig. Hier einige der gängigsten Theorien – könnte eine davon auf dich zutreffen?

- **Nährstoffmangel führt zu Heißhunger.** Nach einer weit verbreiteten Theorie bekommt man Heißhunger auf Nahrungsmittel mit einem bestimmten Nährstoff, wenn dem Körper dieser Nährstoff fehlt. Das ist ein eher physiologischer als psychologischer Erklärungsansatz. Demnach hätte man bei Eisenmangel beispielsweise Appetit auf Steak. Wer wenig Magnesium zu sich nimmt, könnte Lust auf dunkle Schokolade haben, wer wenig Vitamin C isst, bekäme Heißhunger auf Orangen.
  In Extremfällen mag das zutreffen, doch im Großen und Ganzen wurde diese Theorie widerlegt. Dein Heißhunger auf Chips könnte zwar theoretisch auf einen Natriummangel zurückgehen, aber die meisten Menschen nehmen mehr als genug Natrium zu sich und haben trotzdem Appetit auf salzige Snacks. In Wirklichkeit gilt sogar eher das Gegenteil: Forschungen haben ergeben, dass Menschen, die viel Salz essen, eher Verlangen nach Salz haben, während Menschen mit geringem Salzkonsum an weniger Salz gewöhnt sind und weniger Verlangen danach haben.[9] Auch wer viel Zucker isst, will eher noch mehr davon – vielleicht, weil Zucker Opioide und Dopamin im Gehirn freisetzt[10] und diese angenehme

Reaktion Gewohnheiten bildet. Insgesamt scheint man sich derzeit einig zu sein, dass Nährstoffmangel zwar theoretisch Heißhunger auslösen kann und das gelegentlich auch der Fall ist, andere Gründe jedoch wahrscheinlicher sind.

- **Ernährungsvorschriften führen zu Heißhunger.** Wenn man nicht genug isst oder sich bestimmte Nahrungsmittel versagt, kommt es häufig zu Heißhungerattacken, vor allem auf das, was man sich nicht erlaubt. Das liegt daran, dass wir von Natur aus rebellisch sind. »Ich darf also keine Schokolade? Ach, ja? Ich werde es dir zeigen! Sieh nur, wie viel Schokolade ich essen kann!« Auch wenn du das vielleicht nicht aussprichst oder nicht einmal denkst, könnte dieses Gefühl hinter deinem Heißhunger stecken. Allerdings ist das wahrscheinlich nur bei sehr strengen Essensvorschriften und Unterernährung der Fall. Bei einer vernünftigen Kalorienreduzierung zur gesunden Gewichtsabnahme entsteht dieser Effekt eher nicht, zumindest nicht auf lange Sicht. Eine Studie aus dem Jahr 2020, die in der Zeitschrift *Nutrition and the Brain* veröffentlicht wurde, stellte fest, dass eine Kalorienreduzierung zwar zu Beginn Heißhungerattacken auslöst, diese jedoch nur von kurzer Dauer sind und wie eine Gewohnheit verlernt werden können.[11] Eine langfristige Kalorienreduzierung kann Heißhungerattacken sogar *reduzieren* – vielleicht, weil man sich daran gewöhnt, weniger zu essen, und hat man sich einmal daran gewöhnt, wird das zur neuen Normalität.

- **Übermäßiges Essen verursacht Heißhunger.** Wenn man regelmäßig *zu viel* isst, kann das Heißhunger verstärken. Eine in der Zeitschrift *Appetite* veröffentlichte Studie aus dem Jahr 2020 zeigte, dass Menschen, die tagsüber üblicherweise viel aßen, meist auch Nahrung mit höherer Kaloriendichte zu sich nahmen.[12] Außerdem aßen sie häufiger über einen längeren Zeitraum hinweg (etwa noch spät am Abend), hatten einen höheren BMI und litten mit höherer Wahrscheinlichkeit unter Heißhunger. Dies mag unlogisch erscheinen, ist jedoch aus der Perspektive der Gewohnheit zu betrachten. Die Gewohnheit, mehr und nicht weniger zu essen, führt offenbar langfristig zu Heißhunger.

- **Heißhungerattacken für eine bessere Stimmung.** Das Klischee, dass man seine Sorgen in einem Becher Eiscreme ertränkt, ist hinlänglich bekannt, und einiges spricht dafür, dass viele Menschen bei Stress essen (Sturm-und-Drang-Essen, emotionales Essen). Laut einer Studie, die 2001 in der Zeitschrift *Appetite* erschien, konnte der Verzehr von Kohlenhydraten bei Menschen, die sich nach Kohlenhydraten sehnten, Stressgefühle lindern und Glücksgefühle auslösen.[13] Eine andere Studie zeigte, dass Menschen, die Diät hielten, bei schlechter Laune eher Heißhungerattacken bekamen; ihre Gehirne reagierten stärker auf Bilder von appetitanregenden Speisen,[14] woraus sich schließen lässt, dass Heißhungerattacken die Stimmung heben sollen. (Mittlerweile weißt du ja, dass es eine Gewohnheit ist, wenn man auf Emotionen häufig mit Essen reagiert – und diese Gewohnheit kannst du ändern!)

- **Schlafmangel führt zu Heißhunger.**[15] Wir wissen, dass das stimmt, vor allem, wenn es um Heißhunger auf Kohlenhydrate geht. Laut einer Studie aus dem Jahr 2019, die in der Zeitschrift *Nutrients* veröffentlicht wurde, waren bei Frauen nach einer Nacht mit 33 Prozent weniger Schlaf mehr Hunger, mehr Heißhunger, mehr Schokoladenkonsum und größere Portionen beim Mittagessen zu beobachten.[16] In einer anderen Studie wurde festgestellt, dass akuter Schlafmangel bei jungen Männern die Portionen vergrößerte und die Nahrungsauswahl beeinflusste.[17]

- **Man will, was man sieht.** »Ich bin Meganer. Ich esse alles, was megalecker aussieht!« Zugegeben, das ist ein etwas peinlicher Dad-Joke, doch er hat einen wahren Kern. Der Mensch neigt dazu, auf Nahrungstrigger zu reagieren. Wahrscheinlich ist das ein Urinstinkt, der uns einst das Überleben sicherte, aber wenn wir etwas Essbares sehen (oder riechen), bekommen wir oft unvermittelt Heißhunger darauf, obwohl wir eigentlich gar nicht an Essen gedacht haben.
  Eine Studie, die untersuchte, wie sich Heißhunger im visuellen Kortex des Gehirns zeigt,[18] stellte fest, dass Menschen, bei denen der »Einfluss der Nahrung« stärker ausgeprägt war (sodass sie generell stärker zu Heißhunger neigten), mit höherer Wahrscheinlichkeit größeren Hunger verspürten, wenn sie sich ein Nahrungsmittel vorstellen sollten, auf das sie Appetit hatten. In einer anderen Studie aus dem Jahr 2017 konnten Abbildungen von Schokolade den Heißhunger deutlich verstärken.[19] Die meisten Menschen, die von Heißhun-

gerattacken betroffen sind, sagen sogar, dass ihr Verlangen intensiver wird, wenn sie Nahrungsmittel sinnlich wahrnehmen (sehen, riechen, schmecken); es kann sich schon dadurch verstärken, dass sie sich Aussehen, Geruch und Geschmack des ersehnten Nahrungsmittels vorstellen.[20]

- **Heißhungerattacken sind Gewohnheiten.** Aus Kapitel 3 weißt du vielleicht noch, dass Gewohnheiten Verhaltensweisen sind, die wir automatisch wiederholen. Wenn du dir angewöhnt hast, nach dem Essen etwas Süßes zu essen, und das künftig nicht mehr tun willst, wird sich dein Gehirn zunächst gegen die Veränderung sträuben; du könntest Heißhunger auf das bekommen, was du bisher immer gegessen hast. Aber je öfter du nach dem Abendessen nichts Süßes mehr isst, desto leichter fällt es dir und desto weniger intensiv wird der Heißhunger, bis er schließlich ganz verschwindet.

- **Wir leben in einer Welt, die uns gesunde Ernährung schwer macht.** Ein Fettleibigkeit förderndes Umfeld ist ein Umfeld, in dem Nahrungsmittel mit hoher Kaloriendichte weit verbreitet und leicht erhältlich sind und man ständig dazu verleitet wird, diese Nahrungsmittel zu konsumieren.[21]
  Wer denkt da nicht spontan an die USA? Das allgegenwärtige Angebot und der gesellschaftliche Druck, etwas zu essen, das gezielt dazu entwickelt wurde, übermächtiges Verlangen zu wecken, führen leider oft zu unwiderstehlichem Heißhunger.[22] Auf Nahrungsmittel, die nicht verfügbar sind, können wir leicht verzichten, aber

wenn so gut wie alles jederzeit mühelos in jeder beliebigen Menge zu bekommen ist, fällt Neinsagen nicht so leicht.

Mit Metakognition gegen Heißhungerattacken

Heißhungerattacken können viele Auslöser haben, aber du bist ihnen nicht hilflos ausgeliefert. Hier verraten wir ein paar unserer Lieblingstricks, wie du sie mit der Kraft deines Gehirns überlisten kannst – insbesondere mithilfe der Metakognition (also dem Denken über das Denken). Welche Ursache dein Heißhunger auch haben mag, du musst nicht hinnehmen, dass er deinen Fortschritt zunichtemacht.

- **Decentering.** In einer Studie aus dem Jahr 2017, die in der Zeitschrift *Current Addiction Reports* erschien, wurde untersucht, wie sich unerwünschtes Verlangen mit einer achtsamkeitsbasierten Technik namens *Decentering* abstellen lässt.[23] Decentering ist eine Art von Metakognition mit einem ganz bestimmten Denkprozess; du betrachtest das Verlangen nicht als Teil von dir, sondern gehst auf Distanz. Wenn du dich nicht mit deinem Heißhunger identifizierst, kannst du erkennen, dass er keine Macht über dich hat. In einer kanadischen Studie der McGill University in Montreal, die die Wirkung verschiedener Achtsamkeitstechniken auf Heißhunger verglich, war diese Technik effektiver als Ablenkung.[24] Wenn du sie ausprobieren willst, stell dir vor, dass dein Heißhunger von dir getrennt ist – vielleicht in einer Blase – und durch dich hindurch oder an dir vorbei wandert und dann verschwindet. Wenn du erkennst, dass der Heißhunger in Bewegung ist, nicht in dir steckt und sich bereits entfernt, ist er oft leichter auszuhalten.

- **Die Verhaltenskette durchbrechen.** In Kapitel 3 hast du gelernt, wie Gewohnheiten entstehen und wie du die Verhaltenskette unterbrechen kannst, um dir etwas abzugewöhnen. Das kann auch bei Heißhungerattacken funktionieren, die auf Gewohnheiten beruhen. Vielleicht isst du beim Fernsehen immer Chips. Du kannst die Gewohnheit und damit auch das Verlangen abstellen, indem du den Trigger ermittelst (zum Beispiel, dass der Fernseher läuft), deine Gedanken wahrnimmst (»Fernseher läuft ... muss ... Chips essen ...«), dir deine Handlungen verdeutlichst (»Dann gehe ich üblicherweise in die Küche, um Chips zu holen«), dir die Konsequenzen vorstellst (»Was bedeuten das viele Salz, das Fett und die vielen Kalorien, die ich mit den Chips zu mir nehme, für meine Gesundheitsziele?«) und dann eine alternative Handlung wählst (»Heute Abend trinke ich stattdessen Pfefferminztee; mal sehen, wie das klappt«)[25].

- **Diskutiere mit dem Heißhunger.** Das ist eine weitere Form der Metakognition: Du denkst nicht nur über deine Gedanken nach, sondern diskutierst mit ihnen! Wenn du Heißhunger verspürst, nimm deine Gedanken wahr (etwa »Ich bin traurig und will Schokolade, weil ich mich dann besser fühle«), und diskutiere dann über die Logik deiner Gedanken (etwa »Du weißt ganz genau, dass Schokolade nicht hilft. Aber was könnte stattdessen helfen?«). Achte darauf, dass du nicht in Selbstkritik verfällst – *das ist nicht hilfreich.* Rede dir den Heißhunger vielmehr mit Logik und Vernunft aus und ermutige dich mit motivierenden Gedanken: *Ich schaffe das!*[26]

- **Iss das Nahrungsmittel seltener, aber nicht unbedingt weniger davon.** Manchmal reichen zwar ein paar Bissen, um den Heißhunger auf etwas Bestimmtes zu lindern, doch laut einer Studie aus dem Jahr 2017 ergab ein zweijähriges Programm zur Gewichtsabnahme, dass der Heißhunger auf ein Nahrungsmittel oft sank, wenn man es seltener verzehrte, aber *nicht*, wenn man bei gleicher Häufigkeit weniger davon zu sich nahm.[27] Nehmen wir also an, du trinkst um drei Uhr nachmittags immer ein süßes Kaffeegetränk. Wenn du nun eine kleinere Tasse trinkst, wird sich dein Verlangen wahrscheinlich nicht reduzieren (obwohl du dadurch weniger Kalorien zu dir nimmst), aber wenn du das größere Getränk nur noch einmal pro Woche konsumierst, verlangt es dich vermutlich seltener danach. Vielleicht merkst du sogar bald, dass du es nicht mehr täglich brauchst.

Wie viel ist genug?

Die Noom-Sättigungsskala

Wer oft aus Heißhunger, aus Gewohnheit oder aus Gründen isst, die nichts mit Hunger zu tun haben, weiß unter Umständen gar nicht mehr genau, wie sich echter Hunger und echtes Sattsein anfühlen. Deshalb haben wir die Noom-Sättigungsskala entwickelt.[28] Mit dieser Skala kannst du herausfinden, wie hungrig du wirklich bist. Sie hilft dir zu ermitteln, ob tatsächlich schon Zeit zum Essen ist, wie viel du wirklich essen musst und ob du mehr Nahrung brauchst, als du schon zu dir genommen hast. Wir empfehlen dir dieses Tool, wenn du dir vor dem Essen nicht sicher bist, ob du Hunger hast oder wie hungrig du bist. Du kannst die Noom-Sättigungsskala auch während der Mahlzeit verwenden, um besser auf deine Sättigungssignale zu achten und zu erkennen, wann du wirklich genug gegessen hast.

Die Skala umfasst elf Stufen:

1. **Kurz vorm Verhungern.** Du bist so hungrig, dass du kaum noch klar denken kannst. Na ja, das ist vielleicht etwas übertrieben, aber es fällt dir schwer, an etwas anderes zu denken.
2. **Furchtbar hungressiv.** Niemand sollte es wagen, sich zwischen dich und dein Abendessen zu stellen!
3. **In Futterstimmung.** Du könntest definitiv etwas vertragen, kannst dich aber noch eine Weile beherrschen.
4. **Du hast Appetit.** Du überlegst, ob du eine Mahlzeit oder einen Snack zu dir nimmst, und dein Magen meldet sich vielleicht, aber besonders dringend ist es noch nicht.
5. **Hunger-Flirt.** Du hast kurz ans Essen gedacht, aber du kannst ohne Weiteres bis zur nächsten Mahlzeit warten.
6. **Vollkommen neutral.** Du bist weder hungrig noch satt. Du hast nicht das Gefühl, dass du etwas essen müsstest, aber du bist auch nicht voll. In Sachen Appetit ist dein Zustand vollkommen neutral.
7. **Einfach satt.** Du hast keinen Hunger, weil du etwas gegessen hast und es genug war.

8. **Gestärkt und zufrieden.** Das war eine tolle Mahlzeit, und du bist definitiv satt, aber auch bereit, die Welt zu erobern.
9. **Wo ist die Jogginghose?** Du hast viel gegessen, und es hat super geschmeckt, aber jetzt fühlst du dich ein bisschen zu voll. Vielleicht solltest du einen kleinen Spaziergang machen.
10. **Kurz vorm Platzen.** Du hast dich richtig vollgestopft und bereust das jetzt, weil du so voll bist, dass du dich unwohl fühlst.
11. **Im Kampf gegen das Suppenkoma.** Du bist so voll, dass dir fast die Augen zufallen. An Bewegung ist im Augenblick nicht zu denken. Im Nachhinein ist dir klar, dass du eindeutig mehr gegessen hast als nötig. Jetzt denkst du an Magenmittel und stellst dich auf ein unangenehmes Nachspiel ein.

Wir haben ermittelt, dass man am besten dann isst, wenn man sich zwischen Stufe 3 und 5 befindet, und idealerweise zwischen Stufe 6 und 8 damit aufhört. Wenn du mit dem Essen wartest, bis du sehr ausgehungert bist, oder so lange weiterisst, bis du zum Platzen voll bist – na ja, das passiert jedem hin und wieder mal. Allerdings zeigt es vermutlich auch, dass du die Signale deines Körpers nicht wahrnimmst oder dich nicht danach richtest.

Damit du isst, wenn du einigermaßen hungrig bist, und aufhörst, wenn du einigermaßen satt bist, solltest du darauf achten, wie du dich vor und nach dem Essen fühlst. Horche in deinen Körper hinein und nimm zur Kenntnis, was er dir mitteilt. Dein Körper weiß, wann es Zeit zum Essen ist und wann du genug hast, aber Gedanken und Gefühle können dieses Bewusstsein manchmal trüben. Wenn du es trainierst, wird es leichter. Ein Gespür für Hunger und Sättigung kann dir helfen, die Menge an Nahrung zu ermitteln, mit der du dich wohlfühlst und mühelos bis zur nächsten Mahlzeit aushältst, ohne auch nur eine einzige Kalorie zählen zu müssen. Die Zeiten und konkreten Nahrungsmittel, mit denen sich das erreichen lässt, sind von Mensch zu Mensch verschieden, deshalb such dir das aus, was *dich persönlich* in einen angenehmen Sättigungsbereich bringt.

Die sieben grundlegenden Noom-Gewohnheiten

Jeder Mensch hat eine andere Beziehung zum Essen, aber wir bei Noom haben sieben Gewohnheiten ermittelt, die fast jedem helfen können, der diese Beziehung verbessern möchte. Diese sieben grundlegenden Gewohnheiten sind für uns eine Art Check-up für die Beziehung zum Essen. Es ist klinisch erwiesen, dass sie alle dazu beitragen, die Beziehung zum Essen zu verbessern und ein gesundes Gewicht zu erreichen. Du kannst dir eine dieser Gewohnheiten aussuchen oder alle umsetzen (oder keine – wir machen dir schließlich keine Vorschriften!). Bist du bereit für etwas Inspiration und Anleitung in Sachen gesunde Essgewohnheiten? Dann los:

Grundlegende Gewohnheit Nr. 1: Täglich frühstücken

Frühstücken oder nicht – eine heiß diskutierte Frage. Intervallfasten bedeutet für viele, dass sie auf das Frühstück verzichten, und wenn du morgens keinen Hunger hast, solltest du dich unserer Ansicht nach nicht unbedingt zum Essen zwingen. Aber was, wenn du morgens *doch* hungrig bist? Dann kann das Frühstück aus mehreren Gründen eine sinnvolle Strategie sein:

1. **Kohlenhydratkontrolle.** Du weißt ja mittlerweile, dass *Kohlenhydrate nicht schlecht sind*! Höchstwahrscheinlich ist es sinnvoller, wenn du die Portionsgröße beschränkst und nicht die Kohlenhydrate. Eine aktuelle Studie legt jedoch nahe, dass der Körper Kohlenhydrate morgens möglicherweise besser verarbeitet als abends.[29] Wenn du um 7 Uhr morgens und um 19 Uhr abends das Gleiche isst (etwa zwei Scheiben Toast), steigt der Blutzuckerspiegel abends vermutlich stärker an als morgens. Das könnte verschiedene Gründe haben, unter anderem die Tatsache, dass die meisten Menschen morgens aktiver sind und abends mehr sitzen. Außerdem spricht vieles dafür, dass der Mensch morgens im Allgemeinen besser auf Insulin reagiert als abends, wenn die Insulinempfindlichkeit geringer ist und der Blutzucker ansteigt. (Insulin ist das Hormon, das den Blutzucker in die Zellen befördert, damit er verwertet werden kann und nicht im Blutkreislauf verbleibt.[30]) Das ist kein Grund, sich jeden Morgen mit süßem Gebäck vollzustopfen, aber ein Argument für das Frühstück, denn der Körper erwartet meist Kraftstoff, nachdem er die ganze Nacht nichts be-

kommen hat. Wenn du bis mittags fastest, kann es sein, dass du keine verwertbare Energie mehr hast und um 10 Uhr vormittags schon schlapp oder unkonzentriert bist. Beachte dabei jedoch, dass man abends kleine Mengen kohlenhydratreicher Nahrung zu sich nehmen muss,[31] wenn man an bestimmten Blutzuckerproblemen wie Diabetes leidet oder nachts unterzuckert – schließlich wird die Nahrung nicht bei jedem gleich verarbeitet. Doch was ist, wenn du morgens wirklich keinen Hunger hast? Laut einem Artikel im *American Journal of Clinical Nutrition*[32] liegt das vielleicht an deinem natürlichen zirkadianen Rhythmus und dem Auf und Ab von Hunger- und Sättigungshormonen (Ghrelin und Leptin – die einen lösen Hungergefühle aus, die anderen unterdrücken den Hunger).[33] Wenn das auf dich zutrifft und du das Gefühl hast, dass es für deinen Körper richtig ist, das Frühstück auszulassen, dann höre auf deinen Körper.

2. **Bessere Ernährungsqualität.** Studien zeigen, dass Menschen, die frühstücken, im Laufe des Tages mehr Nährstoffe zu sich nehmen als diejenigen, die das Frühstück auslassen.[34] Eine Studie aus dem Jahr 2021 mit mehr als 30 000 Erwachsenen, die Daten der National Health and Nutrition Examination Survey *[Nationale Gesundheits- und Ernährungserhebung]* untersuchte und in *Proceedings of the Nutrition Society* veröffentlicht wurde, kam zu dem Ergebnis, dass Erwachsene in den USA, die regelmäßig frühstücken, mehr Mikronährstoffe zu sich nehmen, darunter Folsäure, Kalzium, Eisen, Phosphor und die Vitamine A, B_1, B_2, B_3, C und D.[35] Die Personen, die das Frühstück ausließen, nahmen laut der Studie im

Laufe des Tages deutlich mehr Kalorien, Kohlenhydrate, Fett und zugesetzten Zucker zu sich und erreichten an den Tagen ohne Frühstück viel seltener die empfohlenen Mengen an Folsäure, Kalzium, Eisen sowie Vitamin A, B_1, B_2, B_3, C und D. Die Studie folgerte, das Frühstück sei eine »einzigartige Gelegenheit zum Verzehr wichtiger Mikronährstoffe, die in den späteren Mahlzeiten möglicherweise weniger enthalten sind«.[36]

3. **Besserer Stoffwechsel, besserer Blutzucker und bessere Steuerung des Hungergefühls.** Das Frühstück kurbelt den Stoffwechsel an und sorgt für mehr Energie und körperliche Aktivität im Tagesverlauf. Wer frühstückt, ist oft schlanker und hat – auch abends – einen stabileren Blutzuckerspiegel als Menschen, die morgens fasten.[37] Eine Studie an der Universität Tel Aviv hat gezeigt, dass ein Frühstück mit viel Eiweiß und Kohlenhydraten den Ghrelinspiegel (im Vergleich zu einem kohlenhydratarmen Frühstück) über den Tag hinweg senkt, was natürlich das Hungergefühl reduziert.[38] Wer frühstückt, verbrennt auch mehr Kalorien; eine Studie der *Endocrine Society* aus dem Jahr 2020 ergab, dass ein ausgiebiges Frühstück im Gegensatz zu einem üppigen Abendessen die ernährungsbedingte Thermogenese[39] (die zusätzliche Energiemenge, die der Körper nach dem Essen verbrennt[40]) erhöht. Unabhängig von der Kalorienzahl war die Thermogenese nach dem Frühstück doppelt so hoch wie nach dem Abendessen.

Also, ja – wir bei Noom sind große Frühstückfans. Wenn Intervallfasten dein Ding ist, könnte es gesünder sein, am

Abend zu fasten und nicht am Morgen. Für deinen Stoffwechsel ist es unter Umständen besser, auf das Abendessen zu verzichten und nicht auf das Frühstück.

Grundlegende Gewohnheit Nr. 2: Regelmäßig essen

Wie viele Mahlzeiten *sollte* man pro Tag zu sich nehmen? Dazu gibt es viele Meinungen. Ein umfassender Artikel aus der Zeitschrift *Nutrients*, der viele wissenschaftliche Abhandlungen über Zeitpunkt und Zusammensetzung von Mahlzeiten auswertete, kam zu dem Schluss, dass die Menschen, die zwei oder drei Mahlzeiten am Tag zu sich nahmen – darunter Frühstück und ein eher frühes Abendessen –, im Allgemeinen reichlich Eiweiß verzehrten, zwischen 12 und 16 Stunden täglich (auch über Nacht) nichts aßen, tendenziell einen niedrigeren Cholesterinspiegel, weniger Entzündungen, eine bessere Insulinempfindlichkeit und einen gleichmäßigeren und gesünderen zirkadianen Rhythmus hatten und auch besser schliefen.[41]

In unserem gut ausgebildeten Team herrscht allgemein der (wissenschaftlich untermauerte) Konsens, dass drei nahrhafte, reichhaltige Mahlzeiten am Tag mit eingeschränkten Zwischenmahlzeiten je nach Hunger sinnvoll sind. Das wirkt sich positiv auf den Blutzuckerspiegel aus, hält die Hungerhormone im Gleichgewicht, sorgt für ein besseres Sättigungsgefühl nach den Mahlzeiten und passt mühelos zu den kulturell akzeptierten Essenszeiten. Abgesehen davon solltest du natürlich so essen, wie es dir am besten gefällt – so, wie du dich gesund fühlst. Aber wenn du einen regelmäßigen Essensrhythmus entwickelst, lernt dein Körper, wann er mit Mahlzeiten rechnen kann. Dann sinkt die Wahrscheinlichkeit, dass du ständig ans Essen denkst, und du lässt dich weniger leicht von Ess-Triggern verlocken, weil dein Körper weiß, dass nicht immer Essenszeit ist.

Grundlegende Gewohnheit Nr. 3: Portionsgrößen kontrollieren

Ach ja, die Portionskontrolle – so eine nette Idee, aber so schwer umzusetzen! Aber wenn du die Portionskontrolle beherrschst, kannst du damit wunderbar deine Nahrungsaufnahme steuern, ohne ständig zählen und messen zu müssen – und das spart eine Menge Zeit! Die Kontrolle der Portionsgröße kann dir helfen, nicht zu viel zu essen, ohne dass du dir über jede einzelne Mahlzeit Gedanken machen musst.[42]

Viele Menschen achten gar nicht richtig auf die Größe ihrer Portionen – sie essen automatisch das, was ihnen vorgesetzt wird. So geschieht es leicht, dass sie zu viel essen, weil sie die subtilen Signale von Hunger und Sättigung nicht beachten. Laut einem Artikel im *American Journal of Clinical Nutrition* beschrieben sowohl Erwachsene als auch Kinder nach größeren Portionen kein verändertes Sättigungsgefühl.[43] Eine gute Strategie besteht darin, dass du dir kleinere Portionen nimmst, aber jederzeit Nachschlag bekommen kannst, wenn du tatsächlich noch Hunger hast. Wenn eine große Portion auf dem Teller liegt (XL-Portionen im Restaurant!), isst man nur zu leicht unüberlegt alles auf, auch wenn es mehr ist, als man eigentlich wollte.

Wir bei Noom sind zwar Fans der Portionskontrolle, können uns aber nicht damit anfreunden, ein Leben lang alle

Nahrungsmittel zu zählen, zu wiegen und zu messen. Deshalb haben wir ein paar praktische Tricks entwickelt, mit denen du lernen kannst, wie du deine Portionen vernünftig, aber nicht zwanghaft kontrollierst:

1. **Iss vom Teller.** Statt aus der Tüte zu futtern oder Häppchen von Platten zu schnappen, überlege dir, was du essen möchtest, und lege das Essen auf einen Teller. Sieh dir deine Portion an, damit du weißt, was du isst. So können Magen und Gehirn sich koordinieren und ganz bewusst registrieren, dass du jetzt isst. Außerdem kannst du so besser entscheiden, ob die Menge auf dem Teller deinem Hunger entspricht. Wenn du eine ganze Tüte Chips auf den Teller schüttest, sodass ein Riesenberg entsteht und etliche auf dem Boden landen, isst du vermutlich weniger davon, als wenn du sie direkt aus der Tüte futterst, ohne visuellen Anhaltspunkt für die Portionsgröße.

2. **Verwende Kuchenteller (vielleicht).** Essteller können ziemlich groß sein, deshalb sind für kleinere Mahlzeiten und insbesondere für kalorienreichere Speisen Kuchen- oder Dessertteller oft besser geeignet (bei Gemüse raten wir jedoch zur großen Variante!). Ein Kuchenteller hat den entscheidenden Vorteil, dass er für eine Art optische Täuschung sorgt; der Fachbegriff lautet Delboeuf-Täuschung.[44] Wenn ein Gegenstand (in diesem Fall dein Essen) von einer weißen Fläche umgeben ist, wirkt er kleiner als ohne »Rand«. Ein randvoller Teller sieht deshalb nach viel Nahrung aus, während die gleiche Menge auf einem großen Essteller winzig scheint.

Auf einem kleinen Teller wirkt eine ausreichende Portion dann so, wie sie ist – als genug. Manchmal sind große Portionen nur eine Gewohnheit, und du stellst vielleicht fest, dass du mit der Menge auf dem Kuchenteller ohne Weiteres rundum satt wirst.

Diesen Trick mit den kleinen Tellern gibt es nicht nur bei Noom. Eine Studie verglich zwei Gruppen von Menschen, die die gleiche Nahrungsmenge zu sich nahmen, nur aß die eine dabei von einem kleinen Teller, die andere von einem normalen Essteller.[45] Die Personen aus der Gruppe mit den kleinen Tellern fühlten sich nach einer Mahlzeit satter und zufriedener als diejenigen, die von großen Tellern gegessen hatten. Allerdings war dieser Effekt bei Personen, die in der Studie als »übergewichtig« galten, weniger stark ausgeprägt, was darauf hindeutet, dass dieser Trick nicht bei allen Menschen funktioniert.

Vor allem bei Menschen, die zu wenig essen und Hunger haben, zeigt er keine Wirkung. Studien haben ergeben, dass jemand, der hungrig ist, weil er keine Nahrung bekommen hat, durch einen kleinen Teller nicht satt (oder getäuscht) wird, wenn die Nahrungsmenge nicht ausreicht, so eine Studie aus der Zeitschrift *Appetite.*[46] Die Technik mit dem kleinen Teller soll für normale Portionsgrößen sorgen und nicht etwa bewirken, dass du nicht genug isst! Viele unserer Noomer mögen diesen Trick sehr, aber wir raten dazu, dass du ihn nur anwendest, wenn er dir gefällt und für dich funktioniert.

3. **Orientiere dich bei der Essensauswahl an der Kalorien- und Nährstoffdichte.** Diese Konzepte haben

wir dir bereits im letzten Kapitel vorgestellt, aber hier nochmal zur Erinnerung: Lebensmittel mit hoher Kaloriendichte haben im Verhältnis zu ihrem Gewicht viele Kalorien, und Lebensmittel mit hoher Nährstoffdichte haben im Verhältnis zu ihren Kalorien viele Nährstoffe. Gemüse hat eine hohe Nährstoffdichte, aber keine hohe Kaloriendichte, deshalb kannst du mehr davon essen und wirst schneller satt. Nahrungsmittel wie mageres Fleisch und fettarme Milchprodukte haben mäßig viele Kalorien, aber viele Nährstoffe, und sollten daher in Maßen gegessen werden. Fett- und zuckerreiche Produkte wie Avocados, Nüsse und Süßigkeiten sind zwar köstlich und oft recht nahrhaft, haben dafür aber eine hohe Kaloriendichte und nicht unbedingt viele Nährstoffe. Im Interesse einer ausgewogenen Ernährung verzehrst du diese Nahrungsmittel am besten in kleineren Mengen.

4. **Lerne, Portionen nach Augenmaß zu bemessen.** Genaues Wiegen und Messen ist sehr mühselig, und auch wenn das manchen sinnvoll erscheint, ist es für die Portionskontrolle nicht notwendig. Es gibt einfache Möglichkeiten, die Portionen nach Augenmaß zu beurteilen, indem du sie mit anderen Dingen vergleichst. Dazu brauchst du keinen Messbecher, oder du greifst nur anfangs ein paarmal auf solche Hilfsmittel zurück, um ein Gespür für Mengen zu bekommen. Hier ein paar Leitprinzipien, an denen du dich in der wunderbaren Welt der Portionskontrolle orientieren kannst:
   - **Gemüse und Obst:** Gemüse und Obst kannst du aus großen oder kleinen Schüsseln essen, eine Stan-

dardportion entspricht jedoch in der Regel 2 Tassen rohes oder 1 Tasse gekochtes Gemüse oder einem ganzen Stück Obst oder 1 Tasse klein geschnittenem, rohem Obst. Wenn du mehr willst, schlag ruhig zu!

- **Stärkehaltiges Gemüse (wie Süßkartoffeln) und Vollkornprodukte (wie brauner Reis oder Haferflocken):** Eine Standardportion ist etwa ein Servierlöffel oder eine Kelle voll, also etwa 1/2 Tasse.
- **Mageres Eiweiß (wie Huhn, Fisch, Tofu):** Das Standardmaß entspricht etwa der Größe eines 5-Euro-Scheins, eines Kartenspiels oder deiner Handfläche und wiegt in der Regel etwa 120 bis 170 Gramm.
- **Gesunde Fette, Soßen, Aufstriche und Öle:** Diese werden meist in Ess- oder Teelöffeln oder in Daumen- oder Daumenspitzengröße bemessen. Eine Standardportion Olivenöl, Salatdressing oder Erdnussbutter besteht aus 2 Esslöffeln.
- **Milchprodukte:** Die Standardportion ist etwa eine Handvoll oder 1 Tasse Milch; höher konzentrierte Milchprodukte wie Joghurt und Käse haben eine höhere Kaloriendichte, sodass die Portionsgröße in der Regel kleiner ist. Bei Joghurt kann sie zwischen 120 bis 170 Gramm liegen, bei geriebenem Käse dagegen bei einer kleinen Handvoll oder etwa 1/4 Tasse.

Denke daran, dass das Abmessen dazu dienen soll, dir ein Gefühl für die Standardportion zu vermitteln, sodass du bald gar nicht mehr messen musst. Wenn Standardportionen für dich normal geworden sind, werden dir die Portionen im Restaurant vielleicht *riesig* erscheinen; das kann eine echte Offenbarung sein (und dir bei der Entscheidung helfen, wie viel von der ungeheuren Menge Spaghetti oder dem 450-Gramm-Steak und der gewaltigen Ofenkartoffel du wirklich essen willst).

5. **Notiere dir *anfangs,* was du isst.** Diese Essensprotokolle (zum Beispiel in einem Ernährungstagebuch oder in einer App) sind genau wie das Abmessen nur vorübergehend, um dich für deine Ernährungsentscheidungen zu sensibilisieren. Wenn du festhältst, was du isst, kannst du leichter erkennen, ob du regelmäßig zu nicht besonders nahrhaften Dingen greifst, ob du mehr Zucker zu dir nimmst, als du möchtest, oder anderes. Diese Aufzeichnungen helfen vielen Menschen sehr, und unsere eigenen Experimente haben gezeigt, dass ungenaue Notizen weniger gut funktionieren als präzise, genaue Protokolle. Zudem hat sich in zahlreichen Forschungsstudien herausgestellt, dass Menschen, die ihren täglichen Lebensmittelkonsum aufzeichnen, mehr Gewicht verlieren.[47] Eine Studie ergab, dass ein Ernährungstagebuch den Gewichtsverlust verdoppelte,[48] eine andere, dass allein die Nutzung einer Smartphone-App zum Protokollieren von Mahlzeiten auch ohne weitere persönliche, professionelle Anleitung zu einer erheblichen Gewichtsabnahme führte.[49] Eine unserer eigenen Studien hier bei Noom ermittelte als wichtigsten Faktor für eine erfolgreiche Gewichtsabnahme, dass die Abendmahlzeit protokolliert wurde.[50] Eine andere unserer Studien zeigte, dass die Teilnehmenden umso mehr abnahmen, desto häufiger sie ihre Mahlzeiten aufzeichneten.[51]

Wissen ist Macht, und deine Aufzeichnungen liefern dir Wissen über deine Essgewohnheiten; auf dieser Grundlage kannst du dir dann Ziele setzen und dort gesunde Veränderungen erreichen, wo du möchtest.

FRAGEN AN DIE NOOM-COACHES

Ein Ernährungstagebuch ist mir zu kompliziert und schreckt mich ab. Warum erwartet Noom das von mir?
Kalorienzählen kann niemals hundertprozentig genau sein, deshalb ist es in Ordnung, etwas Spielraum zu lassen und Alternativen oder Ersatzprodukte zu notieren. Sei nicht zu streng mit dir und führe deine Aufzeichnungen, so gut es geht. Offenbar ist dein Bewusstsein für diese Entscheidungen bereits geschärft, und genau das ist schließlich das Ziel der Protokolle. Allerdings raten wir im Allgemeinen, das Ernährungstagebuch nur in der ersten Lernphase zu führen und nicht dauerhaft. Bei manchen Menschen bringen Aufzeichnungen auch keinen Vorteil, deshalb raten wir zwar dazu, bestehen aber nicht darauf.

Grundlegende Gewohnheit Nr. 4: Auf verarbeitete Lebensmittel weitgehend verzichten

Industriell verarbeitete Lebensmittel enthalten viele stark raffinierte Zutaten und sogar chemische Zusätze. Sie sollen so lecker sein, dass man ihnen nur schwer widerstehen kann, und obwohl sie manchmal köstlich schmecken (Nervennahrung!), sind sie nicht sehr nahrhaft oder sättigend und oft sogar so konzipiert, dass man nach dem Verzehr hungriger ist als vorher. Wenn du dagegen vollwertige, unverarbeitete Nahrung isst, kannst du bei gleicher Kalorienzahl größere Portionen zu dir nehmen. Unverarbeitete Lebensmittel (frisches Gemüse, frisches Obst, Vollkorngetreide) enthalten in der Regel auch viel mehr Mikronährstoffe und Ballaststoffe, sodass du für dein Geld einen höheren Nährwert bekommst.

Ernährungsfachleute sind sich generell einig, dass die gesündesten Ernährungsweisen solche sind, bei denen Vollwertkost im Mittelpunkt steht[52] (frisches Fleisch und Fisch gelten übrigens auch als vollwertig): die Mittelmeerkost, eine vegetarische Ernährungsweise und die sogenannte Paleo- oder Steinzeit-Ernährung.

Grundlegende Gewohnheit Nr. 5: Schluss mit Schubladendenken

Denke an einen Schokokeks. Welche drei Worte kommen dir dabei in den Sinn? Köstlich? Sünde? Genuss? Verboten? Göttlich? Dickmacher? All das sind Schubladen.

Wir Menschen neigen dazu, Dinge zu klassifizieren und in Kategorien einzuordnen – das hilft uns, die Welt zu verstehen. Aber wenn wir Nahrungsmittel (oder alles andere) mit Werturteilen versehen, zum Beispiel »Nachtisch ist schlecht«, »Gemüse ist gut«, »Zucker ist schlimm« oder »Vollwertkost ist lobenswert«, wird unsere Wahrnehmung dieser Lebensmittel verzerrt. Wenn man Appetit auf etwas hat, das als »schlecht« oder »tabu« gilt, kann sich eine Triggerwirkung einstellen, sodass man nicht nur ein wenig, sondern maßlos davon isst. Wer »sündigt«, verspürt oft Schuldgefühle und Scham, und das ist alles andere als förderlich.[53]

UMGANG MIT NAHRUNG, DIE »SÜCHTIG MACHT«[54]

Was kannst du tun, wenn es ein Nahrungsmittel gibt, dem du nicht widerstehen kannst, von dem du nie genug bekommst und bei dem es dir sehr schwerfällt, dich zu bremsen? Hier drei Strategien:

1. **Ersetzen.** Eine vollwertige Alternative mag vielleicht nicht ganz so befriedigend sein wie dein geliebtes Junkfood (eine Ofenkartoffel ist nicht dasselbe wie Kartoffelchips, dafür aber *viel* nahrhafter und sättigender). Aber wahrscheinlich wird sie dafür sorgen, dass du dich nach dem Essen viel besser *fühlst*, und deine Geschmacksknospen können sich umgewöhnen. Schon bald wirst du den natürlichen Geschmack von Nahrungsmitteln zu schätzen wissen.
2. **Maßvoll essen.** Schaffst du es, nur wenig von diesem Lieblingsessen zu nehmen oder (noch besser) es seltener zu essen? Könntest du nur ein einziges Stück Schokolade naschen oder Schokolade für das Wochenende reservieren? Wenn die Versuchung zu groß ist, solltest du Nummer 3 in Betracht ziehen:
3. **Vermeiden.** Diese vorübergehende Maßnahme kann dich aus dem Griff eines süchtig machenden Lebensmittels befreien. Du könntest deine Beziehung zu Keksen (um nur ein Beispiel zu nennen) für eine Zeit lang »auf Eis« legen. Das heißt nicht, dass du nie wieder Kekse essen darfst, aber es könnte eine gute Gelegenheit sein, mit anderen Snacks zu flirten.

Ganz ähnlich ist es, wenn bestimmte Nahrungsmittel als »gut« gelten. Wenn du glaubst, dass du etwas essen musst, weil es gesund ist, nimmst du unter Umständen Dinge zu dir, die du gar nicht willst. Das wiederum beeinträchtigt deine natürlichen Signale für Hunger und Ernährungsvorlieben und kann auch deine Beziehung zum Essen stören. Es ist nichts dagegen einzuwenden, dass du gesunde Lebensmittel isst, weil du weißt, dass sie gut für dich sind, obwohl du sie nicht besonders magst. Aber wenn du dich zu Nahrung zwingst, die dir nicht schmeckt, und dir gleichzeitig genussvolles Essen versagst, weil es nicht »gut« ist, kann die Entfremdung vom natürlichen Instinkt für die richtige Ernährung noch größer werden.

Aber was, wenn der Keks gar nicht böse ist? Was, wenn es gar nicht so vorbildlich ist, fleißig Kohl zu essen? Was wäre, wenn du *alles essen kannst, was du willst*? Was dann?

Orientiere dich bei deinen Ernährungsentscheidungen an Fakten wie der Kalorien- und Nährstoffdichte und berücksichtige deine individuellen Vorlieben (du isst lieber Süßkartoffelpommes als Ofenkartoffeln). Bedenke, dass Kraftstoff-Essen gut ist, Genuss-Essen aber auch. Wichtig ist, dass du das richtige Gleichgewicht findest. Du machst es dir viel leichter, wenn du nicht zwischen Gut und Böse, Sollen und Nicht-Sollen, Erlaubt und Verboten unterscheiden musst, sondern das richtige Gleichgewicht findest, das letztendlich zur Ernährungsfreiheit führt.

Grundlegende Gewohnheit Nr. 6: Keine Kalorien mehr trinken

Süße Getränke sind schnell getrunken und enthalten bei sehr geringem Nährwert viele Kalorien. Schätzungen zufolge entfallen fast 40 Prozent des Zuckerzusatzes in der menschlichen Ernährung auf Erfrischungsgetränke, Fruchtsäfte, Sport- und Energydrinks. In vielen dieser Getränke stecken auch zahlreiche Chemikalien wie Monokaliumphosphat, Pyridoxinhydrochlorid, Karamellfarbe und natürlich Zucker, oft in Form von Maissirup mit hohem Fruktosegehalt. Proteine, Ballaststoffe oder gesunde Fette enthalten sie dagegen nicht.

Eine 330-ml-Dose eines Softdrinks hat etwa 150 Kalorien und liefert im Grunde lediglich einen Zuckerrausch und, sofern Koffein enthalten ist, einen leichten, vorübergehenden Kick. Viele wissenschaftliche Studien, darunter eine systematische Übersichtsstudie über umfangreiche Forschungsarbeiten, die im *American Journal of Clinical Nutrition*[55] veröffentlicht wurde, haben den Konsum von gezuckerten Getränken mit Gewichtszunahme und Stoffwechselproblemen bei Erwachsenen, Jugendlichen und Kindern in Verbindung gebracht.

Künstliche Süßstoffe sind vermutlich nicht viel besser. Sie sind zwar kalorienfrei, haben nach vielen großen, gut kontrollierten wissenschaftlichen Studien jedoch zur Folge, dass man mehr isst und zunimmt. Eine dieser Studien, die *San Antonio Heart Study*, untersuchte in den 1980er-Jahren 3682 Erwachsene über einen Zeitraum von sieben bis acht Jahren und fand heraus, dass diejenigen, die Getränke mit künstlichen Süßungsmitteln tranken, am Ende der Studie durchweg mehr wogen als zu Beginn.[56] Eine Theorie lautet, dass dies mit den Schaltkreisen im Gehirn zu tun haben könnte, die für die Belohnung durch Essen zuständig sind: Wenn wir etwas Süßes schmecken, erwartet das Gehirn Kalorien, und wenn wir sie nicht bekommen, sind wir nicht zufrieden und essen mehr. Dazu kommt, dass künstliche Süßstoffe ein ständiges Verlangen nach Zucker und die Sucht nach Süßem fördern können.[57]

Eine aktuelle Studie untersuchte Erythrit, das in vielen »natürlich gesüßten« Produkten mit Süßstoffen wie Stevia und Mönchsfrucht steckt, und kam zu dem Schluss, dass selbst diese von Natur aus kalorienarmen Süßstoffe bei jungen Erwachsenen eine Gewichtszunahme verursachen können.[58]

Einer anderen Theorie zufolge verändern künstliche Süßstoffe das Darmmikrobiom (jene Bakterien und Pilze im Darm, die uns bei der Verdauung helfen und andere gute Dinge für uns tun), sodass das Sättigungsgefühl nach dem Essen sinkt und der Blutzucker so beeinflusst wird, dass man mehr isst und mehr Gewicht zunimmt.[59]

Weißt du noch, dass wir gesagt haben, dass ein höherer Wasserkonsum mit einem niedrigeren Körpergewicht einhergeht? Es gibt nichts Besseres. Wenn du einige (oder alle) deiner Süßgetränke durch Wasser ersetzt, steigt die Wahrscheinlichkeit, dass du dich besser fühlst und deine Ziele leichter erreichst.

Grundlegende Gewohnheit Nr. 7: Achtsam Essen

Achtsam essen heißt bewusst essen. Anders als beim Nebenbei-Essen oder Sturm-und-Drang-Essen widmet man sich ganz dem Essen. In Kapitel 9 werden wir noch viel ausführlicher auf Achtsamkeit und auch auf achtsames Essen eingehen, doch hier stellen wir dir drei Methoden vor, mit denen du schon heute achtsamer essen kannst:

1. **Iss bewusst** und nicht aus Gewohnheit. Überlege, ob du ein Nahrungsmittel wirklich zu dir nehmen willst, ehe du es verspeist. Vielleicht entscheidest du dich dafür, aber dann isst du es bewusst, und das ist ein gewaltiger Unterschied.

2. **Iss aufmerksam** und nicht nebenbei, während du etwas anders tust. Achte auf die Esserfahrung und das Sinneserlebnis beim Essen. Kaue langsam, lass den Geschmack auf dich wirken und genieße (oder stelle fest, dass dir das Essen nicht schmeckt), dann isst du achtsam – und möglicherweise weniger.

3. **Übung macht den Meister.** Je häufiger du das tust, desto einfacher wird es, bis das achtsame Essen schließlich deine ganz persönliche, gesunde Essgewohnheit geworden ist.

Kann man überhaupt achtsam essen?

Wir bei Noom haben das große Ziel, dir zu vermitteln, wie man achtsam isst – ohne zu zählen, ohne zu messen, ohne Schubladendenken und ohne Stress. Dein Körper ist klug. Er weiß, was du brauchst, und er weiß, was du willst. Wenn du richtig in deinen Körper hineinhorchst, wird er dir sagen, was du essen sollst – diese Fähigkeit kann jeder erlernen.[60]

Achtsamkeit ist dabei der erste Schritt und führt zu einem rücksichtsvollen Umgang mit diesem einen Körper, der dich durchs Leben trägt. Du kannst lernen, darauf zu vertrauen, dass das, was dein Körper dir sagt, wahr und richtig ist. Mach das zu deinem Leitstern und glaub uns, dass achtsames Essen für dich möglich ist. Du bist bereits auf dem richtigen Weg.

♦

Und das ist alles, was wir über das Essen zu sagen haben – vorläufig. Wir alle wissen, dass unsere Gesundheit längst nicht nur von der Ernährung, sondern auch von vielen anderen Dingen beeinflusst wird. Im nächsten Kapitel werden wir auf einige dieser Faktoren eingehen – Genetik, Bewegung, Schlaf, Stress, Hormone, Beziehungen, Umwelt … im Grunde alles andere in deinem Leben, was über den Tellerrand hinausgeht.

6

Über den Tellerrand geschaut

Das Leben ist nur eine Ansammlung
von Gewohnheiten.

IDA TARBELL

Wenn du erreichen willst, dass du dich besser fühlst, gesünder bist und das Leben mehr genießt, ist Essen wichtig – aber nicht das Einzige, was zählt. Das Leben ist komplex, und alle Bestandteile so auszubalancieren, dass es sich richtig anfühlt – und du nicht den Eindruck hast, dass du etwas übersiehst, vernachlässigst oder zu sehr betonst –, ist eine Aufgabe für, na ja, ... fürs Leben. Ein Buch über Gesundheit, Gewichtskontrolle oder Verhalten muss demnach ebenfalls ausgewogen sein, denn alle Faktoren werden durch so vieles beeinflusst. In diesem Kapitel werden wir über Nooms vier Säulen der Gesundheit sprechen, aber ehe es so weit ist, wollen wir einen Blick auf dich und deine ganz persönliche Balance werfen.

Ob du dein Leben als ausgeglichen empfindest, hat Einfluss auf deine Selbstwirksamkeit, also darauf, ob du meinst, dass du dein Leben gut steuern kannst und ob du an dich und deine Fähigkeit zu positiven Veränderungen glaubst. Wenn du den Eindruck hast, dass du Teile deines Lebens vernachlässigst und zu viel Zeit in andere Teile investierst, könnte das deine Zufriedenheit, dein Selbstvertrauen und bestimmte Fähigkeiten beeinträchtigen, zum Beispiel, ob du Gewohnheiten ändern und dich motivieren kannst.

Wie steht es um dein inneres Gleichgewicht? Die folgende Übung soll dir helfen, diese Frage ausführlich zu beantworten. Sie heißt »Rad des Lebens«.

Dein Rad des Lebens

Damit du eine Vorstellung davon bekommst, wie deine Gesundheit und deine Lebensweise (zum Beispiel, wie gut du dir Ziele setzen und Gewohnheiten entwickeln oder ändern kannst) von verschiedenen Lebensbereichen beeinflusst wird, ist es sinnvoll, dir von Zeit zu Zeit einen Überblick zu erstellen und zu ermitteln, wie du dich in jedem Bereich fühlst – zum Beispiel so, wie es auf der nächsten Seite dargestellt ist.

Dieses Rad des Lebens, das in den 1960er-Jahren von Paul J. Meyer am *Success Motivation Institute* entwickelt wurde, gibt es heute in vielen verschiedenen Formen und kommt häufig in der Lebensberatung zum Einsatz. Allerdings brauchst du keinen Coach, um dich damit zu befassen. So sieht es aus:

Jede dieser Kategorien steht für einen Teil des Lebens, und in den meisten Bereichen, wenn nicht sogar in allen, ist etwas Anstrengung nötig. Wenn das Rad nicht im Gleichgewicht ist – wenn du beispielsweise all deine Zeit für Beruf und Geld aufwendest und kaum für Gesundheit oder Spaß –, kann das Leben so holprig wirken wie eine Autofahrt mit einem platten Reifen.

Mit der folgenden Vorlage kannst du dir dein persönli-

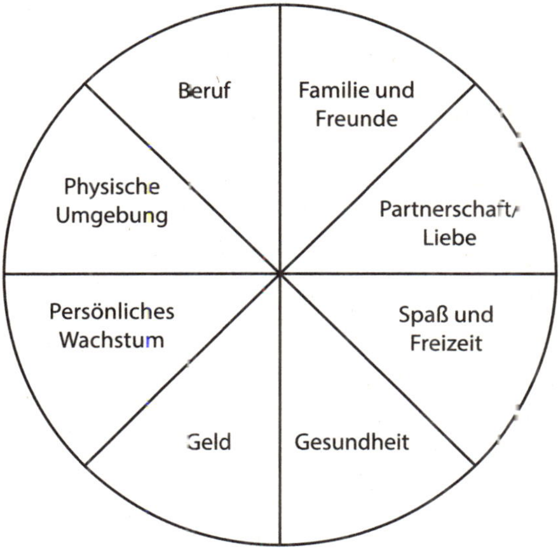

ches Rad erstellen. Jedes Tortenstück hat fünf Stufen. Wie zufrieden bist du mit den einzelnen Lebensbereichen? Betrachte zum Beispiel die Rolle, die Familie und Freunde in deinem Leben spielen. Wenn du ein bisschen zufrieden bist, malst du von der Kreismitte aus den ersten Teil des Tortenstücks bis zur ersten Linie aus. Wenn du vollkommen zufrieden bist und dieser Teil deines Lebens wunderbar ist, malst du das ganze Tortenstück aus. Bist du nur teilweise zufrieden, malst du bis zu der Stufe, die sich für dich richtig anfühlt. Bis zur 1 ausgemalt bedeutet »ein bisschen zufrieden«, bis zur 5 ausgemalt steht für »vollkommen zufrieden«.

Gehe so mit jedem Teil des Rads vor und sieh dir dann an, wie gleichmäßig dein Bild ausgemalt ist. Zeigt es dir, wie du das Rad neu ausbalancieren solltest? Gibt es Bereiche, in denen du irgendwie nicht vom Fleck kommst oder die du offenbar gänzlich vernachlässigt hast? Siehst du Möglichkeiten, dein Rad etwas besser ins Gleichgewicht zu bringen?

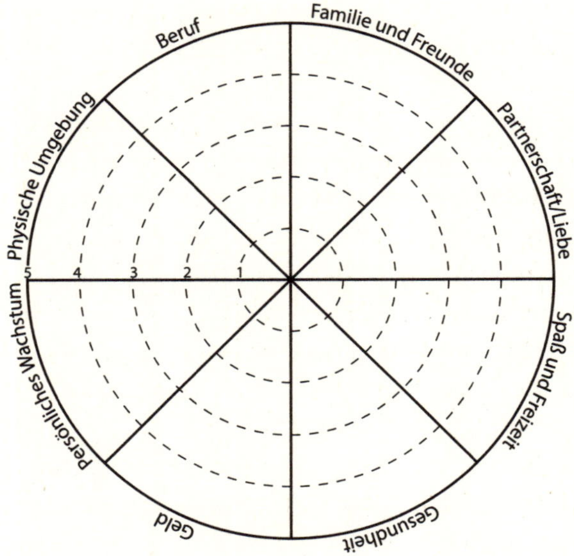

Wenn wir uns die einzelnen Lebensbereiche verdeutlichen, erkennen wir meist, dass wir einigen sehr viel Aufmerksamkeit schenken und anderen kaum. Indem du dein eigenes Lebensrad ausmalst, kannst du dir bewusst machen, wo du deine Energie investierst und wie du sie vielleicht verschieben willst, weil du erkennst, dass du bestimmten Aspekten, die dir wichtig sind, nicht genug Aufmerksamkeit schenkst.

Allerdings kann es auch vollkommen in Ordnung sein, einem Bereich viel mehr Energie zu widmen als anderen – wir alle haben unser eigenes Gefühl für die richtige Balance im Leben, und Dr. Michaelides weist ausdrücklich darauf hin, dass das Rad keinesfalls in jeder Hinsicht vollkommen ausgewogen sein muss. »Wichtig ist, dass du deine Energien dorthin lenkst, wo du sie haben willst – dann ist dein Rad so harmonisch, wie es für dich sinnvoll ist«, sagt er. »Wenn man sich krampfhaft um das perfekte Gleichgewicht von Arbeit und Leben oder sonst etwas bemüht, kann das unnötigen Stress auslösen. Dann entsteht der Eindruck, dass man ›sollte‹ und ›müsste‹, und das ist nicht realistisch. Es ist eine wichtige Erkenntnis, dass es in Ordnung ist, weniger Energie auf das zu verwenden, was dir weniger wichtig ist, und mehr Energie auf das, was für dich wirklich zählt. Das kann dich zu einer realistischeren und sinnvolleren Herangehensweise an diese Übung führen.«

Behalte das im Hinterkopf, wenn du jetzt folgendes Beispiel für ein ausgemaltes Rad betrachtest.

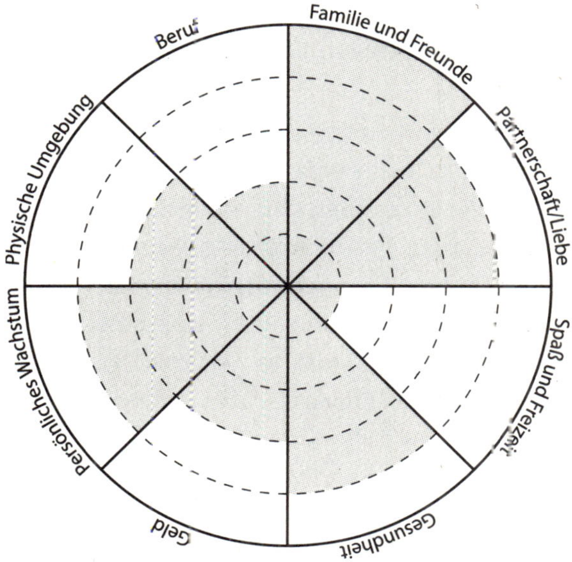

Wie du siehst, ist diese imaginäre Person mit Familie und Freunden vollkommen zufrieden, mit Partnerschaft/Liebe sowie mit Gesundheit und persönlichem Wachstum ziemlich zufrieden, aber mit Beruf sowie Spaß und Freizeit nicht sehr zufrieden. Folglich könnte sie sich vornehmen, etwas mehr Energie darauf zu verwenden, einen Job zu finden, der sie begeistert, oder aber zu dem Schluss kommen, dass ihr die Karriere in diesem Lebensabschnitt nicht so wichtig ist, sie aber etwas mehr Spaß vertragen könnte. Die Lebenszufriedenheit kann erheblich steigen, wenn du das Rad so ins Gleichgewicht bringst, dass es deiner Persönlichkeit entspricht – auch wenn es nicht unbedingt äußerlich perfekt wirkt. Und größere Zufriedenheit mit dem Leben sorgt für mehr Selbstwirksamkeit und mehr persönliche Kraft und gibt der Selbstfürsorge einen höheren Stellenwert.

Was beeinflusst deine Gesundheit noch?

Deine persönliche Balance hat großen Einfluss auf dein Leben, aber es gibt auch einige übergeordnete Faktoren, die sich auf deine Gesundheit, dein Gewicht, dein Verhalten und sogar auf deine Persönlichkeit auswirken können.

Natürlich hat die Genetik Anteil an der Gesundheit sowie an Gewicht, Körperbau, Größe, Haarfarbe und vielem mehr. »Die Gene sind wichtig«, erklärt Dr. Michaelides. »Sie sind Teil deines Schicksals, aber ihr Einfluss ist unterschiedlich stark, und die Genetik ist nicht der dominanteste Faktor.«

Verhalten und Persönlichkeit beispielsweise werden vermutlich nicht besonders stark von den Genen beeinflusst – diese machen meist nicht mehr als 50 Prozent aus, oft sogar noch viel weniger.[1] In Sachen Gesundheit ist ihr Einfluss möglicherweise noch geringer,[2] obwohl es dabei je nach Bereich große Unterschiede gibt. Gesundheit und Gewicht werden nach Ansicht der Forschung zum größten Teil durch Faktoren bestimmt, die mit der Lebensweise,[3] der Umwelt und sogar mit der Zusammensetzung des Darmmikrobioms[4] (Bakterien und Pilze im Dickdarm) zusammenhängen – und all das kannst du beeinflussen.

Da sich die Gene jedoch durchaus auf den Körper auswirken – Größe, Muskelaufbau, allgemeine Figur –, ist es laut Dr. Michaelides auch wichtig, dass man seinen einzigartigen Körpertyp zu schätzen weiß. »Du hast keinen Einfluss auf deinen Körpertyp, deine Knochenstruktur oder darauf, wie du Muskeln aufbaust. Vieles kann man ändern, anderes nicht, und es ist wichtig, das zu erkennen und sich von äußeren Einflüssen wie den Medien keine Idealform diktieren zu lassen. Eines *kannst* du nämlich, und zwar die gesündeste Version deines eigenen, einzigartigen Körpertyps schaffen – und darauf kommt es an.«

Ein weiterer wichtiger Einflussfaktor ist die Umwelt. »Was angeboren und was erworben ist, wird viel diskutiert«, so Dr. Michaelides. »Das Umfeld, in dem man aufgewachsen ist, hat Einfluss auf die Expression der Gene. Das *Diathese-Stress-Modell* besagt, dass Stress eine genetische Veranlagung aktivieren kann. Nur weil in den Genen etwas angelegt ist, heißt es noch lange nicht, dass man es auch entwickeln oder davon geprägt sein wird, denn oft entscheidet die Umwelt, ob das Gen aktiviert wird oder nicht. Starker Stress kann ein Gen für ein körperliches Leiden aktivieren, das unter anderen Umständen vielleicht nicht aktiviert worden wäre. Dies ist nur ein Beispiel für das komplexe Zusammenspiel von Genetik und Umwelt.«

Das Umfeld beeinflusst auch das Verhalten. »So lassen sich gesunde Gewohnheiten beispielsweise leichter aufrechterhalten, wenn man sich ein gesundes Umfeld schafft, indem man sich mit Menschen umgibt, die die gleichen Ziele haben oder für die der Lebensstil, den man führen möchte, normal ist. Man könnte sich auch ein Umfeld schaffen, das die eigenen Ziele unterstützt«, erläutert Dr. Michaelides weiter und nennt ein Beispiel: Wenn du mit jemandem zusammenwohnst (Mitbewohner, Partner, Kinder), der deine Ziele nicht teilt, könnte diese Person verlockende Nahrungsmittel ins Haus bringen, die du vermeiden willst, oder deine Bemühungen um mehr Bewegung nicht unterstützen. »Wenn es dir gelingt, anderen gegenüber Grenzen zu setzen, diese Grenzen deutlich zu machen und sie zu verfechten, und wenn du ein Verhalten vorlebst, dem andere nacheifern können, kannst du deine Erfolgschancen erheblich steigern«, so Dr. Michaelides.

Weitere Faktoren, die Gesundheit, Gewicht und Verhalten beeinflussen, sind Alter, Hormone, Aufenthaltsort, soziales Profil, Verfügbarkeit von Lebensmitteln, ausgeübter Beruf, Unterstützung durch andere und Selbstwirksamkeit – also wie stark du deiner Ansicht nach Einfluss auf deine Gesundheit, dein Gewicht und dein Verhalten nehmen kannst. Ganz schön viele Faktoren! Wir bei Noom haben jedoch festgestellt: Wenn wir mit etwas Distanz auf das große Ganze blicken, kristallisieren sich vier Säulen der Gesundheit heraus, die den größten Einfluss darauf haben, wie du dich fühlst, wie gesund du bist und wie leicht du deine Ziele in Sachen Gesundheit und gesundes Gewicht erreichen kannst. Diese vier Säulen sind:

1. Ernährung
2. Bewegung
3. Schlaf
4. Stressmanagement

In den beiden vorherigen Kapiteln ging es um die Ernährung, und sie ist in der Tat wichtig und verdient es, an erster Stelle zu stehen. Jede Zelle deines Körpers besteht aus Stoffen, die aus der Nahrung hervorgegangen ist, die du gegessen hast. Wenn du aber nur darauf achtest, was du isst, und die anderen drei Säulen vernachlässigst, wird dein Dach einstürzen (im übertragenen Sinne). Deshalb wollen wir darauf eingehen, was du über die anderen Großen Drei wissen solltest: Was steckt dahinter, wie funktionieren sie, und wie kannst du sie nutzen, um gesünder zu werden? Welche Rolle spielen sie für dein Großes Ganzes, also für dich persönlich?

Bemerkenswerte Bewegung

An zweiter Stelle steht die Bewegung. Es heißt zwar, dass man ist, was man isst, aber man ist auch, wie man sich bewegt. Der Körper ist für Bewegung gemacht. Bewegung sorgt dafür, dass deine Muskeln stark bleiben, dein Herz schlägt, deine Lunge arbeitet und deine Gelenke beweglich bleiben. Sie macht deine Knochen dichter und lässt dein Gehirn besser arbeiten.

Die Evolution hat uns dazu bestimmt, dass wir uns bewegen; stell dir nur vor, wie es unseren Vorfahren ergangen wäre, wenn sie den ganzen Tag nur herumgesessen hätten. Heutzutage ist es viel einfacher, auch ohne viel Bewegung alles zu bekommen, was man braucht, und das mag zwar cool und hightech sein, tut dem Körper aber nicht gut. »Unser Körper ist nicht auf die moderne Welt eingestellt«, erklärt Dr. Michaelides. »Damit es uns gut geht, müssen wir einige Stellschrauben drehen.« Dazu gehört, dass wir gezielt für mehr Aktivität sorgen.

Bewegung hat außergewöhnliche Vorteile – manche helfen indirekt beim Abnehmen, die meisten jedoch wirken so positiv auf Körper und Geist, dass du dich sauwohl fühlst. Zu den erstaunlichen und wunderbaren Dingen, die Bewegung für dich leisten kann, gehört unter anderem:

- **Bewegung erhöht den Serotonin- und Dopaminspiegel.** Serotonin und Dopamin sind die Wohlfühlhormone, die für gute Laune sorgen und bewirken, dass du dich glücklicher, leistungsfähiger und weniger gestresst fühlst, und körperliche Betätigung kurbelt beides an. Serotonin ist der Grund für das »Läuferhoch« – die Euphorie, die sich bei intensiver körperlicher Betätigung einstellen kann –, und Dopamin sorgt offenbar dafür, dass man beim Sport nicht so müde ist, so eine in *Frontiers in Psychology* veröffentlichte Übersichtsstudie über die Wirkung von aerobem Training auf das Gehirn.[5]

- **Bewegung reduziert Cortisol.** Wenn Serotonin das Wohlfühlhormon ist, dann ist Cortisol das Stresshormon. Wird es in deinen Blutkreislauf ausgeschüttet, wirst du vielleicht ängstlich, nervös, reizbar und hungressiv (hungrig und aggressiv). Der Cortisolspiegel steigt bei körperlicher Betätigung kurzzeitig an (schließlich ist körperliche Betätigung stressig), aber regelmäßiger Sport senkt die Durchschnittsmenge an zirkulierendem Cortisol, damit der Stress nicht so belastend ist.[6] Das bedeutet ...

- **Bewegung reduziert Stress.** Nicht nur der Cortisolspiegel sinkt, sondern Bewegung verbessert die Art und Weise, wie der Körper mit Stress umgeht, und die Forschung zeigt, dass Bewegung ein gutes Mittel zur Stressbewältigung ist.[7] Bewegung kann auch vor den schlechten Gefühlen schützen, die sich bei Stress einstellen. Eine in *Frontiers in Physiology* veröffentlichte Studie verglich, wie Menschen, die regelmäßig Sport treiben, und Menschen, die nicht regelmäßig Sport treiben, auf sozialen Stress reagieren.[8] Vor dem Stresstest schien sich der Sport weder bei den Aktiven noch bei den Nicht-Aktiven auf die Stimmung auszuwirken (obwohl die Herzfrequenz bei den Aktiven niedriger war), doch nach dem Test verschlechterte sich die Stimmung bei den Nicht-Aktiven viel schneller und drastischer. Der Stress machte sie viel übellauniger! Die Aktiven dagegen konnten nach der Belastung eine positivere Stimmung beibehalten.

- **Bewegung fördert besseren Schlaf.** Studien zeigen, dass Bewegung dazu beiträgt, dass man tagsüber munterer ist, abends leichter einschläft, nachts seltener aufwacht und sich morgens ausgeruhter fühlt. Eine systematische Untersuchung des Zusammenhangs zwischen

Schlaf und Bewegung, die 34 verschiedene Studien zu diesem Thema analysierte, kam zu dem Schluss, dass körperliche Betätigung die Schlafeffizienz und -dauer erhöhte.[9] Die Studie folgerte zudem, dass Sport den Schlaf fördert und Schlaf wiederum den Sport. Win-win!

- **Bewegung senkt das Risiko für alle wichtigen chronischen Krankheiten.** Herzerkrankungen, Schlaganfall, Bluthochdruck, Diabetes, Krebs, Arthritis, Osteoporose, Lungenkrankheiten, eingeschränkte Mobilität und altersbedingte Gebrechlichkeit – Bewegung erhöht deine Chancen, von alledem verschont zu bleiben, so eine umfassende Untersuchung zu den gesundheitlichen Vorteilen körperlicher Aktivität, die im *Canadian Medical Association Journal* veröffentlicht wurde.[10]

- **Bewegung hemmt Heißhunger.** Nach wissenschaftlichen Erkenntnissen könnte es sein, dass Bewegung der allerwichtigste Einflussfaktor für deine Ernährungs- und sonstigen Gesundheitsentscheidungen im Tagesverlauf ist, vor allem, wenn du morgens aktiv bist. Eine Studie aus dem Jahr 2020, die in der Zeitschrift *Medicine & Science in Sports & Exercise* veröffentlicht wurde, ergab, dass die Testpersonen nach zwölf Wochen täglicher Bewegung auf dem Laufband deutlich weniger Verlangen nach fettreichem Junkfood hatten und besser auf Lebensmittel verzichten konnten, die sie nicht essen wollten, selbst wenn sie in Versuchung geführt wurden.[11] Sie wählten gesündere Nahrungsmittel, nahmen insgesamt weniger Kalorien zu sich und waren den Rest des Tages aktiver als Nicht-Sportler. Morgendlicher Sport stellt die Weichen!

Allerdings steht in einem Bereich die Bewegung nicht im Mittelpunkt, nämlich bei der Gewichtsabnahme. Doch ehe du jetzt empört deine Mitgliedschaft im Fitnessstudio kündigst, sei dir versichert, dass Sport indirekt schon beim Abnehmen hilft. Ja, Sport verbrennt Kalorien, aber er macht auch hungriger, und man neigt dazu, die Nahrungsmenge an die Anstrengung anzupassen. Sport allein dient eher dazu, Kalorienzufuhr und -verbrauch anzugleichen, hat aber viele andere Vorteile, die dazu beitragen können, dass du gesunde Gewohnheiten entwickelst, die beim Abnehmen helfen.

Wenn du abnehmen willst, ist es am besten, wenn du eine gesunde Ernährung mit Sport kombinierst. Die einjährige Studie *Nutrition and Exercise in Women (NEW)* verglich, wie sich eine kalorienreduzierte Ernährung, mäßig intensives Ausdauertraining oder eine Kombination aus beidem auf die Gewichtsabnahme auswirkte.[12] Nach einem Jahr hatten die Frauen, die nur Sport trieben, durchschnittlich 2,4 Prozent ihres Körpergewichts verloren. Diejenigen, die nur Diät machten, verloren im Durchschnitt 8,5 Prozent an Gewicht, und die Frauen, die sowohl Diät hielten als auch Sport trieben, nahmen im Durchschnitt 10,8 Prozent ab.

Gewichtsverlust stellt sich bei einem Kaloriendefizit ein – also wenn mehr Energie verbraucht als zugeführt wird –, deshalb kann Bewegung einen Unterschied machen. Wenn du jedoch nach der erhöhten Energieverbrennung mehr Energie aufnimmst oder dich nach dem Sport für den Rest des Tages sehr wenig bewegst, kann es sein, dass sich in Sachen Gewicht nichts tut.

Für die Gesundheit gilt das jedoch nicht. In Sachen Gesundheit ist Bewegung ein Superstar.

FRAGEN AN DIE NOOM-COACHES

Ich habe keine Lust auf Sport. Wie kann ich meine Motivation steigern?
Es ist nicht immer ganz einfach, auf Dauer motiviert am Ball zu bleiben. Hier zwei konkrete Tipps, die deine Sportmotivation ankurbeln:

1. **Der Montag ist gesetzt!** Für die meisten von uns startet am Montag die neue Woche. Das Wochenende ist vorbei, und es geht wieder an die Arbeit. Zu Hause, im Büro, in der Schule oder bei sonstigen Aufgaben hat uns die Routine wieder voll im Griff. Ein aktiver Start kann dazu beitragen, dass du auch für den Rest der Woche in Bewegung bleibst. Auch wenn dein Montag nicht auf einen Montag fällt, stellst du die Weichen für eine Woche voller Bewegung und Produktivität!
2. **Such dir Begleitung!** Manchmal kann der Eindruck entstehen, als wärst du auf dieser Reise ganz allein. Lass dir versichern, dass das nicht so ist. (Wirklich nicht!) Mit einem Freund oder einer Freundin gemeinsame Spaziergänge zu unternehmen, Kurse zu besuchen oder einen kleinen Wettstreit zu veranstalten kann sehr ermutigend und motivierend sein. Es ist nicht nur ein gutes Gefühl, wenn man Unterstützung erfährt, sondern es kann auch motivieren, wenn man selbst jemanden unterstützt, der sich um mehr körperliche Aktivität bemüht.

So kommt Bewegung in dein Leben

Vielleicht denkst du jetzt: »Okay, okay, ihr habt mich überzeugt. Was soll ich machen? Ihr erwartet doch hoffentlich nicht, dass ich …« Ganz ruhig, wir machen dir überhaupt keine Vorschriften! Zum Glück ist es nämlich so, dass ausnahmslos jede Art der Bewegung guttut. Ob du in den eigenen vier Wänden einen Heimtrainer nutzt, täglich eine zügige Runde durch den Park drehst oder dich lieber beim Fußball verausgabst – die positive Wirkung ist dir sicher. Alles ist gut! Eine Kombination aus verschiedenen körperlichen Aktivitäten ist besonders vorteilhaft, genau wie unterschiedliche Nahrungsmittel eine besonders breite Palette an Nährstoffen liefern, aber alles, was du tust, ist besser als nichts. Schon wenn du künftig weniger Zeit im Sitzen verbringst, tust du dir damit etwas Gutes, auch wenn du dabei nicht ins Schwitzen kommst.

Weniger sitzen

Noch schädlicher als keine Bewegung ist es offenbar, wenn man den ganzen Tag nur sitzt, denn das wird mit verschiedensten körperlichen Beschwerden in Verbindung gebracht, darunter Rücken-, Nacken- und Schulterschmerzen, hoher Blutdruck und ein hoher Cholesterinspiegel.[13] Wer sich jedoch im Tagesverlauf regelmäßig bewegt und nie länger als etwa 30 Minuten oder maximal eine Stunde am Stück sitzt, kann diesen bedenklichen Gesundheitsrisiken entgegenwirken. Unsere moderne Welt macht es leicht, nur zu sitzen, und viele von uns verbringen im Beruf viel Zeit am Schreibtisch. Allerdings gibt es Möglichkeiten, mehr Bewegung in den Alltag zu bringen, damit die sitzende Lebensweise der Gesundheit nicht schadet. Hier ein paar Ideen:

- Probiere einen Steh- oder Laufbandschreibtisch, damit du dich bei der Arbeit bewegen kannst (oder zumindest nicht sitzt).
- Lege immer wieder kurze Pausen ein, in denen du aufstehst, dich streckst und herumläufst. Das tut nicht nur dem Körper gut, sondern kann auch deine Produktivität steigern und deine Laune heben. Wenn du es nicht schaffst, alle 30 Minuten ein paar Minuten oder sogar jede Stunde fünf Minuten zu gehen, solltest du die 10:2-Regel anwenden: alle zwei Stunden zehn Minuten Bewegung.
- Nimm nach Möglichkeit die Treppe, mach in den Pausen einen Spaziergang, gehe beim Telefonieren hin und her und stelle dir einen Wecker, damit du mindestens einmal pro Stunde aufstehst und dich bewegst.
- Such dir einen Parkplatz, der ein Stück von deinem Ziel entfernt ist, oder steige eine oder zwei Haltestellen eher aus dem Bus. Besser noch: Gehe nach Möglichkeit zu Fuß.
- Bewege dich in deiner Freizeit mehr (Wandern, Radfahren, Skifahren, Schlittschuhlaufen, Tanzen!), und versuche, auch andere zu aktiven Unternehmungen anzuregen.

Ausdauertraining

Neben mehr Bewegung im Alltag wirkt auch etwas Ausdauertraining Wunder für die Gesundheit. Dabei zählt alles, was deinen Puls beschleunigt! Ausdauertraining ist gut für Herz, Lunge, Gehirn, Stimmung und Entschlossenheit. Eine Studie der University of Texas in Austin aus dem Jahr 2019 zeigte, dass 2680 junge Erwachsene, die nicht regelmäßig Sport trieben und ihre Kalorienzufuhr nicht reduzierten, nach mehreren Wochen mit regelmäßigem Ausdauertraining gesündere Lebensmittel wählten und vermehrt mageres Fleisch, Obst und Gemüse zu sich nahmen und weniger Junkfood wie Frittiertes und Limonade konsumierten, obwohl man sie nicht dazu angehalten hatte, ihre Ernährung in irgendeiner Weise umzustellen.[14] Die einzige Änderung war das Ausdauertraining! Als Ausdauertraining zählt zum Beispiel:

- zügiges Gehen
- Joggen oder Laufen
- Radfahren
- Kardio-Geräte wie Ellipsentrainer, Laufband, Standfahrrad, Stepper, Rudergerät
- Kickboxen
- Tanzen und Tanz-Fitness-Kurse (wie Zumba)
- Calisthenics, also Eigengewichtsübungen wie Hampelmänner, Auf-der-Stelle-Laufen, High Knees, Bergsteiger und Burpees (vor allem Burpees!)
- Workout-Videos/Onlinekurse, die dich in Bewegung bringen

Gewichte stemmen oder Krafttraining

Ausdauertraining ist gut für den Herzmuskel, und Krafttraining ist gut für alle anderen Muskeln. Wenn du Gewichte stemmst, wirst du stärker, kannst besser tragen (Einkaufstaschen, schwere Pakete, kleine Kinder) und senkst das Risiko, dass du stürzt oder dich bei einem Sturz verletzt. Zudem verbrennt Krafttraining Bauchfett schneller als Ausdauertraining[15] und fördert die Verbrennung von überschüssigem Blutzucker.

Mit zunehmendem Alter wird die Muskulatur abgebaut; wer keinen Sport treibt, kann in zehn Jahren 3 bis 8 Prozent der Muskelmasse verlieren! Mit Krafttraining lässt sich das jedoch verhindern und zudem der Ruheumsatz um 7 Prozent erhöhen.[16] Der Ruheumsatz ist die Menge an Energie, die dein Körper verbrennt, wenn du gar nichts tust. Studien zufolge bewirkt Krafttraining außerdem, dass du besser Sport treiben und schneller laufen kannst, deine Knochen stärker und dichter werden, chronische Kreuzschmerzen nachlassen und dein Gehirn besser arbeitet; es erhöht sogar dein Selbstwertgefühl und verbessert dein Körperbild.[17,18] All das kannst du erreichen, wenn du nur ein paarmal pro Woche schwere Sachen stemmst! Zum Krafttraining brauchst du nicht unbedingt Hanteln, du kannst auch dein eigenes Körpergewicht nutzen. Hier ein paar Beispiele für Kraftübungen:

- Fitnessgeräte mit Gewichten
- Freihanteln: Langhanteln, Kurzhanteln, Kugelhanteln
- beschwerte Trainingsbälle (auch Medizinbälle genannt)
- schwere Kampfseile
- Widerstandsbänder

- Yoga-Übungen, bei denen du das eigene Körpergewicht hältst, wie Planke, Heraufschauender Hund, Herabschauender Hund und einige Gleichgewichtshaltungen
- bestimmte Eigengewichtübungen wie Liegestütze, Crunches, Beinheben, Klimmzüge und Wandsitzübungen

Gründlich Stretchen

Beweglichkeit ist genauso wichtig wie Kraft. Wenn dein Körper geschmeidig ist, kannst du dich anmutiger und leichter bewegen und verletzt dich nicht so leicht, wenn du stürzt. Was nachgibt, bricht nicht so leicht. Beweglichkeit erhöht deinen Bewegungsradius, sodass du zum Beispiel leichter deine Zehen berühren oder dich am Rücken kratzen kannst (sehr praktisch, wenn gerade niemand in der Nähe ist). Die Gelenke sind dann weniger steif, sondern mobiler, und mit ein paar Dehnübungen nach dem Ausdauer- oder Krafttraining kannst du Muskelkater entgegenwirken.

Yoga ist eine gute Möglichkeit, für mehr Beweglichkeit zu sorgen, denn die verschiedenen Posen dehnen sämtliche Körperbereiche. Eine im *International Journal of Yoga* veröffentlichte Studie untersuchte die Wirkung von zehn Wochen Yoga auf College-Sportler und stellte fest, dass die Sportler mit Yoga-Übungen ihre Beweglichkeit und ihr Gleichgewichtsgefühl im Vergleich zu einer Kontrollgruppe ohne Yoga deutlich verbessern konnten.[19] Auch im Alltag macht sich Yoga bezahlt, da es Kraft, Koordination, Gleichgewichtssinn und Stimmung verbessern kann; mehrere Studien haben auch ergeben, dass Yoga-Übungen gegen Depressionen, Angstzustände, Stress und Schlaflosigkeit helfen können.[20] Manche Yoga-Arten lassen sich auch als Ausdauertraining betrachten.

Das *American College of Sports Medicine* empfiehlt, vor dem Dehnen einige Minuten Ausdauertraining zu machen, die Dehnbewegungen 15 bis 30 Sekunden lang auszuführen und zwei bis vier Durchgänge zu wiederholen. Damit kannst du an zwei oder drei Tagen pro Woche dein regelmäßiges Ausdauer- und Krafttraining abrunden.[21] Oder lass dir von einem Profi zeigen, wie du dich optimal dehnst, zumindest so lange, bis du die Bewegungen richtig beherrschst. Anweisungen liefern unter anderem:

- Trainer und Trainerinnen im Fitnessstudio, die dir ein gutes Basis-Dehnprogramm für alle wichtigen Muskelgruppen zeigen können,
- ein Onlinekurs mit Stretch- oder Dehnübungen,
- ein Yogakurs, entweder persönlich oder online; es gibt Hunderte von Kursen zur Auswahl.

Mit HIIT aufs Ganze gehen

Früher umfasste ein komplettes Workout eine Kombination aus Ausdauertraining, Muskelaufbau und Stretching, doch mittlerweile hat eine neue Variante Einzug gehalten: HIIT. HIIT steht für »hochintensives Intervalltraining« und ist eine intensive, aber zeitsparende Trainingsform, bei der sich kurze, intensive Belastungen mit moderateren oder weniger intensiven Erholungsphasen abwechseln.

Das könnte so aussehen, dass du beim Gehen oder Joggen 15 Sekunden lang so schnell wie möglich sprintest und dann zwei Minuten lang wieder gehst oder joggst – oder so lange, bis du wieder zu Atem gekommen bist. Dann wiederholst du dieses Schema. Mit der Zeit kannst du den Rhythmus auf 1:1 erhöhen, sodass du abwechselnd eine Minute sprintest und eine Minute gehst oder joggst. (Anmerkung: Manche HIIT-Profis sagen sogar, man könne sich auf ein Verhältnis von 2:1 hocharbeiten, sodass die Belastungsphase doppelt so lang ist wie die Erholungsphase, andere dagegen befürworten eine längere Erholungsphase. Wir raten dazu, dass du es langsam angehen lässt und eine Stufe findest, die dir anspruchsvoll genug ist und dir guttut – nach der Erholungsphase solltest du dich richtig erholt fühlen.)

Diese Art von Training nimmt nur 10 oder 15 Minuten in Anspruch, und du wirst die Wirkung spüren! HIIT-Workouts verbrennen Kalorien und steigern die Fitness in kürzester Zeit,[22] daher eignen sie sich perfekt, wenn deine Zeit knapp ist.

HIIT mag schnell sein, aber es ist nicht einfach. Deshalb solltest du langsam starten und allmählich auf längere oder häufigere Tempophasen hinarbeiten, um Verletzungen zu vermeiden. Je öfter du das tust, desto leichter wird es und desto länger kannst du die höchste Intensität beibehalten. Selbst wenn du HIIT gut beherrschst, musst du nicht mehr als 20 Minuten investieren – länger braucht es nicht, damit sich die positive Wirkung entfaltet.

Und diese Wirkung ist gewaltig. Eine im *British Journal of Sports Medicine* veröffentlichte Metaanalyse zeigte, dass HIIT erhebliche Vorteile für Herz und Kreislauf hat. Kurzfristig (bei weniger als zwölf Wochen HIIT-Training) verbesserten sich der Sauerstoffgehalt im Blut (ein Messwert für die aerobe Kapazität) und der diastolische Blutdruck (die untere Zahl bei der Blutdruckmessung) sowie der Nüchternglukosewert deutlich.[23] Langfristig (bei mehr als zwölf Wochen HIIT-Training) hatte das Training signifikante positive Folgen für Taillenumfang, Körperfettanteil, Ruheherzfrequenz und den systolischen Blutdruck (der höhere Wert bei der Blutdruckmessung).

HIIT-Training lässt sich auf einem Fahrrad, Laufband oder Ellipsentrainer umsetzen, beim Laufen/Gehen im Freien oder mit jeder anderen Art von Ausdauertraining, die dir zusagt. Ein paar Vorschläge zum Ausprobieren:

- Sieh dir online HIIT-Workouts an, bis du den Bogen raushast.
- Probiere Tabata, eine spezielle Art von HIIT oder Intervalltraining. Diese Variante ähnelt dem HIIT, geht jedoch bis zu einem Verhältnis von 2:1 zwischen Belastung und Erholung und ist damit intensiver als einige andere HIIT-Formen. Du kannst einen Kurs besuchen, Tabata-Workouts mit einem Trainer/einer Trainerin (persönlich oder online) machen oder auf eigene Faust versuchen, dich zu diesem 2:1-Verhältnis hochzuarbeiten.
- Gestalte dein eigenes HIIT-Programm. Such dir dein Lieblingsausdauertraining aus und wärme dich zwei oder drei Minuten auf. Dann trainierst du 20 Sekunden lang mit der höchsten Intensität und reduzierst sie anschließend für 10 Sekunden, während du wieder zu Atem kommst. Wiederhole das ein paarmal. Steigere dich bis zu ein oder zwei Minuten hoher Intensität mit einer Erholungspause dazwischen.

Erstelle dir ein Bewegungsprogramm

Du hast Lust, dich zu bewegen? Super! Der effektivste Sport ist immer der, den du auch tatsächlich regelmäßig und über einen längeren Zeitraum hinweg ausüben wirst. Deshalb setze dir gern Ziele, aber achte darauf, dass du sie SMART formulierst: spezifisch, messbar, abgestimmt, realistisch und terminiert. Nimm dir zum Beispiel nicht vor, jeden Tag eine Stunde ins Fitnessstudio zu gehen, sondern fang dort an, wo du gerade stehst, und steigere dein Ziel. Geeignete Ziele für den Einstieg könnten sein:

- Jeden Tag mittags zehn Minuten spazieren gehen.
- Diese Woche an drei Vormittagen ins Fitnessstudio gehen.
- Zu einem neuen Tanzkurs anmelden, der diese Woche startet.
- So oft wie möglich Treppe statt Aufzug nehmen.
- Diese Woche eine neue Sportart ausprobieren – vielleicht HIIT?

Wenn das Training allmählich zur Gewohnheit wird, kannst du deine Ziele anpassen und Zeit und Intensität steigern. Indem du dir fest vornimmst, deinen Trainingsplan einzuhalten, und dir immer wieder die vielen Vorteile vor Augen führst, kannst du dafür sorgen, dass du motiviert bleibst.

Und vergiss nicht: Auch wenn du nicht viel Zeit hast, ist ein kurzes Workout besser als gar keins. 15 Minuten schnelles Gehen, ein paar Kraft- oder Gymnastikübungen, ein paar Runden HIIT oder zwei oder drei zehnminütige Trainingseinheiten statt einer langen Sitzung können dafür sorgen, dass du für den Rest des Tages gesunde Entscheidungen triffst. Und das ist doch ein tolles Gefühl, oder?

Süßer, seliger Schlaf

Die nächste von Nooms vier Säulen der Gesundheit ist der Schlaf. Ach, Schlaf! Man könnte meinen, er sei eine eigenständige Sache, die man am Ende des Tages erledigt, doch der Schlaf ist eng mit den anderen Säulen verknüpft: Wie gut du schläfst, hat Einfluss darauf, wie du isst, wie du dich bewegst und wie gestresst du bist. So wichtig ist das Schlafen!

Auch Dr. Michaelides betont die Bedeutung des Schlafs, denn wenn du dein Verhalten in irgendeiner Weise dauerhaft ändern willst, wird der vordere Teil deines Gehirns, der für die exekutiven Funktionen zuständig ist, viel stärker beansprucht. »Bei Schlafmangel wird dieser Teil des Gehirns im Prinzip ausgeschaltet«, sagt er. »Du versuchst also quasi, auf einem Bein ein Rennen zu laufen, für das du eigentlich beide Beine nutzen könntest.«

Um zu erfassen, wie sich der Schlaf auf das Essverhalten auswirkt, solltest du zwei sehr wichtige Hormone kennen: das Hungerhormon *Ghrelin* und das Sättigungshormon *Leptin*. Normalerweise steigt und sinkt der Einfluss dieser Hormone in Abhängigkeit davon, ob du Nahrung brauchst oder nicht. Deine Lebensweise kann sich jedoch auf das Gleichgewicht dieser Hormone auswirken.

Bei Schlafmangel wird dieses empfindliche Gleichgewicht gewaltig gestört. Wenn man nicht genug schläft, steigt der Ghrelinspiegel, während der Leptinspiegel sinkt[24] – man ist vor dem Essen hungriger als normal und nach dem Essen weniger satt. Das hat oft zur Folge, dass man viel mehr isst, als man essen würde, wenn man gut geschlafen hätte. Die Forschung hat gezeigt, dass kalorienreiche Nahrungsmittel bei Schlafmangel deutlich verlockender erscheinen,[25] und aus Untersuchungen, die in der Zeitschrift *Psychoneuroendrocrinology* veröffentlicht wurden, ging hervor, dass die Testpersonen nach schlechtem Nachtschlaf bei Frühstück und Zwischenmahlzeiten größere Portionen nahmen als nach gutem Schlaf.[26]

Schlafmangel kann auch deine sportliche Aktivität beeinträchtigen. Wenn man nicht genug schläft, fällt das Training schwerer; das ergaben mehrere Studien, die zeigten, dass Schlafentzug die Muskelkraft verringert,[27] die Stimmung der Sporttreibenden verschlechtert und möglicherweise die Verletzungsgefahr erhöht.[28] Außerdem fehlt es dann oft an Energie und Motivation für den Sport,[29] sodass du eher versucht bist, das Training ausfallen zu lassen – und wenn du unter Schlafmangel leidest, ist ein Nickerchen vielleicht tatsächlich wichtiger als Sport.

Wer zu wenig schläft, neigt auch dazu, sich tagsüber viel weniger zu bewegen, da der Körper Energie sparen will. Die tägliche Bewegung unabhängig von gezieltem Sport macht einen erheblichen Anteil des Kalorienverbrauchs aus – man nennt das *sportunabhängige Aktivitätsthermogenese* (NEAT).[30] Wenn du dich weniger bewegst, verbrauchst du weniger Energie, und dann erreichst du nicht so leicht ein Kaloriendefizit (sofern das dein Ziel ist).

Außerdem ist die Stressbelastung dann definitiv höher. Eine Studie, die untersuchte, wie Assistenzärztinnen und -ärzte nach 24 Stunden Bereitschaftsdienst ihre stressige Tätigkeit ausübten, ergab, dass Schlafentzug das Stresshormon Cortisol signifikant erhöht und die Stimmung, die kognitive Leistung und die Herzfrequenzvariabilität (ein Maß dafür, wie gut sich das Herz an körperliche und mentale Anforderungen anpasst) signifikant verringert.[31]

All diese Folgen können eintreten, wenn du regelmäßig weniger als sieben Stunden Schlaf pro Nacht bekommst. Indem du etwas früher in den Federn verschwindest, kannst du deinen Appetit, deine Hormone, deine Motivation, deine Stimmung und dein Stressniveau normalisieren, und dann wird alles, was du dir Gutes tun willst, etwas leichter und angenehmer. Versuche, in den meisten Nächten sieben bis neun Stunden zu schlafen.

BESSERE SCHLAFHYGIENE

Man kann sich leicht vornehmen, gut zu schlafen, doch oft lässt sich das gar nicht so leicht umsetzen. Vielleicht willst du unbedingt noch eine weitere Folge der Lieblingsserie sehen, der Sirenengesang der sozialen Medien lockt, es stehen noch etliche Punkte auf deiner To-do-Liste, oder eine stressige Situation lässt deine Gedanken rasen – es gibt die unterschiedlichsten Gründe, die dich daran hindern, ins Bett zu gehen, das Licht auszuschalten und einzuschlafen.

Das, was du in den Stunden vor dem Schlafengehen tust, sowie deine Schlafumgebung haben oft Einfluss darauf, wie gut du schläfst. Das nennt man auch *Schlafhygiene.* Wie sieht sie bei dir aus? Im Folgenden findest du ein paar Tipps, wie du sie verbessern kannst und Körper und Gehirn signalisierst, dass es Zeit ist, sich zu entspannen und schläfrig zu werden.

- **Setze dir feste Zeiten.** Nimm dir vor, ab einem gewissen Zeitpunkt auf »Aktivitäten für tagsüber« zu verzichten, zum Beispiel auf einen Bildschirm schauen, arbeiten oder dich mit Problemen befassen. Damit du einen Schlussstrich unter die täglichen Pflichten ziehen kannst, machst du am besten eine To-do-Liste für den nächsten Tag, legst diese so hin, dass du sie am Morgen siehst, und lässt es damit gut sein.

- **Löse die Entspannungsreaktion aus.** Nimm ein warmes Bad oder geh duschen, zieh dir den Schlafanzug an, trinke eine Tasse Tee, höre entspannende Musik oder lies ein Buch, führe ruhige, angenehme Gespräche – all das kann dazu beitragen, dass du zur Ruhe kommst, vor allem, wenn du es jeden Tag in der gleichen Reihenfolge tust.
- **Schaff die richtigen Bedingungen.** Ein sauberes, ruhiges, dunkles Schlafzimmer ist die beste Schlafumgebung. Schalte elektronische Geräte und Licht aus und drehe die Heizung herunter. Forschungsergebnisse zeigen, dass man bei kühleren Temperaturen besser schläft und dass die Schlafqualität leiden kann, wenn es zu warm ist.[32] Eine Studie mit von Schlafapnoe Betroffenen ergab, dass die Testpersonen bei einer Temperatur von 16 °C viel besser schliefen als bei 24 °C.[33] Licht, vor allem das blaue Licht von Bildschirmen, kann zudem die Bildung von Melatonin verhindern[34] – das ist das Hormon, das uns schläfrig macht. Auch das ist ein guter Grund, weshalb man eine oder zwei Stunden vor dem Schlafengehen nicht mehr auf Bildschirme schauen sollte.

Stress meistern

Die vierte Säule der Gesundheit ist das Stressmanagement, und das ist nicht zu unterschätzen. Stress – die Reaktion auf Druck, Widrigkeiten, Gefahren oder einfach Überlastung – kann alles im Leben schwerer machen. Unser Körper ist darauf ausgelegt, mit Stress umzugehen – zumindest mit kurzfristigem. Aber wenn der Stress nie nachlässt, kann er den Körper zerstören.

»Stress ist nicht zwangsläufig schlecht«, so Dr. Michaelides. »Das Wort ›Stress‹ weckt negative Assoziationen, dabei ist er eine physiologische Funktion und Teil unseres inneren Gefahrensensors. Problematisch wird Stress nur dann, wenn er zu weit geht oder zu lange andauert.«

Die Stressreaktion hat einen Sinn. Wenn dein Gehirn eine Bedrohung wahrnimmt, aktiviert es das sympathische Nervensystem, und du schüttest Stresshormone wie Cortisol und Adrenalin aus. Diese Hormone sorgen für körperliche Veränderungen, damit du entweder die Gefahr bekämpfen oder vor ihr weglaufen kannst. Wenn das sympathische Nervensystem am Ruder ist, spricht man deshalb auch vom *Kampf-oder-Flucht-Modus*. In diesem Modus leitet dein Körper das Blut in die Muskeln, damit du stärker bist und schneller laufen kannst. Seh- und Hörvermögen werden geschärft, damit du Gefahren besser erkennst, und Herzfrequenz, Atemfrequenz sowie Blutdruck erhöhen sich. Deine Leber setzt mehr Glukose zur Energiegewinnung frei, und alle deine Reflexe werden schneller. Im Prinzip bekommst du vorübergehend Superkräfte.

Aber jetzt kommt der wichtige Teil: Wenn die Bedrohung vorbei ist – du hast gekämpft oder bist geflohen, konntest dem Raser ausweichen, hast jemandem das Leben gerettet, deine Präsentation oder deine Prüfung gemeistert oder ein schwieriges Gespräch geführt –, spürt dein Gehirn, dass du nicht mehr in Gefahr bist, und schaltet wieder in den Parasympathikus-Modus. Das Blut fließt zurück zu den inneren Organen, die Muskeln entspannen sich, Herzfrequenz und Atmung werden langsamer, und du kehrst wieder in den Normalzustand zurück – und machst vielleicht ein Schläfchen. Aus diesem Grund gilt der Zustand auch als Ruhe- oder Erholungsmodus.

Was *nicht* passieren sollte, so Dr. Michaelides, ist, dass *ständig* das sympathische Nervensystem regiert, also der Kampf-oder-Flucht-Modus. Unser Körper ist dafür gemacht, hin und wieder für kurze Zeit Superkräfte zu entwickeln, dann jedoch muss er sich von der Anstrengung erholen, damit wir uns wieder wie wir selbst fühlen – nicht wie Superhelden, aber trotzdem ziemlich toll, weil wir ruhig, gelassen und gefasst sind.

Wenn diese Erholungszeit fehlt, kann Stress chronisch werden, und das Stressreaktionssystem wird dann überempfindlich und hyperreaktiv, sodass es in allen möglichen Situationen eine Stressreaktion auslöst, obwohl gar keine Bedrohung vorliegt. Das ist nicht gut für die Gesundheit, oder maladaptiv, wie es wissenschaftlich korrekt heißt.[35] Wenn Stresshormone wie Cortisol zu lange im Blutkreislauf verweilen, kann sich der Stoffwechsel verlangsamen,[36] sodass der Körper Kalorien vermehrt als Fett speichert, anstatt sie zu verbrennen. Blutzucker- und Insulinspiegel können ansteigen[37] – das soll eigentlich geschehen, wenn man auf die Schnelle Energie benötigt, aber kein Dauerzustand sein. Das wiederum führt oft zu Heißhungerattacken und übermäßigem Essen und schädigt mit der Zeit sogar die Organe, kann Entzündungen verstärken und eine gesunde Immunreaktion beeinträchtigen. Weiterhin kann es zu Stimmungsstörungen wie Angst und Depressionen sowie körperlichen Problemen wie Herzerkrankungen, Bluthochdruck, Gelenkschmerzen, Kopfweh und gestörter Koordination kommen. Chronischer Stress kann sogar Teile des Gehirns schrumpfen lassen![38]

Eine Studie kam zu dem Ergebnis, dass chronisch gestresste Frauen pro Tag 104 Kalorien weniger verbrannten als Frauen ohne Stress. Selbst wenn alles andere gleich ist, summiert sich das im Laufe eines Jahres auf fünf Kilo.[39] Chronischer Stress erhöht auch das Verlangen nach kalorisch dichten, nährstoffarmen Lebensmitteln, die beispielsweise viel Zucker, Kohlenhydrate oder zugesetztes Fett enthalten (etwa Frittiertes).[40] Ängste oder Depressionen können die Neigung zu emotionalem Essen verstärken, sodass man unter Umständen regelmäßig mehr isst, als der Körper braucht.[41]

Natürlich ist es unmöglich, sämtlichen Stress im Leben restlos zu beseitigen, und das wäre auch kein gesundes Ziel. Denn, so sagt Dr. Michaelides: »Stress gehört einfach zum Menschsein dazu. Stell dir eine Welt ohne Stress vor – alles würde liegen bleiben!«

Dr. Michaelides erklärt, statt Stress zu bekämpfen, könne man ihn als Alarmzeichen sehen, das auf Handlungsbedarf hinweist. »Manchmal zeigt Stress, worauf man achten und woraus man lernen muss. Versuche zu ermitteln, was deinen Stress auslöst, und schau dir genau an, was du feststellst«, rät er. »Und wenn du merkst, dass dein Warnsystem ständig aktiv ist, zeigt das, dass du dich erholen und das parasympathische Nervensystem aktivieren musst. Überlege dir, was nötig ist, damit du das für dich erreichst.«

Brauchst du ein paar Ideen? Mit diesen psychologischen Tricks kannst du chronischen Stress reduzieren und bewältigen:

- **Durch Schein zum Sein.** Wenn du lächelst und positiv denkst, obwohl du dich eigentlich gar nicht gut fühlst, und wenn du gezielt etwas tust, das dich zum Lächeln bringt (zum Beispiel lustige Videos oder Comedy-Sendungen schauen, mit Kindern reden oder mit Haustieren spielen), wirst du feststellen, dass du dich leichter entspannen kannst. Lächeln allein kann dazu beitragen, dass die Stressreaktion nachlässt.[42]

- **Durch Visualisieren verschwinden lassen.** »Visualisieren bedeutet, dass du deine mentale Umgebung so veränderst, dass sie weniger bedrohlich wirkt«, erklärt Dr. Michaelides. »Wenn du sehr gestresst bist, atme ein paarmal tief durch und entspanne deinen Körper. Der Körper weiß, dass du nicht gestresst sein kannst, wenn du lange, langsame und tiefe Atemzüge machst. Dann stelle dir eine Minute lang vor, dass du ganz entspannt an einem ruhigen Bach sitzt. Es gibt keine Bedrohung. Alles ist gut. Wenn du den Stress durch Visualisierung verschwinden lässt, kann dein Gehirn eine Pause einlegen. Du gibst ihm die Möglichkeit, sich zu beruhigen und den Stress für eine Weile hinter sich zu lassen.« Betrachte diese Pausen als Miniurlaub. Wenn du dich wieder ruhig fühlst, öffne die Augen und lass den Tag weitergehen.

POSITIVE GEDANKEN

Positives Denken ist genauso eine Gewohnheit wie das allabendliche Zähneputzen. Je mehr du es pflegst, desto besser gelingt es dir. Hier ein paar Beispiele für positive Gedanken, die du absichtlich denken kannst, bis sie sich automatisieren – schau dir diese Liste an, wenn du eine Dosis Positivität brauchst:

- Ich gebe mir gerade richtig Mühe!
- Es ist schwer, aber ich schaffe es.
- Es ist okay, eine Pause einzulegen.
- Alles wird gut werden.
- Ich habe gewisse Gedanken, aber die müssen mich nicht beherrschen.
- Das wollte ich nicht, aber es ist nicht schlimm. Jeder Mensch macht Fehler.
- Wichtig ist, was ich als *Nächstes* tue!
- Es ist vollkommen in Ordnung, um Hilfe zu bitten. Dafür sind Freunde ja da!
- Heute wird ein toller Tag!
- Ich habe heute mein Bestes gegeben.
- Ich bin stolz auf mich.
- Ich. Bin. Toll! (Kurze Zwischenbemerkung: Ja. Das. Stimmt!)

- **Du musst nicht »Ja« sagen.** Ja ist eine Entscheidung, und es ist in Ordnung, wenn man zu etwas, das nicht nötig ist, Nein sagt. »Willst du dem Buchclub beitreten?« »Willst du an unserer Fahrgemeinschaft teilnehmen?« »Komm zur Happy Hour!« »Kannst du ein Ehrenamt übernehmen?« »Bringst du morgen 30 Muffins für den Kuchenbasar mit?« »Willst du diesen Zusatzkurs belegen?« »Können meine sieben Kinder dieses Wochenende bei dir übernachten?« Komm, wir trainieren gemeinsam. Du schaffst das! »Nein, danke.« »Nein, danke.« »Nein, danke!« Sag das immer und immer wieder, bis du dich daran gewöhnt hast. Wenn du dir nur eine undankbare Aufgabe ersparst, kann das schon eine große Erleichterung sein. Probiere es mal aus!

- **Na ja.** Wir hier bei Noom sind große Fans von »Na-ja-Sätzen«. Diese Äußerung ist kein Zeichen von Resignation (auch wenn sie so klingen mag). Ganz im Gegenteil! »Na ja« bedeutet, dass man anerkennt und akzeptiert, wie man sich gerade fühlt, und dann mit einem Achselzucken trotzdem weitermacht.
  Zum Beispiel: »Ich bin gerade so gestresst! Na ja, jeder hat mal Stress. Wenn ich mit der Arbeit fertig bin, kann ich nach Hause gehen und mich ausruhen.« Oder: »Ich bin besorgt und würde am liebsten Kekse essen, um meine Probleme zu vergessen! Na ja, das ist eine verständliche Reaktion, aber vielleicht kann ich stattdessen etwas anderes tun. Ein schöner Spaziergang wäre jetzt vermutlich das Richtige.« Oder noch ein weiteres Beispiel, denn manchmal musst du deine Pläne ändern, wenn du deine Gefühle zur Kenntnis genommen hast: »Ich bin erschöpft. Ich weiß nicht, ob ich es heute Abend zum Fitnesstraining schaffe. Na ja, manchmal ist Ruhe für den Körper wichtiger als Sport, und das Fitnessstudio kann warten. Ich glaube, ich gehe nach Hause und leg mich früh ins Bett.«

Indem du »Na ja« sagst, kannst du dein schlechtes Gewissen oder das Gefühl der Überforderung umlenken, weil du die Situation einfach hinnimmst und konkrete Maßnahmen ergreifst, statt dir zu wünschen, dass die Situation anders wäre (zum Beispiel kein Stress!).

- **Single-Tasking ist eine Kompetenz.** Stress und Überforderung entstehen oft, wenn man zu viel zu tun hat und versucht, alles auf einmal zu erledigen. Manchmal lässt sich Multitasking zwar nicht vermeiden, aber wir haben festgestellt, dass starker Stress nachlassen kann, wenn man auf Single-Tasking umschaltet.
  Single-Tasking ist das, wonach es klingt: Du widmest dich nur einer Sache. Nehmen wir an, bei der Arbeit versuchst du, dich auf zehn Dinge gleichzeitig zu konzentrieren. Etliche Leute wollen etwas von dir, du hast Projekte auf mehreren Monitoren geöffnet oder willst eine Reihe von Aufgaben auf einmal erledigen. Versuche stattdessen, einen Augenblick innezuhalten, kurz Prioritäten zu setzen und dann alles bis auf eine einzige Aufgabe zurückzustellen. Widme deine ganze Aufmerksamkeit dieser einen Aufgabe. Wenn sie erledigt ist, atmest du kurz durch und gehst dann zur zweiten Priorität über.
  Dass Single-Tasking effizienter ist, liegt Studien zufolge an den Umschaltkosten. Das ist die Zeit, die du beim Multitasking darauf verwendest, ständig von einer Aufgabe zur anderen zu wechseln, weil sich dein Gehirn stets auf das Umschaltmanöver einstellen muss.[43] Wenn du von einer Sache zur anderen wechselst, dauert es immer ein paar Sekunden oder Minuten, bis du dich umgestellt hast, und je häufiger das geschieht, desto mehr

Zeit geht verloren. Rechnet man all diese Übergangszeiten zusammen, stellt man fest, dass Multitasking 40 Prozent mehr Zeit für die gleiche Aufgabe kostet als Single-Tasking.[44]
Wenn du dich nur einer Aufgabe widmest, entfallen die Umschaltkosten. Oft ist das auch entspannter und gibt dir ein besseres Gefühl dafür, was du wirklich geschafft hast.

- **Iss etwas, das die Stimmung hebt.** Bestimmte Nahrungsmittel können tatsächlich dazu beitragen, den Körper zu beruhigen und Stress abzubauen. Eine Pause mit einem stimmungsfördernden Snack kann den Cortisolspiegel senken und deine biochemischen Werte Richtung Entspannung lenken.

Das Leben ist ein Balanceakt, und selbst wenn bei dir im Augenblick die Gesundheit im Vordergrund steht (oder stehen soll), können alle anderen Lebensbereiche dieses Ziel unterstützen oder untergraben. Balance sorgt für ein gutes Gefühl. Sie kann bewirken, dass du das Thema Ernährung ruhiger und planvoller angehst, dass du mehr Energie für sportliche Aktivitäten hast, dass du besser schläfst und mit Stress besser umgehst, und kann ganz allgemein deine Lebensqualität erhöhen.

Das Rad des Lebens – und die Arbeit an den vier Säulen der Gesundheit – kann dir vor Augen führen, dass du ein Mensch mit vielen Facetten bist, nicht nur jemand, der nach Gesundheit strebt, oder jemand, der sich der Fitness verschrieben hat, oder jemand, der besser schlafen oder meditieren will; du bist vielmehr jemand mit einer komple-

GUTE-LAUNE-NAHRUNG

Essen kann wirklich die Stimmung verändern. Es ist wissenschaftlich erwiesen, dass bestimmte Nahrungsmittel Nährstoffe enthalten, die die Laune heben, zum Beispiel:[45]

- Nüsse und Samen
- Sojaprodukte
- Pilze
- grüner Tee
- Joghurt
- Olivenöl
- Hafer
- Hülsenfrüchte wie weiße Bohnen und Linsen
- Austern
- fetter Fisch wie Lachs, Makrele und Thunfisch
- Blattgemüse wie Babyspinat und Kohl

Kombiniere all das, damit dein Tag fröhlicher wird: Joghurt mit Walnüssen oder Cashews oder Haferflocken mit Leinsamen als Zwischenmahlzeit oder ein leichtes Mittagessen wie Spinatsalat mit Lachs und Olivenöl oder eine Schüssel Linsensuppe können Stress abbauen und bewirken, dass du dich besser fühlst.

xen, interessanten Persönlichkeit, die aus vielen verschiedenen Teilen besteht. Wenn du alle diese Teile pflegst, wird alles ein bisschen einfacher.

Natürlich ist das anfangs alles sehr spannend – Wandel, Fortschritte, große Pläne, Änderung der Gewohnheiten, der Ernährung, der Bewegung, des Lebens. Aber wie geht es weiter, wenn die erste Euphorie vorbei ist? Wenn die vielen Veränderungen mühsam werden und die alten Gewohnheiten wieder locken? Wie kannst du deine Motivation beibehalten? Lies weiter, dann wirst du es erfahren.

7

Motivation meistern

Champions spielen weiter, bis sie es schaffen.

BILLIE JEAN KING

Vielleicht ist dir mittlerweile schon aufgefallen, und wir möchten es an dieser Stelle ganz deutlich machen, weil es so wichtig ist: *Motivation bleibt nicht konstant.* Wenn du dieses Buch mit großer Begeisterung angegangen bist und bereits einige der Techniken anwendest, war deine Motivation vielleicht schon von vornherein gewaltig, und als sich dann die ersten Fortschritte einstellten, schoss sie noch weiter in die Höhe. Hurra! Vielleicht hast du schon ein paar Pfund abgenommen, dein Snackverhalten umgestellt oder ein Sportprogramm gestartet. Und dann ...

Irgendwann, das ist leider so, wird deine Motivation nicht mehr ganz so groß sein wie bei den ersten Veränderungen, die du vorgenommen hast. Das kann früher oder später passieren, geschieht aber unweigerlich. Bist du also zum Scheitern verurteilt? Ist das der Grund, warum so viele Menschen ihre Gewohnheitsänderung, Diät, Sportvorsätze oder anderes irgendwann aufgeben?

Es stimmt, dass die Motivation manchmal flüchtig erscheint. Das kann frustrierend sein, wenn man glaubt, man müsse ständig motiviert sein. Aber so sehr wir uns auch alle eine Motivation wünschen, die das ganze Jahr über rund um die Uhr an sieben Tagen pro Woche unverändert stark bleibt – so funktioniert unser Gehirn leider nicht.

Es wird immer Tage geben, an denen alles schwieriger erscheint. Es wird immer Momente geben, in denen deine hehren Ziele dich ernüchtern. Aber weißt du was? Das bedeutet nicht, dass du versagt hast. Es bedeutet auch nicht, dass du etwas falsch gemacht hast. Und es bedeutet *ganz sicher* nicht, dass du aufgeben solltest. (»Gib niemals auf!« ist der Standardspruch aller Motivationsredner, und wir können nur zustimmen.)

Dr. Michaelides erklärt: »Man sollte unbedingt bedenken, dass sich die Motivation ständig ändert. Man soll gar nicht jederzeit zu allem motiviert sein. Das wäre extrem anstrengend. Es ist natürlich und normal, dass die Motivation schwankt.«

Wir stellen uns die Motivation wie die Wogen des Meeres vor. Das Wasser schlägt in Wellen ans Ufer. Manchmal sind die Wellen steil, manchmal ziemlich flach. Manchmal tobt ein Orkan, der das Wasser aufpeitscht, manchmal herrscht Flaute und es regt sich kein Lüftchen. Aber nichts währt ewig. Das Meer ist in ständigem Wandel, und wenn man sich auf eine Sache verlassen kann, dann darauf, dass stets die nächste Welle kommen wird.

Und ist das nicht motivierend? Vor allem, wenn du gern auf diesen Wellen surfst. Es wird immer eine neue Welle geben, einen neuen Kamm, auf dem du reiten kannst, und einen neuen Abstieg, wenn die Welle vorbeigezogen ist. Dieses Phänomen ist so stetig unstet, dass es dafür einen Namen gibt: Wir nennen es Motivationsmodell.

Wir präsentieren: Das Noom-Motivationsmodell

Das Motivationsmodell von Noom ist eine Art Landkarte, die deutlich macht, wie Motivation funktioniert. Dieses Modell umfasst drei Phasen, und wenn du schon einmal versucht hast, etwas Schwieriges zu tun, kannst du es bestimmt nachvollziehen. So sieht es aus:

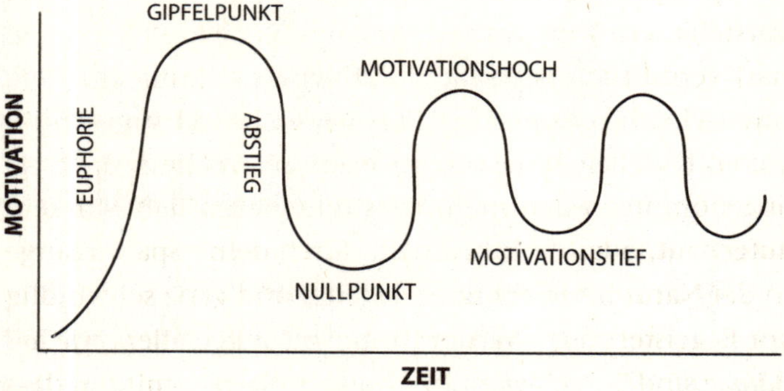

Und so funktioniert es:

Phase 1

Euphorie: Die Motivation beginnt mit Euphorie. Dies ist die Phase, in der du dir vornimmst, etwas zu erreichen. Du beschließt, damit anzufangen, und machst einen Plan. Du bist nervös. Vielleicht bist du etwas skeptisch, aber du informierst dich und verspürst Vorfreude, vielleicht sogar Begeisterung. Je mehr du planst, desto stärker wird deine Überzeugung: »Hey, ich glaube, das ist wirklich möglich!« Diesmal wird es gelingen! Du kannst es sehen und fühlen –

es ist toll und beängstigend und ein bisschen aufregend, sich vorzustellen, dass du dein Ziel erreicht hast. Du, wie du die Ziellinie überquerst. Du, wie du gesundes Essen kochst und es genießt. Du, wie du ganz ruhig und besonnen bist, weil du täglich meditierst. Du, voller Energie und neuer Lebensfreude. Du, wie du es *rockst,* was auch immer es ist. Du überlegst, was nötig ist, damit du dein Ziel erreichst, und dein generelles Gefühl ist: »Ich schaffe das!«

Gipfelpunkt: Wenn deine Motivation zur ersten Welle aufsteigt, erreichst du den Gipfelpunkt von Phase 1. Du hast vermutlich begonnen, auf dein Ziel hinzuarbeiten, und siehst bereits positive Ergebnisse. Das ist super motivierend! Vielleicht hast du in der ersten Woche zwei Pfund abgenommen oder im Fitnessstudio ordentlich Muskeln aufgebaut, oder du fühlst dich durch deine Spaziergänge in der Natur fitter, energiegeladener und ganz schwindlig vor Begeisterung: »Warum ist mir nie aufgefallen, *wie toll Bäume* sind?!« Vielleicht bist du so zufrieden mit dir, dass du dir ein ehrgeizigeres Ziel setzt. Deine Motivation geht durch die Decke, du bist begeistert und optimistisch. Aus dem Häuschen. Himmelhoch jauchzend. Juhu! Aber leider … ist das nicht unbedingt zu 100 Prozent realistisch.

Phase 2

Der Abstieg: Nach dem Gipfelpunkt kommt Phase 2 und mit ihr der gefürchtete Abstieg nach der ersten Motivationswelle. Das ist der Moment, in dem dein verklärter Blick plötzlich scharf wird, weil der Gipfelpunkt überschritten ist. Plötzlich erscheint dir dein Vorhaben viel schwieriger. Plötzlich wird dir klar, dass du dich weiter anstrengen musst, um dein Ziel zu erreichen, auch wenn du heute Abend *unbedingt* ein Eis willst oder gar *keine Lust* auf Sport hast. Dein aufregendes Ziel scheint in weite Ferne zu rücken, und du fürchtest, dass du es nie erreichen wirst ... und dann überlegst du, ob Jogginghosen wohl als legere Business-Kleidung durchgehen. (Auf Zoom sieht man deine Hose ohnehin nicht.) Vielleicht kannst du deinen Traum doch nicht verwirklichen. Vielleicht solltest du einfach aufgeben. Du bist zutiefst ernüchtert, weil der Gipfelpunkt *so toll* war und du jetzt nur noch eine Menge Arbeit vor dir siehst.

Nullpunkt: Mit dem Abstieg erreicht die Motivation ihren Nullpunkt. Das ist der Augenblick, in dem du erstmals das Fitnesstraining schwänzt oder dich nicht an deinen Ernährungsplan hältst; was du bislang getan hast, erscheint dir zu schwierig, deshalb hörst du damit auf. Oder du bist dabei nicht mehr so konsequent wie zu Anfang, als deine Motivation noch hoch war. Vielleicht hast du immer noch vor, auf dein Ziel hinzuarbeiten, aber plötzlich macht es keinen Spaß mehr, und du bist nicht mehr so zuversichtlich, dass du es wirklich erreichen kannst. Vielleicht bist du versucht, Kompromisse einzugehen. »Ich könnte einfach regelmäßig Laufen gehen. Ich muss ja nicht unbedingt für den 5000-Meter-Lauf trainieren.« »Vielleicht reicht es, zwei Kilo abzunehmen, denn ... was wäre das Leben ohne Kekse?« Wenn die Motivation so zurückgeht, hast du das beunruhigende Gefühl, dass du versagt hast. Du denkst: »Immer scheitere ich. Ich bin schon einmal gescheitert und jetzt schon wieder.«

Aber mit diesem Nullpunkt ist es so: Darauf folgt eine weitere Welle. Der Nullpunkt kann entmutigend und langwierig wirken, doch im Prozess der Verhaltensänderung ist er eine ganz natürliche und normale Phase. *Normal!* Jeder erlebt ihn, ganz gleich, wie es in den sozialen Medien aussieht. Selbst Prominente und Gesundheitsgurus. Das Wichtigste am Motivationsnullpunkt ist, dass man dabei etwas über sich selbst und seine Ziele lernt, darüber, was funktioniert und was nicht. Er gibt dir die Möglichkeit, Anpassungen vorzunehmen, zu rekapitulieren und dich zu sammeln.

Kein Mensch arbeitet rund um die Uhr eifrig auf seine Ziele hin. Ein Nullpunkt ist nicht das Ende. *Ganz im Gegenteil* – er gehört dazu, und das Tolle daran ist, dass man nach dem Nullpunkt oft wieder Aufwind bekommt und eine neue Welle erlebt, die noch stärker sein kann als die erste. Wie lange der Nullpunkt andauert, ist unterschiedlich und hängt hauptsächlich von dir selbst ab. Manchmal ist es nur ein Tag, manchmal eine Woche oder auch mehrere Monate, bis du das Gefühl hast, dass du wieder ganz von vorne anfangen musst. Aber auch das ist normal. Jeder Mensch ist anders, und immer, wenn du ein neues Ziel anstrebst, wird auch das anders sein. Wann entscheidest du, dass dein Ziel es wirklich wert ist, dass du darauf hinarbeitest? Wenn du den Nullpunkt als das erkennst, was er wirklich ist (nämlich vorübergehend), musst du dich nur noch an dein Surfbrett klammern und auf die nächste Welle warten.

Phase 3

Motivationstiefs und Motivationshochs: Der erste Nullpunkt kann dein Ego kränken und dich zu einer kleinen Pause zwingen, aber wenn du die nächste Welle erwischst, bist du wieder obenauf. Aus dieser Höhe, wenn die Welle immer größer wird, kannst du dich gut umschauen. Lass den Blick über das Meer rings um dich schweifen: Es ist voller Wellen. Große Wellen. Kleine Wellen. Gipfel und Täler. Und so wird es weitergehen ... für immer.

Wir nennen diese Phase »Motivationstiefs und Motivationshochs«, weil du manchmal einen Tiefpunkt erlebst und nicht das tust, was du eigentlich tun wolltest, und manchmal hoch auf einer Welle reitest, all deine tollen neuen Gewohnheiten umsetzt und dich großartig fühlst. Das Auf und Ab aus Phase 3 geht ewig weiter. So ist das mit der Motivation. Mal erlebst du ein Tief, dann geht es wieder aufwärts. Der Nullpunkt währt nicht ewig, vor allem dann nicht, wenn du intrinsisch motiviert bist, also eine zutiefst persönliche Motivation empfindest, und zwar nicht nur, weil du eine Belohnung erhoffst, sondern weil dir etwas ganz persönlich am Herzen liegt. Intrinsische Motivation bewirkt, dass du am Ball bleibst, weil es *für dich* wichtig und wertvoll ist, und sorgt dafür, dass auf ein Tief immer wieder das nächste Hoch folgt. Ein Forscher am australischen *Institute of Positive Psychology and Education* formulierte das so: »Intrinsische Motivation meint die spontane Neigung des Menschen, neugierig und interessiert zu sein, Herausforderungen zu suchen und Fähigkeiten und Wissen zu trainieren und weiterzuentwickeln, auch ohne ... Belohnungen.«[1] Behalte deine intrinsische Motivation bei, dann kannst du darauf vertrauen, dass dich schon bald das nächste Hoch erwartet, auch wenn es sich nicht immer danach anfühlt.

Das Transtheoretische Modell der Änderung des Gesundheitsverhaltens

Das Motivationsmodell gefällt uns so gut, weil es sehr anschaulich ist. Wir haben damit wissenschaftliche Erkenntnisse so verpackt, dass du sie praktisch anwenden kannst. Die Wissenschaft hinter unserem Motivationsmodell heißt *Transtheoretisches Modell der Änderung des Gesundheitsverhaltens*.[2] Um ein wenig tiefer in die Motivationstheorie einzusteigen, wollen wir dieses Modell etwas genauer vorstellen und zeigen, was wir daraus über die Motivation im Kontext der Verhaltensänderung lernen können.

Nach diesem Modell gibt es sechs Phasen, die man durchläuft, wenn man sein Leben ändert:

1. **Absichtslosigkeit**: Dr. Michaelides beschreibt: »In dieser Phase ist man mit seinem Verhalten zufrieden. Man denkt nicht an Veränderung. Zum Beispiel könnten wir uns vorstellen, dass jemand einen Schreibtischjob hat, fast den ganzen Tag im Sitzen verbringt und keinen Sport treibt, das aber nicht für problematisch hält, obwohl er tief in seinem Inneren weiß, dass es nicht gesund ist. In diesem Stadium existiert keine bewusste Absicht, die Gewohnheit zu ändern.«

2. **Absichtsbildung:** In dieser Phase steigen unbewusste Zweifel am eigenen Verhalten allmählich an die Oberfläche, sodass sich der Gedanke regt, dass du vielleicht, nur ganz vielleicht, etwas ändern möchtest. Vielleicht hast du gesundheitliche Probleme, es fehlt dir in letzter Zeit an Energie, oder du hast über die Feiertage ungewollt

zugenommen und fühlst dich nicht wohl. Also denkst du: »Hmm, vielleicht kann ich etwas dagegen tun«, und überlegst dann, welche Art von Veränderung du dir vorstellen könntest. Dr. Michaelides merkt an: »Ein charakteristisches Merkmal dieser Phase ist die Ambivalenz. Man denkt ›vielleicht sollte ich, vielleicht auch nicht‹.«

3. **Vorbereitung:** In dieser nächsten Phase sagt man laut Dr. Michaelides: »Okay, ich will etwas ändern und gehe es an.« Nun beschränkst du dich nicht mehr auf Gedankenspiele, sondern wirst tatsächlich aktiv, um die gewünschte Veränderung herbeizuführen – du kaufst beispielsweise gesunde Lebensmittel oder Nikotinpflaster, meldest dich im Fitnessstudio an oder abonnierst die Noom-App (schamlose Werbung!). Du hast deinen Plan noch nicht umgesetzt, aber es tut sich etwas.

4. **Handlung:** In dieser Phase nimmst du die Veränderung tatsächlich vor. Du trainierst. Du trägst das Nikotinpflaster. Du ernährst dich besser. Du gehst früher ins Bett oder arbeitest gezielt daran, Stress zu reduzieren. Kurz gesagt, du tust das, was du dir vorgenommen hast.

5. **Aufrechterhaltung:** In dieser Phase sorgst du dafür, dass die Veränderung Bestand hat. Vielleicht hast du deine Nikotinsucht abgestellt, bleibst aber auf der Hut, oder du bist fitter geworden oder hast abgenommen, behältst deine gesunden Gewohnheiten aber trotzdem bei.

6. **Abschluss:** Dies ist die letzte Phase, die im Englischen »Termination« heißt. Das mag ominös klingen und an

> den Terminator erinnern, ist jedoch der Punkt, an dem man kein Verlangen mehr hat, das ursprüngliche, ungesunde Verhalten wieder aufleben zu lassen. Das neue Verhalten hat sich automatisiert und ist ein ganz normaler Teil des Lebens. Die alten Verhaltensweisen sagen nicht »Ich komme wieder«, sondern sind für immer verschwunden.

Dr. Michaelides erklärt: »Man stellt sich oft vor, dass die einzelnen Schritte der Reihe nach abgearbeitet werden, von vorne bis hinten, schön und ordentlich in der richtigen Reihenfolge, doch in Wirklichkeit springen die meisten Menschen immer wieder zwischen verschiedenen Stadien hin und her.« Es kann sein, dass man mehrmals den ganzen Ablauf durchmacht, und das ist völlig normal. Manchmal rutscht man aus der Erhaltungsphase und muss wieder mit der Vorbereitungsphase starten. Manchmal ist es sogar nötig, mehrere Male in die Vorbereitungsphase zurückzukehren, ehe man es in die Phase der Aufrechterhaltung schafft. Manchmal verbringt man viel Zeit in den Phasen Absichtsbildung, Vorbereitung und Handlung und erreicht erst nach langer Zeit die Aufrechterhaltung. Manche kommen nie bis zum Abschluss. Und das ist auch in Ordnung! Das Leben ist ein Prozess, kein Ergebnis.

Das Allerwichtigste dabei – wichtiger als jedes Modell oder jede Theorie – ist die Erkenntnis, dass Motivationstief und Motivationshoch, Fortschritt und Rückschritt zum Prozess dazugehören. Sie sind keine Zeichen des Scheiterns, sondern zu 100 Prozent normal. Sogar unvermeidlich. Und niemals von Dauer.

Ist das nicht beruhigend?

Bewusstes Entkoppeln

Das Wissen, dass Motivationstiefs ganz natürlich sind, kann sehr ermutigend sein, aber vielleicht denkst du auch: »Wie soll ich die erhofften Fortschritte machen, wenn meine Motivation immer wieder im Keller ist?« »Was, wenn ich niemals die Abschlussphase erreiche?« Bei solchen Sorgen könnte dich ein weiteres kleines Geheimnis der Psychologie beruhigen: Die Motivation ist nicht dein Boss.

Dr. Michaelides versichert, dass man durchaus Dinge tun kann, zu denen man nicht motiviert ist. »Man kann die Handlung von der Motivation entkoppeln und dafür sorgen, dass sie nichts mit der Motivation zu tun hat«, sagt er. »Dann wird man durch diese Schwankungen, die Hochs und Tiefs, nicht so sehr aus der Bahn geworfen. Man könnte das als bewusstes Entkoppeln bezeichnen.« (Das ist übrigens kein psychologischer Fachbegriff.)

Dr. Michaelides verdeutlicht das mit einer Analogie, die einen Surfer mit einem U-Boot vergleicht (passend zu unserem Wellen-Thema). »Wenn man die Motivation von der Handlung trennt, kommt man wie ein U-Boot unter den Wellen stetig vorwärts. Ein Surfer muss auf den Wellen der Motivation reiten, ein U-Boot hält jedoch unbeirrt seinen Kurs, auch wenn an der Oberfläche irrer Seegang herrscht. Ein U-Boot bleibt tief unten in ruhigem Wasser und wird von den Wellen an der Oberfläche nicht beeinflusst. Es ist also nicht dem Auf und Ab der Motivation ausgesetzt.«

Das lässt sich laut Dr. Michaelides erreichen, indem du dir gezielt überlegst, wie du dich in bestimmten Situationen, für die du bereits eine Gewohnheit entwickelt hast, entscheiden könntest, und eine realistische Routine entwirfst. (Erinnerst du dich an die Gewohnheitskopplung?) Das trennt diese Entscheidungen von der Motivation.

Stellen wir uns vor, du bist motiviert, jeden Morgen Sport zu treiben – doch irgendwann lässt die Motivation plötzlich nach. Wenn du dir eine Routine angewöhnt hast, zum Beispiel, dass du am Vorabend Sportkleidung und -schuhe deutlich sichtbar bereitlegst, deine Sporttasche packst oder deine Trainingsplaylist auf dem Handy parat hast, und diese Routine immer ausführst, wirst du mit deutlich höherer Wahrscheinlichkeit trotzdem zum Training gehen, ob du Lust hast oder nicht. Alles ist da, bereit und in Sichtweite, also kannst du genauso gut loslegen, ganz gleich, wie motiviert du bist.

Spontane Entscheidungen, die Aufwand kosten, hängen meist stärker von der Motivation ab, aber bei entsprechenden Vorbereitungen musst du in schwierigen Situationen keine Entscheidungen mehr treffen. Alles ist bereits entschieden.

Der Motivations-SOS-Plan

Der SOS-Plan ist ein weiteres Konzept, das sich in unseren Experimenten mit Coaches sehr gut bewährt hat. Diesen Plan erstellst du dir schon im Vorfeld, wenn du noch motiviert bist, sodass du darauf zurückgreifen kannst, wenn deine Motivation nachlässt, damit deine Fortschritte Richtung Ziel nicht zunichtegemacht werden. Das Konzept geht auf eine psychologische Strategie zurück, die man *Implementation Intentions* nennt.[3] Zahlreiche wissenschaftliche Erkenntnisse belegen, dass diese Strategie sehr gut funktioniert. Im Grunde handelt es sich um »Wenn-dann«-Pläne. Die Strategie besteht darin, dass du ermittelst, wie du dich bei Verhaltensweisen, die du ändern möchtest, üblicherweise verhältst, zum Beispiel: »Nach einem schlechten Tag bei der Arbeit bin ich gestresst und greife zu Snacks.« Dann erstellst du dir einen »Wenn-dann«-Plan: »*Wenn* ich einen schlechten Tag bei der Arbeit hatte und gestresst bin, *dann* rufe ich eine Freundin an/schaue ich etwas Lustiges im Fernsehen/mache ich einen Spaziergang.« So entstehen gewünschte Gewohnheiten, die du umsetzt, ohne bewusst dazu motiviert zu sein.

Ein Motivations-SOS-Plan besteht aus drei Teilen:

1. Das Warnsignal
2. Der kritische Bereich
3. Die Reaktion

Das Warnsignal ist das, was du tust oder nicht tust, wenn deine Motivation ein wenig nachlässt. Nehmen wir an, du hast dir vorgenommen, sämtliche Mahlzeiten zu protokollieren, da erwiesen ist, dass man sein Gewichtsziel dann mit höherer Wahrscheinlichkeit erreicht.

Du weißt, dass diese Gewohnheit wissenschaftlich untermauert ist, hast dich deshalb dazu entschlossen und bist motiviert! (Dass man sich wissenschaftliche Belege anschaut, ist übrigens eine gute Methode, um motiviert zu bleiben.) Aber dann, nach einer wirklich harten Arbeitswoche, fällt dir am Samstagmorgen beim Aufwachen ein, dass du die Pizza und das Bier vom Vorabend nicht in dein Ernährungstagebuch eingetragen hast, und, ehrlich gesagt ... eigentlich willst du gar nicht wissen, welche Folgen sie für dein tägliches Kalorienbudget haben. Also lässt du es bleiben. Heute wirst du aber weitermachen. Oder etwa nicht?

Den kritischen Bereich hast du erreicht, wenn du feststellst, dass dein Warnsignal problematisch wird. Mittlerweile ist es alarmierend. Aus der einen nicht eingetragenen Mahlzeit ist ein ganzes Wochenende ohne Ernährungsprotokolle geworden. Und weil dir klar war, dass du dein Essen nicht eintragen würdest, hast du zudem einige Entscheidungen getroffen, die du mit Ernährungstagebuch nicht getroffen hättest. Vielleicht hast du mehr gegessen, als du wolltest, oder dich für Lebensmittel entschieden, die nicht mit deinem Ziel eines gesunden Körpergewichts übereinstimmen. Denn es merkt ja schließlich keiner ... Wenn du dich im kritischen Bereich befindest, gibt es vermutlich irgendetwas, das dich daran hindert, dein Ziel zu verfolgen, deshalb solltest du der Sache auf den Grund gehen.

Die Reaktion ist das, was du tust, wenn du erkannt hast, dass du dich im kritischen Bereich befindest. Sie ist der SOS-Teil deines SOS-Plans, und jetzt kommen deine *Implementation Intentions* zum Einsatz. In der App können Coaches an dieser Stelle eingreifen und Kontakt zu den Usern aufnehmen, um ihnen deutlich zu machen, dass sie sich im kritischen Bereich befinden. Das kannst du auch für dich selbst tun. Zunächst nimmst du zur Kenntnis, was los ist: »Wenn ich gestresst bin, trage ich meine Mahlzeiten nicht ein.« Dann kannst du einen »Wenn-dann«-Plan aufstellen – in dem Bewusstsein, dass es völlig in Ordnung ist, ab und zu auf das Eintragen zu verzichten, du aber vermutlich eine falsche Richtung einschlägst, wenn du deine Mahlzeiten mehrere Tage lang nicht protokollierst, obwohl du dir fest vorgenommen hast, ein Ernährungstagebuch zu führen.

Dein »Wenn-dann«-Plan könnte zum Beispiel so aussehen: »*Wenn* ich meine Mahlzeiten mehr als zwei Tage hintereinander nicht eintrage, *dann* werde ich …« Vielleicht setzt du dich dann mit deinem Rechenschaftspartner in Verbindung oder nimmst dir fünf Minuten, um gründlich über GG nachzudenken, oder du notierst dir fünf Minuten lang im Tagebuch, warum es dir wichtig ist, deine Mahlzeiten aufzuzeichnen, oder du liest eine Viertelstunde lang Forschungsstudien, die zeigen, wie effektiv Ernährungsprotokolle beim Abnehmen helfen.

Überlege dir, wie *dein* Motivations-SOS-Plan aussehen soll, hol dir Hilfe, wenn du jemanden brauchst, der dich bei der Kontrolle von Warnsignal und kritischem Bereich unterstützt, und lege fest, wie du reagieren wirst, wenn du auf dieses gefährliche Terrain gerätst. Stell dir den SOS-Plan als bestens ausgestattetes Rettungsboot vor. Und wenn dir demnächst mal die Motivation fehlen sollte, musst du nur hineinspringen und bist gerettet.

Jeder Mensch liebt Belohnungen

Seien wir ehrlich: Manchmal wollen wir Menschen (und Hunde und Katzen und Ratten und alle anderen) im Grunde nur eine Belohnung. Vielleicht hast du schon mal gehört, dass man nicht für alles, was man tut, belohnt werden sollte, aber sind Belohnungen wirklich so falsch?

Eigentlich sind Belohnungen in jeder Hinsicht richtig. Laut Dr. Michaelides setzt die Erwartung einer Belohnung im Gehirn Dopamin frei; das ist ein Neurotransmitter, der ein angenehmes Gefühl auslöst. Diese Information kannst du zu deinem Vorteil nutzen. Wenn du dir etwas Schönes in Aussicht stellst (zum Beispiel ein Essen im Restaurant), mit dem du dich belohnst, wenn du tust, was du dir vorgenommen hast (zum Beispiel heute trainieren), dann kann schon allein der Gedanke an das Essen beim Training einen Dopaminschub auslösen, den dein Körper künftig mit dem Training assoziiert. Dadurch erscheint dir dann das Training *an sich* als lohnend. Ist das nicht cool?

Das kannst du gezielt einsetzen, um diesen durch die Belohnung ausgelösten Dopaminschub mit jeder Aktivität in Verbindung zu bringen, die du dir neu angewöhnst. Es ist schön, wenn man sich gut fühlt und Leistungen feiert, und das kann dazu führen, dass du noch mehr Erfolge erleben willst.

Einige Untersuchungen zeigen zwar, dass ein Zuviel an Belohnungen die intrinsische Motivation beeinträchtigen kann – wenn man bei der Arbeit ständig für die kleinste Kleinigkeit gelobt wird, verliert das Lob nach einiger Zeit an Bedeutung –, aber im Allgemeinen fördern Belohnungen die Leistung. Und neuere Untersuchungen ergeben, dass Belohnungen die intrinsische Motivation sogar noch steigern können.[4] Belohnungen fördern auch Kreativität, Innovation und die Bereitschaft, sich anzustrengen.[5] Ein Hoch auf Belohnungen!

Wenn du an deiner Gesundheit arbeitest, empfindest du es als Belohnung, wenn andere bemerken, wie du aufblühst, und wenn du das selbst spürst.[6] Wenn du merkst, dass du leistungsfähiger bist und nicht mehr so schnell müde wirst, dass du dich besser bewegen kannst, dass du bessere Laune hast oder dich einfach insgesamt besser fühlst, dann ist das super motivierend.

Der Mensch empfindet es auch als Belohnung, wenn er schwierige Dinge schafft. Das wird als *learned industriousness* bezeichnet, *erlernter Fleiß*. Wenn man in der Vergangenheit schon einmal für eine Anstrengung belohnt wurde, empfindet man erstaunlicherweise die Anstrengung an sich als Belohnung. Das ist ein wunderbares Gefühl und erhöht die Selbstwirksamkeit: Du kannst *etwas schaffen*!

In der App setzen wir viele verschiedene Belohnungen ein, so zum Beispiel Noom-Taler, die man für bestimmte Aufgaben bekommt, etwa den Abschluss von Minikursen oder das Erreichen von Lernzielen. Es kann auch sinnvoll sein, das Ziel auf das Lernen und nicht auf die Leistung auszurichten, denn dann ist es motivierender. Leistungsziele sind ergebnisorientiert, zum Beispiel zwei Kilo abnehmen, und vielleicht schaffst du das, vielleicht aber auch nicht, obwohl du dich noch so sehr anstrengst. Lernziele sind auf Wachstum ausgerichtet, zum Beispiel, dass du lernst, wie man sich gesund ernährt. Lernziele, auch *Mastery Goals* genannt, sind erfolgversprechender als Leistungsziele, insbesondere bei komplexen Aufgaben wie Verhaltensänderungen.

MIT DER WAAGE FRIEDEN SCHLIESSEN

Laut wissenschaftlichen Erkenntnissen zur Zielsetzung fördert es die Zielerreichung, wenn man seine Fortschritte misst, nachhält und aufzeichnet.[7] Aber gehört dazu auch, dass man sich auf die verhasste Waage stellt?

Die Waage ist ein seltsames Ding. Manche finden sie äußerst motivierend, denn sie zeigt, ob man Fortschritte macht, warnt frühzeitig, wenn das Gewicht nach oben geht, und liefert harte Zahlen, über die man sich auf dem Weg zu einem gesunden Gewicht freuen kann. Für andere dagegen ist die Waage ein Albtraum. Die morgendliche Zahl verfolgt sie den ganzen Tag, schadet ihrem Selbstwertgefühl, verdirbt ihnen die Laune oder macht sie sogar depressiv. Wahrscheinlich weißt du selbst, in welche Kategorie du gehörst. In welche *solltest* du gehören? Hier gibt es kein Richtig oder Falsch.

Wenn es dich motiviert und beim Erreichen deiner Ziele hilft, wenn du dich täglich, alle zwei Tage oder einmal pro Woche wiegst, dann ist das klasse! Damit hast du ein nützliches Tool gefunden, das dir eine biometrische Messgröße liefert. Forschungen zeigen, dass es Abnehmwilligen, die sich regelmäßig wiegen, besser gelingt, Gewicht zu verlieren, Fett abzubauen, für die Gewichtskontrolle sinnvolle Verhaltensweisen beizubehalten und ihr Gewicht zu halten.[8] Die wissenschaftlichen Erkenntnisse sprechen für das Wiegen, und da es sich bei vielen bewährt hat, bieten wir Gewichtskontrolle als Option in der App. Wer sich aus Angst vor der Waage lange nicht gewogen hat, stellt oft fest, dass regelmäßiges Wiegen gegen die Angst hilft. Natürlich ist das auch eine tolle Möglichkeit, die Fortschritte auf dem Weg zu deinem Ziel zu verfolgen.

Wenn du dir nicht sicher bist, ob du dich wiegen solltest, wenn es dir etwas Angst macht, du aber zum Abnehmen motiviert bist und meinst, es könnte dir helfen, solltest du vielleicht genauer hinterfragen, warum du die Waage so entmutigend oder abschreckend findest.

Das kannst du durch Selbsterkundung erreichen, indem du deine Gedanken und Gefühle wertfrei zur Kenntnis nimmst und mit »Warum?«-Fragen ermittelst, warum du bestimmte Gefühle hast.

Falls das Wiegen für dich jedoch zu belastend ist oder du ahnst, dass es dich aus der Bahn werfen wird, wenn dein Gewicht steigt, auch wenn du weißt, dass es nur daran liegt, dass du zu viel Salz gegessen hast oder gerade die »gewissen Tage« hast, dann musst du dich keinesfalls um jeden Preis auf die Waage stellen. Sie ist nur ein Tool, das dir nicht weiterhilft. Du musst dich nicht mit deinen Gefühlen auseinandersetzen, wenn du dazu nicht bereit bist. Du musst nicht einmal eine Waage besitzen.

Nutze die Waage, wenn sie dich motiviert. Wenn das nicht der Fall ist, dann nutze sie nicht. Wir finden dich trotzdem toll und sind fest davon überzeugt, dass du es schaffst. Nur eines zählt, nämlich dass du Schritte unternimmst, die dich deinem Ziel näherbringen.

Wenn du ein Unterziel erreicht hast, ist es in Ordnung, dass du dir etwas gönnst, denn das steigert deine Leistungsfähigkeit. Wissenschaftliche Erkenntnisse bestätigen, dass du dadurch in Zukunft weitere Ziele noch leichter erreichst.

In einer Studie wurde körperliche Betätigung gamifiziert, also als Spiel gestaltet, indem die Testpersonen für das Erreichen von Trainingszielen Punkte bekamen, die sie gegen Belohnungen einlösen konnten.[9] Die Forschungsgruppe fand heraus, dass die Belohnungen das Trainingslevel signifikant steigerten, und zwar am stärksten bei den Fortgeschrittenen, die ihre Belohnungen mehrfach einlösten und sich mehr und wertvollere Belohnungen sichern konnten.

In der Noom-App gibt es deshalb die Noom-Taler, die man für bestimmte Aufgaben sammeln kann. Mit dieser netten Belohnung lässt sich der eigene Fortschritt objektiv erkennen und messen. »Es macht mehr Spaß, auf ein Ziel hinzuarbeiten, wenn es sich wie ein Spiel anfühlt«, so unser Mitgründer Artem. »Damit ein Spiel Spaß macht und interessant ist, muss es anspruchsvoll genug sein, also weder zu schwierig noch zu leicht, denn das fördert die Selbstwirksamkeit. Es muss unterschiedliche Aufgaben geben, die unterhaltsam sind und nach dem Prinzip der positiven Verstärkung funktionieren. Man kann nicht einfach grundlos Punkte verteilen. Dann gibt es keinen Belohnungseffekt. Aber wenn man Aufgaben erfüllt und dafür etwas bekommt, dann ist das motivierend. Genau das versuchen wir mit dem Noom-Taler, und das kann man für sich selbst tun, um die eigenen Ziele zu erreichen.«

Natürlich sind nicht alle Belohnungen gleich. Belohnungen, die dazu beitragen, dass du eine intrinsische Motivation entwickelst (also handelst, weil du tief in deinem Inneren ganz persönlich motiviert bist, etwa dazu, gesünder zu leben, damit du dich besser fühlst), halten die Motivation im Allgemeinen eher aufrecht als Belohnungen, die zur extrinsischen Motivation beitragen (Motivation, die sich auf eine Belohnung von außerhalb gründet, zum Beispiel Anerkennung durch andere). Suche dir deshalb Belohnungen, die dich wirklich dazu veranlassen, das gewünschte Verhalten umzusetzen. Wenn die Gamifizierung richtig umgesetzt wird, ist sie sehr effektiv.[10]

Als Unterziel eignet sich alles, was du willst. (Du hast

ein Pfund abgenommen! Du bist einen Kilometer gelaufen! Du hast etwas Leckeres gegessen und dich dabei nicht schlecht gefühlt!) Was auch immer es ist, feiere deinen Erfolg. Deine Belohnung kann sehr simpel sein – für jedes Unterziel gönnst du dir eine Kleinigkeit, für bedeutendere Ziele gibt es etwas Größeres (Einen Urlaub? Einen Wellness-Tag? Den Pulli, den du schon lange im Auge hast?).

Du musst auch kein Geld ausgeben, um dich zu belohnen. Selbstfürsorge ist eine großartige Belohnung. Gönn dir ein Nickerchen, schau deinen Lieblingsfilm, mach eine Autotour oder einen Tagesausflug. Verwöhne dich mit einer selbstgemachten Hand- und Fußpflege, zeichne oder male etwas oder sieh dir eine neue (oder deine alte Lieblings-)Sitcom an – Lachen fördert die Gesundheit! Es baut Stress ab, hebt die Stimmung und die Schmerztoleranz und trägt sogar zu einer gesunden Immunreaktion bei.[11] Eine tolle Belohnung!

Als Belohnung eignen sich auch Dinge, die offensichtlich gesund sind, sodass du dich für dein gesundes Verhalten mit noch gesünderem Verhalten belohnen kannst. Doppelt gemoppelt! Du könntest dich beispielsweise für einen Pilates-, Zumba- oder Ballettkurs anmelden. Oder du wirst endlich Mitglied im Fitnessstudio oder buchst einen Personal Trainer. Du bist bereit! Kauf dir ein neues Küchengerät, mit dem du schon lange liebäugelst, oder ein neues Kochbuch (vielleicht sogar ein Noom-Kochbuch ... Wink mit dem Zaunpfahl!). Stell dir in aller Ruhe eine Playlist zusammen, die genau das richtige Tempo für deine Spaziergänge/Läufe hat, teste einen neuen Lieferdienst für gesunde Gerichte, besuche ein neues gesundes Restaurant oder versuch dich an einem gesunden Rezept.

IST ESSEN ALS BELOHNUNG »ERLAUBT«?

Was? Essen ... als Belohnung?? Ist das nicht ein Tabu? Wer gesünder leben will, meint oft, man dürfe sich nicht mit Essen belohnen, aber wir sind da anderer Meinung. Wenn du an deiner Beziehung zum Essen arbeitest, heißt das nicht, dass du Nahrung von nun an die kalte Schulter zeigen musst. Es bedeutet, dass du in Zukunft in der Lage sein willst, das zu essen, worauf du wirklich Lust hast, und zwar ausgewogen und auf gesunde Weise, anstatt dich von Vorschriften und Verboten leiten zu lassen. Es bedeutet auch, dass du selbst entscheiden kannst, wann du dir etwas gönnst und wann du es nicht brauchst. Essen ist ein genussvoller Teil des Lebens; man sollte es genießen und nicht fürchten oder unnatürlich einschränken.

Essen *kann* also eine Belohnung sein, und wir sind sogar der Meinung, dass besondere Nahrungsmittel, die man nicht jeden Tag essen möchte (wie Süßigkeiten), eine schöne Belohnung für besondere Anlässe sind, wenn du sie wirklich genießen kannst. Es ist nichts daran auszusetzen, wenn man sich ab und zu etwas gönnt – sofern man sich gezielt dazu entschlossen hat.

Wir finden, dass Leckereien *es wert* sein sollten. Vielleicht teilst du dir mit jemandem ein Stück von dem tollen Schokokuchen aus dem angesagten Café, gönnst dir ein Stück Pizza oder den prächtigen Erdbeer-Cupcake aus der Backtheke. Aber es ist nichts Besonderes oder Belohnendes, wenn man beim Fernsehen gedankenlos eine ganze Tüte Chips leer futtert. Leckere Belohnungen sind bewusst und besonders, und wir glauben, dass sie deshalb noch köstlicher schmecken! Und wenn du sie selbst aus hochwertigen Zutaten herstellst, die *du selbst ausgewählt hast?* Umso besser! (Wenn du deine Ernährungsphilosophie auffrischen willst, blättere noch mal zu Kapitel 4).

Belohnungen noch belohnender machen

Wenn Belohnungen bei dir nicht so richtig funktionieren, könnte es daran liegen, dass deine Belohnungen nicht belohnend genug sind. Vielleicht hast du dich daran gewöhnt, weil du immer dieselben Belohnungen verwendest und der Dopaminkick irgendwann nicht mehr so stark ist. Oder vielleicht sind sie dir auch einfach nicht wichtig genug.

Vielleicht hast du schon mal von der Maslow'schen Bedürfnishierarchie gehört. Es handelt sich dabei um eine Theorie, die der Psychologe Abraham Maslow erstmals 1943 entwickelte[12] und in den 1960er- und 1970er-Jahren erweiterte[13], um darzustellen, in welcher Reihenfolge der Mensch motiviert ist, seine Bedürfnisse zu erfüllen. Im untersten Teil der Pyramide stehen die grundlegendsten menschlichen Bedürfnisse, und laut Maslow sind wir zunächst motiviert, diese Bedürfnisse zu erfüllen. Sind die Bedürfnisse einer Stufe erfüllt, steigt die Motivation, uns um die Bedürfnisse auf der nächsten Stufe zu kümmern.

Die Reihenfolge der Motivation ist nicht unumstritten. Bei einem hungernden Künstler mögen die Grundbedürf-

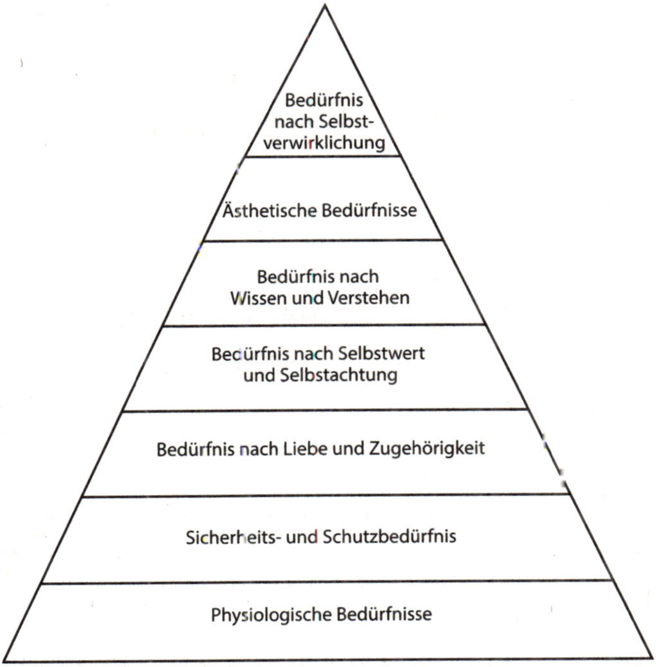

nisse nicht befriedigt sein, aber dennoch wird er vor allem durch ästhetische oder Selbstverwirklichungsbedürfnisse motiviert. Andere halten das für Unfug und wenden ein, wenn der Künstler wirklich schlimmen Hunger leide, sei das Essen ein größerer Motivator als die Kunst.[14] (Wenn es sich vermeiden lässt, sollte man niemals weniger essen, als man wirklich braucht.) Auch andere Elemente der Pyramide werden kritisch diskutiert – was an welche Stelle gehört, was fehlt und so weiter.

Da wir bei Noom auf Liebe setzen und nicht auf Streit, wollen wir uns in diese Auseinandersetzungen nicht einmischen, und obwohl auch wir der Ansicht sind, dass wohl niemand die Maslow'sche Pyramide in gerader Linie von oben nach unten durchläuft, ist es für uns interessant, dass man höhere Ziele aus dem Blick verlieren kann, wenn physiologische Bedürfnisse nicht erfüllt sind. Besonders interessant finden wir das in Bezug auf die Gesundheit.

Anders ausgedrückt: Kannst du dich gut auf irgendetwas konzentrieren, wenn du richtig hungrig bist?

Unserer Ansicht nach macht die Diätkultur einen großen Fehler, wenn sie an höhere Bedürfnisse wie Ästhetik (gut aussehen) oder Selbstwertgefühl (du fühlst dich besser) oder sogar Selbstverwirklichung (Sei dein »wahres Ich«! Schöpfe dein Potenzial aus!) appelliert, um zu erreichen, dass man weniger isst. Wie soll man sich richtig mit diesen Bedürfnisebenen auseinandersetzen, wenn man ständig Hunger hat? Vermutlich würde Maslow ebenfalls zustimmen, dass sich das nicht durchhalten lässt.

Laut Maslow ist die Motivation, die Grundbedürfnisse zu erfüllen, dann am stärksten, wenn diese Bedürfnisse nicht erfüllt sind. Ehe du also in der Pyramide aufsteigst und durch anderes motiviert wirst – etwa die Verbesserung deines Selbstwertgefühls, die Pflege deiner Beziehungen, die Verfolgung deiner Interessen oder die Wertschätzung von Schönheit —, musst du zuallererst schlicht und einfach genug essen, um deinen Körper mit Energie zu versorgen, und dich um deine Gesundheit kümmern.

Um also auf die Ausgangsfrage zurückzukommen: Wie kann man Belohnungen belohnender machen? Iss. Hake die Motivation zum Essen ab. Dann kannst du in der Pyramide aufsteigen und an ausgefeilteren Aspekten deiner Lebensweise, deinen Gewohnheiten und sogar an deiner

Beziehung zu Nahrung und Bewegung arbeiten, die unserer Meinung eher mit Selbstverwirklichung als mit Grundbedürfnissen zu tun hat.

Deine größte Motivation ist immer dort, wo du dich gerade auf der Pyramide befindest. Sorge dafür, dass du nicht im Erdgeschoss steckenbleibst. Liebe, Selbstwertgefühl, Neugier und das Streben nach Freude werden viel interessanter als Essen, sobald du nicht mehr hungrig bist. Iss eine gute Mahlzeit, dann mach dich auf und lass dich von all dem inspirieren, was die Welt zu bieten hat!

Hole dir Verstärkung

Belohnungen sind eine Form der positiven Verstärkung, und nach der psychologischen Theorie der operanten Konditionierung gibt es nur zwei Arten von Verstärkung:

- **Positive Verstärkung** bewirkt, dass man etwas öfter tut, weil man dann etwas Gutes bekommt. Wenn du beispielsweise jedes Mal im Fitnessstudio Freunde triffst und das gesellige Zusammensein genießt, ist die Wahrscheinlichkeit höher, dass du weiter ins Fitnessstudio gehst. Das ist das, was man sich gemeinhin unter Belohnung vorstellt.
- **Negative Verstärkung** bewirkt, dass man etwas öfter tut, weil man dadurch verhindert, dass etwas Unerwünschtes geschieht. Ein Beispiel: Ein Freund will dich ständig überreden, ins Fitnessstudio zu gehen, und du bist sein Drängen leid. Du gehst mit zum Training und wirst nicht mehr genervt. Im Grunde besteht die Belohnung darin, dass das, was dir unangenehm ist, aufhört.

Untersuchungen zu positiver und negativer Verstärkung haben gezeigt, dass man ein neues Verhalten gut beibehält, wenn man beide Formen kombiniert.[15] Im direkten Vergleich siegt jedoch die positive Verstärkung, denn in mehreren Studien wurde ein Verhalten durch eine Leckerei (positive Verstärkung) effektiver verstärkt als durch eine Arbeitspause (negative Verstärkung).[16] Die negative Verstärkung kann dir jedoch auch helfen. Je nachdem, was du erreichen willst, kann das eine oder das andere oder beides zusammen für dich persönlich am besten funktionieren. Wenn beides möglich ist, wird die Verstärkungsstrategie besonders wirkungsvoll.

Schnelle Motivationstipps (SMT)

Das letzte Hilfsmittel, das wir dir in diesem Kapitel an die Hand geben wollen, ist eine Liste mit unseren absoluten Lieblings-SMTs, unseren schnellen Motivationstipps. Das sind kleine Dinge, mit denen du auf der Stelle deine Motivation steigern kannst. Sie sind dein Ass im Ärmel, und am besten verstaust du sie in deinem (metaphorischen) Noom-Werkzeugkasten.

SMT Nr. 1: Nimm es hin

Das Leben läuft nicht immer so, wie du es dir wünschst. *Du selbst* gehst nicht immer den Weg, den du dir wünschst. Auch wenn du mittlerweile weißt, dass ein ständiges Auf und Ab ganz normal ist, kann es trotzdem frustrierend sein, wenn du dir etwas vornimmst und es dann nicht umsetzt. Aber hey: So ist es nun mal. Manchmal wirst du zu viel essen. Manchmal wirst du dein Training ausfallen lassen. Manchmal wirst du auf einen Trigger stoßen. *Das ist in Ordnung.* Sei nett zu dir. In solchen Fällen solltest du dich nicht stressen, ins Grübeln verfallen, in Reue versinken oder dergleichen, sondern es hinnehmen und abhaken. Schuld und Scham werden dich nur bremsen. Wichtiger als das, was du getan hast, ist das, was du als Nächstes tun wirst. Konzentriere dich auf das, was vor dir liegt, nicht auf das Vergangene, und lass Milde mit dir walten. Niemand ist perfekt, und wir alle tun manchmal etwas, das wir gar nicht wollen. Wenn du mit dir selbst Mitgefühl hast, kommst du vermutlich viel schneller wieder auf den richtigen Weg zu deinen Zielen und wirst sie vielleicht sogar leichter erreichen.[17]

SMT Nr. 2: Leg die Füße hoch

Jeder Mensch braucht mal eine Pause. Wenn du dich sehr angestrengt hast, gut gemacht! Ein gewisses Maß an Anstrengung und Stress ist motivierend, aber wenn man es übertreibt, kann es zermürben. Lege mindestens einmal am Tag für eine Viertelstunde die Füße hoch und gönn dir eine Pause. Entspann dich. Atme tief durch. Schalte ab. Höre deine Lieblingsmusik oder mache einen kurzen Spaziergang an der frischen Luft. Unterhalte dich mit einem netten Menschen über etwas Belangloses, Heiteres. Spiel ein Handyspiel oder schau dir lustige Videos an und schüttele dich vor Lachen. Wer immer nur arbeitet, *kann* nicht glücklich sein.

SMT Nr. 3: Teile deine Ziele mit anderen

Rate mal, wer von deinem Erfolg erfahren möchte? Deine Freunde! Wir finden es ganz wunderbar, wie Menschen einander unterstützen können. Wenn du ein Unterziel erreichst, ein Superziel meisterst oder irgendetwas Tolles schaffst (und wir wissen, dass du Tolles schaffen kannst), scheue dich nicht, anderen davon zu erzählen. Du musst weder angeben noch falsche Bescheidenheit zeigen, wenn du deine Erfolge teilst. Sei einfach ehrlich: »Ich habe es geschafft! Ich bin die 5000 Meter gelaufen! Ich habe fünf Kilo abgenommen! Mein Arzt sagt, ich bin gesund! High five!«

Ob du einen Rechenschaftspartner hast oder einfach nur in den sozialen Medien postest, wenn dir etwas gelungen ist, um das du dich sehr bemüht hast - du wirst dich sehr motiviert fühlen, wenn Kommentare wie »Herzlichen Glückwunsch« und »Tolle Leistung!« eintrudeln. Wenn du anderen von deinem Erfolg erzählt hast, fühlst du dich auch stärker verpflichtet weiterzumachen, sodass du unter Umständen auf längere Sicht motiviert bleibst.[18]

SMT Nr. 4: Mal dir deinen Erfolg aus

Weißt du noch, dass wir dich in Kapitel 2 aufgefordert haben, dir vorzustellen, wie sich dein Leben verändern wird, wenn du deine Ziele erreichst? Ob du es glaubst oder nicht: Das ist super motivierend! Wenn du spürst, dass deine Motivation nachlässt, mach eine Pause, schließe die Augen, denke an GG und stell dir deinen Erfolg vor. Spüre das Glück, die Befriedigung, die Energie und die Welle von Selbstvertrauen.

Du kannst auch andere visuelle Hilfsmittel nutzen, um

dich zu motivieren. Fotografiere deine gesunden Mahlzeiten oder auch das, was du bewusst *nicht* oder nur in kleinen Mengen isst, obwohl du dich früher damit vollgeschlagen hättest. Mache Selfies beim Training, Fotos von den gesunkenen Zahlen auf der Waage (wenn Wiegen dich motiviert), Fotoserien, die zeigen, wie du immer fitter wirst, oder einfach Bilder von schönen Naturszenen oder lustigen Momenten mit Freunden, die dich daran erinnern, was in deinem Leben wirklich wichtig ist.

FRAGEN AN DIE NOOM-COACHES

Ich hasse es, mich jeden Tag zu wiegen. Warum zwingt Noom uns dazu?

Noom zwingt dich nicht dazu – alle Teile unseres Programms sind freiwillig, und wir raten dir, das zu tun, was dir weiterhilft –, aber wir bieten es an und ermutigen dazu, weil du damit deine Fortschritte gut kontrollieren kannst. Das tägliche Wiegen gibt dir einen kleinen Einblick in das Gesamtbild deiner Gewichtsabnahme. Oft ist es nicht so leicht, das Gesamtbild zu sehen! Dein Gewicht schwankt von Tag zu Tag aufgrund von Faktoren, die unter Umständen nichts mit dem tatsächlichen Fettabbau zu tun haben.

SMT Nr. 5: Stelle Fragen

Zur Verhaltensänderung gehört Achtsamkeit, Aufmerksamkeit und das Abstellen automatischer Verhaltensweisen, damit du gezielter und bewusster handelst. Das lässt sich gut erreichen, indem du dir selbst Fragen stellst, vor allem, wenn du versucht bist, wieder in alte Gewohnheiten zu verfallen, die du nicht mehr wolltest, die aber vorübergehend angenehm sind. Wir haben dir ein praktisches Set mit fünf Fragen zusammengestellt, die du dir stellen solltest, ehe du tust oder lässt, was dir gerade in den Sinn kommt. Halte kurz inne, atme tief durch und beantworte dann diese Fragen, ehe du dich endgültig entscheidest:

1. **Warum** machte ich das gerade? Versuche, die wahren Gründe zu ermitteln, deine Gefühle, wie dein Tag gelaufen ist, alles, was dich in diesem Augenblick beeinflusst.
2. **Was** könnte ich statt dieser Sache tun, die ich jetzt möchte, aber später bereuen würde? Könnte ich einen Spaziergang machen? Jemanden anrufen? Etwas Musik hören? Ein Kreuzworträtsel lösen? Einfach Nein sagen? Welche Alternativen habe ich?
3. **Wer** sagt mir, dass ich das tun soll? Ein Freund? Ein Essenszwang? Meine Ängste? Meine Furcht? Meine Langeweile? Meine Wut?
4. **Wann** will ich diese Sache tun oder nicht tun? Jetzt sofort, oder kann ich warten und später entscheiden?
5. **Wie** werde ich mich später fühlen, wenn ich diese Sache tue oder nicht tue? Wie werde ich mich später fühlen, wenn ich dieser Versuchung jetzt widerstehe?

Nach dieser inneren Fragerunde kannst du immer noch entscheiden, etwas zu tun oder nicht zu tun, was auch immer es sein mag. Vielleicht entscheidest du dich für den Kuchen, lässt das Training ausfallen, hast einen Wutausbruch oder machst ein Nickerchen, und das ist *völlig in Ordnung*. Entscheidend ist, dass du nicht automatisch gehandelt hast. Du hast einen Prozess durchlaufen und eine bewusste Entscheidung getroffen. Gut gemacht!

♦

Wir hoffen, dass du dich nach diesem Kapitel motiviert fühlst oder zumindest das Gefühl hast, dass du weißt, wie du dich motivieren kannst, wenn es nötig ist. Aber wir haben noch mehr Weisheiten für dich! Zunächst wollen wir darauf eingehen, was passiert, wenn deine Gedanken sich gegen dich stellen. Wenn du durchschaust, was es mit diesen zielfeindlichen Gedanken auf sich hat – sie sind kognitive Verzerrungen –, kannst du besser dagegen angehen und wieder auf dein Ziel hinarbeiten.

8

Kognitive Verzerrungen

Gedanken sind Akrobaten, sehr beweglich
und nicht selten unzuverlässig.

Bess Streeter Aldrich

Trotz bester Absichten und effektivster Psychotricks (keine Ursache!) wirst du hin und wieder an einen Gegner geraten, der dich davon überzeugt, dass deine Ziele unerreichbar sind. Dieser Gegner, der so stark und so unüberwindlich erscheint, ist ... dein eigener Verstand. Manchmal mag er finster wirken – geradezu furchteinflößend –, aber an dieser Stelle lohnt sich unserer Ansicht nach etwas geistige Höhlenforschung. Denn wenn es um Gedanken geht, trügt der Schein nur zu oft.

Das Gehirn ist ein komplexes und beeindruckendes Organ, das selbst den modernsten Computer in den Schatten stellt. Aber so wie ein Computer einen Virus bekommen kann, der seine Programme stört, kann das Gehirn (und zwar gar nicht so selten), von sogenannten *kognitiven Verzerrungen* betroffen sein. Diese kognitiven Verzerrungen sind irrationale Gedanken, die dich am Fortschritt hindern. Sie beeinflussen deine Emotionen so, dass das, was du für dich erreichen willst, schwieriger wird.

Dr. Michaelides sagt dazu: »Kognitive Verzerrungen sind Denkmuster, die verhindern, dass du dich so verhältst, wie du gern möchtest. Sie sind Überzeugungen, die es dir schwerer machen, deine Ziele zu erreichen.« Kognitive Verzerrungen sind voreingenommene, übertriebene oder anderweitig unzutreffende Denkweisen, die dich zu Schlussfolgerungen verleiten, die nicht der Realität entsprechen.

Dieses Phänomen ist weit verbreitet. »Vermutlich hat jeder von uns eine gewisse Vorstellung von kognitiven Verzerrungen, weil wir sie alle schon mal erlebt haben«, sagt Dr. Michaelides. »Tückisch sind diese Gedanken deshalb, weil sie nicht verzerrt wirken, wenn sie in unserem Kopf sind. Sie wirken zutreffend.«

Dr. Michaelides erklärt, dass alle kognitiven Verzerrungen mit Emotionen verbunden sind, die uns an einer objektiven Sicht hindern können. »Stell dir vor, du versuchst, ein Buch zu lesen. Du hältst es dir direkt vors Gesicht, sodass es deine Nase berührt, nur einen Zentimeter von den Augen entfernt. Es befindet sich direkt vor dir, du siehst nichts außer dem Buch, es blendet alles andere aus, aber die Worte an sich kannst du nicht erkennen.« So sei es mit der kognitiven Verzerrung, erläutert er. »Man ist dem Gedanken zu nahe, sodass man ihn nicht richtig erkennt. Erst mit etwas Abstand kann man ihn korrekt wahrnehmen und durchschauen, dass es sich um eine kognitive Verzerrung handelt.«

Kognitive Verzerrungen sind oft nicht hilfreich, sondern hinderlich, doch das können wir häufig nicht erkennen. Wie also gelingt es uns, etwas Abstand zu dem metaphorischen Buch zu schaffen, damit wir die Worte richtig und genau erfassen?

Dass man lernt, kognitive Verzerrungen zu entdecken, ist der erste Schritt, um ihren Inhalt zu entschlüsseln und sie realistisch zu beurteilen. Dr. Michaelides erklärt uns, dass jeder Mensch hin und wieder kognitive Verzerrungen erlebt. Das ist natürlich und menschlich. Da sie jedoch deine Fortschritte zunichtemachen, deine Selbstwirksamkeit beeinträchtigen und deine Motivation schwächen können, wollen wir uns nun einige Beispiele ansehen. Vielleicht stellst du fest, dass du hin und wieder derartige Gedanken hast. Dann kannst du ermitteln, inwieweit sich etwas, von dem du weißt, dass es wahr ist (eine Tatsache), von dem unterscheidet, was du nur im Augenblick als wahr empfindest:

- »Oh nein! Ich habe Süßigkeiten gegessen! Süßigkeiten sind *schlecht*!«
- »Alle starren mich vorwurfsvoll an!«
- »Ich muss alles aufessen, was ich auf dem Teller habe.«
- »Ich habe meinen ganzen Teller leer gegessen und noch Nachschlag genommen – ich werde mein Essverhalten niemals in den Griff bekommen!«
- »Ich wette, die durchtrainierte Person auf dem Stepper findet, dass ich furchtbar unförmig aussehe.«
- »Wenn ich noch mal zum Büfett gehe, werden es alle merken und schlecht von mir denken.«
- »Ich bin so faul.«
- »Ich habe keinerlei Willenskraft.«
- »Übergewicht ist mein Schicksal.«
- »Das darf ich nicht essen.«
- »Ich bin ein guter Mensch, weil ich heute Morgen trainiert habe.«
- »Wenn ich das Eis direkt am Gefrierschrank esse, hat es keine Kalorien.« (Moment, das stimmt doch, oder??)
- »Ich habe über Nacht ein Kilo zugenommen! Meine Ziele kann ich vergessen.«

Kommt dir einer dieser Gedanken bekannt vor? Oder vielleicht ähnliche? Versuche, dich an eigene kognitive Verzerrungen zu erinnern. Einige davon erscheinen dir vielleicht offensichtlich falsch, wenn du sie hier abgedruckt siehst, aber überlege nur, wie echt und zutreffend sie sich damals angefühlt haben. Vielleicht hast du später gemerkt, dass sie nicht wahr sind, oder erkannt, dass du nicht genau sagen kannst, ob sie wahr sind. Das kann im Nachhinein hilfreich sein, aber noch hilfreicher ist es, kognitive Verzerrungen sofort zu durchschauen, sodass du sie objektiv analysieren kannst.

Arten der kognitiven Verzerrung

Damit du deine eigenen kognitiven Verzerrungen systematischer identifizieren kannst, wollen wir sie in Kategorien unterteilen. All diese Unterarten sind typische kognitive Verzerrungen, die in der Psychologie ermittelt wurden. Vielleicht stellst du fest, dass das für dich bekanntes Terrain ist.

Alles-oder-nichts-Denken

»Das ist gut!« »Das ist schlecht!« »Das schaffe ich nie!« »Ich bin so toll!« »Ich kann gar nichts!« »Das ist immer so!« »Das ist niemals wahr!« Das sind Beispiele für kognitive Verzerrungen in Form von sturem, binärem Alles-oder-nichts-Denken. Dabei gibt es keine Grautöne, keine Abstufungen, keinen Mittelweg. Mit dieser Denkweise mag die Welt (und das Problem) einfacher erscheinen, doch sie ignoriert schlichtweg, dass die Realität subtil und komplex ist.

»Alles-oder-nichts- beziehungsweise Schwarz-Weiß-Denken gehört sicher zu den häufigsten Arten der kognitiven Verzerrung«, so Dr. Michaelides. »Dahinter steckt die Vorstellung, dass man entweder jemand ist, der alles schafft, sich perfekt ernährt, jeden Tag trainiert und zwanzig Dinge gleichzeitig erledigt, oder jemand, der gar nichts hinkriegt und es deshalb auch gleich lassen kann.« Alles-oder-nichts-Verzerrungen erkennst du an Begriffen wie *gut, schlecht, immer, nie, Erfolg, Versagen* oder Denkmustern wie *ich habe* [etwas, das du getan hast] ... *also kann ich genauso gut ...* oder *ich habe nicht* [etwas, das du nicht getan hast] ... *also kann ich genauso gut ...*

Einige spezifische, gesundheitsbezogene Beispiele für diese Art der kognitiven Verzerrung sind:

- »Kohlenhydrate sind schlecht, deshalb sollte ich sie niemals essen.«
- »Gemüse ist gut, deshalb sollte ich es zu jeder Mahlzeit essen.«
- »Wenn ich weniger als acht Stunden Schlaf bekomme, ist mein Tag ruiniert.«
- »Wenn ich zu viel schlafe, bin ich faul.«
- »Ich muss jede Kalorie (oder jedes Gramm Kohlenhydrate oder Fett) zählen, sonst scheitere ich mit meiner Diät.«
- »Ich sollte nie nach 19 Uhr essen, sonst nehme ich zu.«
- »Ich muss jeden Tag 16 Stunden fasten.«
- »Ich muss tagsüber alle vier Stunden essen.«
- »Wenn ich kein HIIT-/Kardio-/Krafttraining mache, bekomme ich nicht genug Bewegung.«
- »Ich sitze den ganzen Tag am Schreibtisch, deshalb werde ich nie abnehmen können.«

- »Ich muss jeden Tag eine Stunde trainieren, sonst nehme ich zu.«
- »Ich habe den Nachtisch weggelassen, deshalb hatte ich Erfolg.«
- »Ich habe Nachtisch gegessen, also habe ich versagt.«
- »Ich habe mir Pizza bestellt, also kann ich die Diät auch gleich abbrechen.«
- »Das, was ich mir gekocht habe, hat furchtbar geschmeckt, also kann ich offenbar nicht kochen.«
- »Ich war den ganzen letzten Monat nicht im Fitnessstudio, deshalb kann ich mich auch ganz abmelden.«

Wenn du derartige Alles-oder-nichts-Gedanken allmählich erkennst, solltest du versuchen, einen Mittelweg zu finden. Den Gedanken »Kohlenhydrate sind schlecht« könntest du beispielsweise wie folgt kontern: »Raffinierte Kohlenhydrate haben eine hohe Kaloriendichte ohne großen Nährwert, daher ist es besser, möglichst wenig davon zu essen, während ich auf mein gesundes Gewichtsziel hinarbeite.« Statt der stark vereinfachten Ansicht »schlecht« bewertest du die Fakten zu Kohlenhydraten. Wirkt das nicht deutlich realistischer?

Negative Voreingenommenheit

Dies ist eine Form der kognitiven Verzerrung, bei der man das Negative stärker wahrnimmt als das Positive, selbst wenn das Positive gegenüber dem Negativen überwiegt. Das ist so, wie wenn deine Chefin dich im Jahresgespräch überschwänglich lobt und nur eine Kleinigkeit »verbesserungswürdig« findet, du dich aber nicht über das Lob freust, sondern wie besessen über die »verbesserungswürdige« Sache nachgrübelst.

Die Wissenschaft hat erkannt, dass wir Menschen sogar schon im Säuglingsalter dazu neigen, eher das Negative als das Positive zu registrieren. Dieses Phänomen bezeichnet man als *Negativitätsvoreingenommenheit,* und einst hat es uns möglicherweise das Überleben gesichert;[1] eine Theorie besagt nämlich, dass negative Reize informativer sind als positive. Wenn man beispielsweise auf eine heiße Herdplatte fasst und feststellt, dass man sich die Hand verbrennt, ist das eine wichtigere Information als die Feststellung, dass es angenehm ist, einen flauschigen Hund zu streicheln. So schön das Streicheln auch sein mag, es hat nichts mit der körperlichen Unversehrtheit zu tun. Dagegen ist es deutlich wichtiger, sich zu merken, dass man einen heißen Ofen nicht anfassen darf, um sich nicht zu verbrennen.

Die negative Voreingenommenheit hat also ihre Berechtigung, kann aber auch lähmend wirken, denn diese Art der kognitiven Verzerrung kann Fortschritte, Zielerreichung und Glück beeinträchtigen und wurde sogar mit depressiven Symptomen in Verbindung gebracht.[2]

Um der negativen Voreingenommenheit entgegenzuwirken, kannst du, wie es so schön heißt, »das Positive sehen«. Es gibt *immer* eine gute Seite, und wenn du an dir negative Voreingenommenheit feststellst, solltest du gezielt üben, die andere Seite der Medaille zu sehen. Denn diese andere Seite existiert immer. So kannst du Optimismus trainieren, der nach wissenschaftlichen Erkenntnissen viele Vorteile für die körperliche und geistige Gesundheit und das Wohlbefinden hat und sogar dazu beitragen kann, dass man leichter gesunde Gewohnheiten entwickelt.[3]

TOXISCHE POSITIVITÄT

Es ist gut, Optimismus zu trainieren, und die Forschung hat gezeigt, dass es einen Zusammenhang zwischen positivem Denken und einem hohen Selbstwertgefühl gibt und dass Menschen mit diesen Eigenschaften in schwierigen Zeiten oft resilienter sind.[4] Wenn jedoch vollkommen unkritisch immer Positivität herrscht, kann sie toxisch werden. *Toxische Positivität bedeutet*, dass man alles positiv sieht, auch wenn das irrational oder herzlos ist. Wenn jemand deiner Trauer oder deinem Trauma die Berechtigung nimmt, indem er sagt: »Sieh es positiv« oder »Immerhin hast du noch *bla bla bla*«, dann ist das ein Fall von toxischer Positivität. Damit werden einem anderen Menschen tiefe Gefühle abgesprochen, und das kann verletzend sein.

So etwas kannst du dir auch selbst antun, indem du dich zwingst, fröhlich oder glücklich zu sein, um Traurigkeit oder andere negative Gefühle zu verbergen. Das ist nicht hilfreich, sondern Unterdrückung. Oft ist es sinnvoller, negative Gefühle nicht zu unterdrücken, sondern sie zuzulassen und mit wohlmeinenden Menschen darüber zu sprechen, damit man sie verarbeiten kann, anstatt so zu tun, als sei alles in bester Ordnung.[5] Es kann sogar schädlich sein, wenn man sich nicht aus einer gefährlichen Situation befreit, weil man versucht, sie in gutem Licht zu sehen.[6] Eine weitere Studie ergab, dass der Versuch, das Beste aus einer schlechten Situation zu machen, nur dann funktioniert, wenn es sich um eine Situation handelt, auf die man eigentlich keinen Einfluss hat.[7] Falls man seine

Situation jedoch beeinflussen *kann*, ist es oft besser, sie zu ändern, als sie mit einem falschen Lächeln zu ertragen. Also, sei bitte positiv, das schon! Aber achte darauf, dass die Positivität dich nicht vom Handeln abhält.

Irrationales Vergleichen

In der heutigen Zeit, in der so viele Menschen ihr reales Leben mit dem vergleichen, was sie in den sozialen Medien sehen, ist diese Art der kognitiven Verzerrung allgegenwärtig. Ständig ist man mit der kuratierten, gefilterten Darstellung anderer Leben konfrontiert, und es ist schwer, nicht zu vergleichen. Aber Vergleiche nehmen die Freude, wie man so schön sagt, und wenn man sich mit anderen vergleicht, kann das die Selbstwahrnehmung verzerren und das Selbstvertrauen zerstören.

Stell dir vor, du fühlst dich wohl in deiner Haut und schaust dann in deine Social-Media-Accounts. Jemand anderes zeigt in seinem Feed unglaublich attraktive Fotos von sich (»Ist das ein Filter?«, fragst du dich und siehst besorgt in den Spiegel) oder einen Reiseblog mit exotischen Orten, von denen du nur träumen kannst, oder berufliche Erfolge, die so viel größer und besser zu sein scheinen als das, was du vorzuweisen hast. Oder vielleicht kommst du in einen Klassenraum, auf eine Party oder zu einer anderen Veranstaltung und siehst, dass andere (deiner Meinung nach) besser gekleidet sind, glücklicher wirken, beliebter zu sein scheinen, schönere Sachen haben oder in irgendeiner Weise »besser« sind als du.

Vielleicht machst du einen Spaziergang, fühlst dich

gut, genießt die frische Luft, bist fit und zufrieden mit dir, weil du dich draußen bewegst ... und dann siehst du einen Jogger vorbeirauschen, der in ganz erstaunlicher Form ist und kaum ins Schwitzen kommt. »Der trainiert bestimmt für einen Triathlon«, denkst du. »Vermutlich hat er kaum Körperfett«, denkst du. »Was für Muskeln«, denkst du. Und plötzlich fühlst du dich vollkommen unzulänglich und hältst deinen Spaziergang für einen Witz. Wie kommst du nur auf die Idee, dass so etwas Sport sein könnte? Alle guten Gefühle sind verschwunden.

In Wirklichkeit warst du vollauf zufrieden mit dir, ehe du in den sozialen Medien unterwegs warst, die Party besuchtest oder diesem Läufer begegnetest, der möglicherweise ein Profi ist und sich seine Fitness hart erarbeitet. Obwohl sich bei dir körperlich nichts geändert hat, hat die kritische Stimme in deinem Inneren deinen schönen Tag ruiniert und bewirkt, dass du dich schlecht fühlst.

Da du aber im Grunde kaum etwas über das Leben des anderen Menschen weißt, warum verzichtest du dann nicht auf den Vergleich, der größtenteils auf deinen Annahmen und nicht auf Fakten beruht? Du kannst nicht wissen, wie es jemandem innerlich geht, auch wenn er äußerlich toll aussieht oder vieles hat, was du nicht hast. Und was den Läufer betrifft: Vielleicht war er vor einem Jahr genau da, wo du gerade bist, und du könntest in einem Jahr an seiner Stelle sein. Vielleicht vergleichst du deinen Boxenstopp mit seiner Zielgeraden. Und vielleicht gibt es Leute, die sich richtig schlecht fühlen, wenn sie *dich* sehen.

Wenn du dich das nächste Mal dabei ertappst, solltest du versuchen, deine *eigenen* Erfolge wieder in den Mittelpunkt zu rücken. Du kennst nur dich und kannst nur an *dir* arbeiten. Der einzige Vergleich, der seine Berechtigung hat, ist der zwischen deinem früheren und deinem jetzigen Ich. Das kannst du realistisch beurteilen, und darauf hast du auch tatsächlich Einfluss.

Gedankenlesen

Manchmal können wir tatsächlich erraten, was andere Menschen denken, indem wir ihre Mimik oder Körpersprache richtig deuten. Wenn du allerdings annimmst, dass andere Menschen über dich urteilen oder schlecht von dir denken, obwohl es dafür keine echten Beweise gibt, wird das Gedankenlesen zur kognitiven Verzerrung.

Wenn du glaubst, dass du weißt, was jemand denkt, solltest du dich fragen, ob du wirklich Beweise dafür hast und ob dieser Gedanke deinem Selbstwertgefühl oder deinem Fortschritt nützt oder schadet. Ist die Vermutung schädlich, dann hilft es oft, wenn du dir vor Augen führst, dass du es gar nicht sicher weißt – warum also Energie mit unnötiger Negativität verschwenden?

Häufig besteht das Gedankenlesen darin, dass du zu wissen glaubst, was andere über dein Aussehen oder dein Verhalten denken. So meinst du vielleicht, dass man dich für diätbesessen hält, wenn du einen Salat bestellst, oder dass man es kritisch sieht, wenn du beispielsweise Pommes frites oder einen Burger isst. Oder du könntest denken, dass man im Fitnessstudio insgeheim über dich spottet, oder du bist dir sicher, dass eine Freundin bemerkt, wie du zugenommen hast, und dich dafür verachtet.

Gedankenlesen ist oft eine Form der *Projektion,* ein psychologischer Begriff, der besagt, dass man seine eigenen

Gefühle auf jemand anderen überträgt. Wenn du demnächst mal wieder meinst, dass du weißt, was andere denken, solltest du überlegen, ob es sich dabei vielleicht vielmehr um das handelt, was *du selbst* über dich denkst. Wenn du meinst, dass dich jemand dafür verurteilt, dass du Nachtisch bestellst, ist das vielleicht in Wirklichkeit Selbstkritik. Wenn du meinst, dass man dich im Fitnessstudio auslacht, bist du vielleicht in Wirklichkeit verunsichert, weil du nicht so fit bist, wie du gern wärst.

Stell diese Theorie auf die Probe, wenn du dich demnächst dabei ertappst, wie du vermeintlich fremde Gedanken liest. Wenn sie zutrifft, dann überlege, ob dein Gedanke über dich hilfreich ist oder nicht (und wenn er selbstkritisch ist, ist er nicht hilfreich!).

Wahrsagen

Es ist Teil der menschlichen Natur und ein wichtiger Überlebensmechanismus, dass wir versuchen, anhand der Vergangenheit Vorhersagen über die Zukunft zu treffen. Manchmal gelingt es uns dadurch, uns zu schützen oder Gefahren zu vermeiden. Allerdings ist es nicht hilfreich, ständig davon auszugehen, dass man weiß, was passieren wird, obwohl man es unmöglich wissen kann. Der Mensch mag keine Ungewissheit, aber wenn Wahrsagerei auf negative Voreingenommenheit trifft, kommt es zu maladaptiver kognitiver Verzerrung. Einige Beispiele für Wahrsagerei:

- »Auch wenn ich noch so viel trainiere, es wird mir nicht gelingen, eineinhalb Kilometer in zehn Minuten zu laufen.«

- »Nach einem Stück Pizza werde ich nicht mehr aufhören können.«
- »Wenn ich dieses Stück Kuchen esse, nehme ich bis morgen zu.«
- »Wenn ich zum Abendessen einen Salat esse, nehme ich bis morgen ab.«

Nicht nur, dass du all das natürlich nicht wissen kannst – das Wahrsagen kann auch zu einer sich selbst erfüllenden Prophezeiung werden. Vielleicht könnte es dir durchaus gelingen, eineinhalb Kilometer in zehn Minuten zu laufen, wenn du dich entsprechend vorbereitest. Wenn du dir jedoch einredest, dass es unmöglich ist, dann machst du es vielleicht unmöglich, weil du es gar nicht erst versuchst.

Dieser Art von kognitiver Verzerrung lässt sich gut entgegenwirken, indem man sich zurück ins Hier und Jetzt holt und drei Möglichkeiten für die Zukunft vorstellt. Damit wirst du die Überzeugung los, dass es nur ein mögliches Ergebnis gibt. Wenn du glaubst, dass du nach einem Stück Pizza nicht mehr aufhören kannst, könntest du Folgendes entscheiden:

A. Du wirst nach einem Stück Pizza nicht mehr aufhören können.
B. Du wirst nach einem Stück Pizza aufhören können.
C. Du wirst zwei Stück Pizza essen und satt und zufrieden sein.

So viele Möglichkeiten! Du kannst dir eine aussuchen und musst dich dem Schicksal nicht ausgeliefert fühlen.

Rechtfertigung

Diese Form der kognitiven Verzerrung gibt dir die Möglichkeit, dich vor etwas zu drücken, das du im Augenblick nicht möchtest. Sie wirft dich aus der Bahn, weil du dich damit im Grunde selbst daran hinderst, auf deine Ziele hinzuarbeiten oder etwas zu erledigen, das du jetzt tun könntest. Rechtfertigungen kannst du daran erkennen, dass sie oft Wörter wie *aber* und *weil* enthalten, zum Beispiel: »Ich wollte trainieren, **aber** ich hatte leider keine Zeit« oder »Ich nehme jetzt Nachschlag, **weil** ich heute trainiert habe«.

Rechtfertigung ist Selbstsabotage, schlicht und einfach. Erinnerst du dich? In Kapitel 3 hatten wir erläutert, dass du mit jedem Mal, wenn du etwas Schwieriges tust – zum Beispiel Heißhunger widerstehst oder eine neue Gewohnheit ausführst –, dazu beiträgst, dass das nächste Mal etwas leichter wird. Allerdings gilt auch das Gegenteil: Mit jeder Ausrede, warum du etwas Schwieriges *nicht* tust – zum Beispiel dem Heißhunger widerstehen oder eine neue Gewohnheit ausführen –, wird es leichter, es beim nächsten Mal wieder nicht zu tun. Dein Gehirn ist ein Gewohnheitstier, und das, was du jetzt tust, wirst du mit höherer Wahrscheinlichkeit auch später tun.

Denke daran: Immer, wenn du etwas Schwieriges tust, wird es ein wenig leichter. Suche keine Ausrede, sondern triff wohlüberlegte Entscheidungen, dann hast du dein Verhalten besser im Griff.

Grübeleien

Bei kognitiven Verzerrungen kommt es oft zu Grübeleien (der Fachbegriff lautet *Rumination*), bei denen man sich immer wieder mit dem gleichen Gedanken befasst oder zwanghaft dieselben Szenarien durchspielt. Grübeleien sind unglaublich häufig und unglaublich unproduktiv. Natürlich spricht nichts dagegen, die Vergangenheit Revue passieren zu lassen, um zu ermitteln, was man beim nächsten Mal anders machen sollte, oder um Fehler zu erkennen und daraus zu lernen, aber Grübeleien führen nicht zu echter Reflexion oder Veränderung. Die Gedanken drehen sich vielmehr im Kreis wie ein Hund, der seinen eigenen Schwanz jagt.

Grübelei kann bedeuten, dass dir bestimmte Gedanken nicht aus dem Kopf gehen, während du versuchst, dich auf etwas anderes zu konzentrieren (zum Beispiel, wenn du einschlafen willst), oder du spielst immer wieder ein bestimmtes Gespräch durch und denkst: »Hätte ich nur gesagt …« Ein solcher Umgang mit Stress ist unproduktiv, weil der Stress dadurch noch schlimmer wird. Viele Menschen meinen, dass sie Probleme durch Nachdenken lösen können, aber das Grübeln *wirkt* nur wie Denken. In Wirklichkeit ist es eher eine Art von Besessenheit. Forschungsergebnisse haben die Rumination mit depressiven Symptomen, negativer Voreingenommenheit, sozialen Ängsten und ungesunden Gewohnheiten wie übermäßigem Essen und Trinken in Verbindung gebracht.[8]

Was kannst du also tun, um weniger zu grübeln – nicht nur über gesundheitsbezogene Themen, sondern auch über anderes? Mit den folgenden Techniken kann es gelingen, zwanghafter Grübelei Einhalt zu gebieten:

- **Gib dir zehn Minuten Zeit.** Stell dir notfalls einen Timer, aber setze dir auf jeden Fall ein Zeitlimit für deine Rumination. Grübele zehn Minuten lang, so viel du willst, und höre dann auf und tue etwas, das nichts mit dem Thema deiner Grübelei zu tun hat.
- **Tu etwas.** Kennst du den Ausruf »Jetzt sitz nicht nur da, sondern tu endlich was!« und seine humorvolle Umkehrung »Hör auf, ständig was zu tun, und setz dich endlich hin!«? Rumination ist ein bisschen so, als würde man nur dasitzen und nichts tun, während aktives Handeln die Grübelei tatsächlich abstellen kann. Statt immer wieder über dieselbe Sache nachzudenken, mache einen konkreten Plan, was du tun könntest, um das Problem zu lösen, über das du nachgrübelst. Wenn du darüber grübelst, was du jemandem hättest sagen sollen, könntest du diesem Menschen in einem Brief all das darlegen, was du gern gesagt hättest. Ob du diesen Brief dann tatsächlich abschickst, bleibt dir überlassen – vielleicht reicht es dir auch, deine Antworten aufzuschreiben, und du kannst die Sache damit abhaken.
- **Sorge für Ablenkung.** Tu etwas, bei dem du nicht grübeln kannst, weil du dich konzentrieren musst, zum Beispiel einen Film schauen, einen Artikel lesen, ein Tanz-Fitness-Video machen oder ein Handyspiel spielen, das Konzentration erfordert.
- **Grübele laut vor einem Freund oder einer Freundin.** Wenn du deine Gedanken vor jemandem, dem du vertraust, laut aussprichst, könnte dir klar werden, dass du die ganze Sache unverhältnismäßig aufgebauscht hast. Der Mensch deines Vertrauens kann dir auch Mitgefühl entgegenbringen, sodass du dich vielleicht besser fühlst,

oder dir dabei helfen, dich mit deinen Problemen auseinanderzusetzen, oder dir Lösungen aufzeigen, die du übersehen hast, weil dir die Distanz fehlte. Manchmal reicht es schon, jemandem anzuvertrauen, was dich beschäftigt, denn das kann der Rumination alle Energie nehmen, sodass das Grübeln ein Ende hat.

- **Beobachte die Gedanken, ohne dich darauf einzulassen.** Versuche, zu deiner Rumination auf Abstand zu gehen und dich emotional davon zu lösen. Beobachte die Grübelei wie eine neutrale dritte Person. Stell dir vor, du könntest die Gedanken sehen, die in deinem Kopf herumschwirren. Wie sehen sie aus? Achte darauf, wie du dich fühlst, während du sie beobachtest. Sieh sie als etwas, das außerhalb von dir existiert, und lass dich nicht von ihnen gefangen nehmen. Das ist eine Achtsamkeitstechnik. Eine Auswertung von 19 Studien über die Wirksamkeit kognitiver Verhaltenstherapien und Achtsamkeitstechniken ergab, dass sich der Ruminationskreislauf effektiv durchbrechen lässt, indem man sich emotional von den wiederkehrenden Gedanken löst, sodass man sie objektiver betrachten kann.[9] (Später erfährst du noch mehr über kognitive Fusion und Defusion. Auch im nächsten Kapitel zum Thema Achtsamkeit erläutern wir, wie das geht.)

Kognitive Fusion und Defusion

Kognitive Fusion ist ein Begriff für das, was passiert, wenn deine Gedanken so starke Emotionen auslösen, dass du eins mit den Gedanken wirst und sie für innere Wahrheiten hältst. *Kognitive Defusion* ist eine Methode, um die Gedanken von den Gefühlen oder Emotionen zu tren-

FRAGEN AN DIE NOOM-COACHES

Wie kann ich Stress abbauen? Habt ihr dazu Tipps?
Die negativen Folgen von Stress lassen sich am besten vermeiden, indem man unnötigen Stress verhindert, wo es nur geht. Hier zwei Tipps, mit denen du Stress besser in Schach halten kannst.

1. **Trainiere das Neinsagen.** Nein zu sagen, kann schwer sein, aber es ist wichtig, sich im Voraus klarzumachen, welche Folgen ein Ja haben wird und ob es dir unerwünschten Stress bereiten könnte. Leg dir am besten ein paar Antworten zurecht, auf die du zurückgreifen kannst, wenn du dich zu etwas gedrängt fühlst, das du nicht willst, und denke daran: »Mein Herz sagt Ja, aber meine Gesundheit sagt Nein.«
2. **Setze dir kleine, realistische Ziele.** Wenn du dir ein Ziel setzt, das deiner Meinung nach weit von dem entfernt ist, wo du gerade stehst, kann das großen Stress erzeugen. Kleinere, realistischere Ziele, die dich zuversichtlich stimmen, sind weniger stressig und können dir die kurzfristige positive Verstärkung geben, die du brauchst, um am Ball zu bleiben.

nen, damit du sie klarer sehen und dich von ihnen lösen kannst.

Wenn du dir klarmachst, dass die kognitive Verzerrung und die Emotion, die dahintersteckt, zwei unterschiedliche Dinge sind, nimmst du dem Gedanken die Energie und gehst ihm gleichzeitig auf den Grund. Dr. Michaelides führt aus: »Wenn du mit einem Gedanken diskutierst, gibst du diesem Gedanken Energie. Stattdessen kannst du den Gedanken registrieren, ihn aber nicht für bare Münze nehmen, sondern das damit verbundene Gefühl betrachten, dem Gefühl hinter dem Gedanken seine Berechtigung geben und überlegen, woher dieses Gefühl kommen könnte.«

Wenn du beispielsweise denkst: »Alle verurteilen mich«, kann sich das sehr persönlich anfühlen. Statt diesen Gedanken als Tatsache hinzunehmen, könntest du ermitteln, wie du dich bei diesem Gedanken *fühlst*. Ängstlich? Unsicher? Wütend? »Das Gefühl, das dieser Gedanke ausgelöst hat, ist berechtigt«, so Dr. Michaelides. »Deine Lage wird sich nur ändern, wenn du darauf hörst und zulässt, dass du es empfindest. Damit du es loslassen kannst, musst du es erst zur Kenntnis nehmen.« Die kognitive Defusion gibt dir die Möglichkeit, den Gedanken als falsch, das Gefühl hinter dem Gedanken aber als wahr zu erkennen.

Indem du dich mit dem Gefühl hinter dem Gedanken auseinandersetzt, kannst du erreichen, dass du den Gedanken nicht als Teil von dir betrachtest. Das kann den Gedanken zum Schweigen bringen. Lass ihn existieren, als Bote deiner Emotionen, aber halte ihn nicht für die Wahrheit. Er ist nur ein Gedanke. Dr. Michaelides rät ausdrücklich, den Gedanken mit dem Wörtchen »nur« in seine Schranken zu weisen: »Das ist *nur* ein Gedanke.«

Es ist nicht immer so leicht, einen Gedanken von dem Gefühl zu trennen, das mit ihm einhergeht, aber dafür gibt es einen psychologischen Trick! Bei diesem Trick, den man als »Sag es noch mal«-Trick bezeichnen könnte, wiederholst du den Gedanken so oft, dass sich die damit verknüpfte Emotion abnutzt, bis nur noch die Worte übrig bleiben und du dich nicht mehr so eng damit verbunden fühlst.

Wenn hinter einer deiner kognitiven Verzerrungen sehr viele Emotionen stecken, besorge dir einen Spiegel, schließe die Tür, schau in den Spiegel und sprich den Gedanken laut aus. Wiederhole ihn wieder und wieder. Je öfter du den Gedanken aussprichst, desto mehr entziehst du ihm seine Kraft. Je öfter du ihn laut sagst, desto unwirklicher klingt er und desto besser kannst du erkennen, was er wirklich ist: nur ein Gedanke.

So denkst du vielleicht: »Wenn ich jetzt noch nicht abgenommen habe, werde ich es nie schaffen.« Geh zu einem Spiegel und sprich das laut aus. Sage es dann wieder und wieder. Hör dir zu, wie du das sagst. Wie fühlst du dich bei diesem Gedanken? Ist es das, was du einem Menschen sagen würdest, der dir am Herzen liegt? Ist es das, was du wirklich glaubst? Gibt es irgendwelche Beweise dafür, dass es wahr ist? Ist das nur Wahrsagerei?

Wenn du das stetig wiederholst und die damit verbundenen Emotionen spürst, wird die Kraft der Emotionen nachlassen, und es kann sein, dass dir der Gedanke etwas lächerlich erscheint – vermutlich wird dir klar, dass du ihn unmöglich beweisen kannst. Es könnte genauso gut sein, dass das Gegenteil stimmt.

»Wenn ich jetzt noch nicht abgenommen habe, werde ich es nie schaffen« bedeutet im Grunde nur, dass du im Augenblick frustriert oder ein wenig überfordert bist. Wenn sich die Emotion von dem Gedanken getrennt hat, kannst du ihn offiziell als gelöst betrachten. Denn die Wahrheit lautet: Auch wenn du noch nicht abgenommen hast, kannst du es trotzdem noch schaffen.

NENNE DICH BEIM NAMEN

Eine weitere Strategie, mit der du dich von einer kognitiven Verzerrung lösen kannst, besteht darin, dass du sie verbal von dir trennst, indem du als außenstehende Erzählstimme auftrittst. Dr. Michaelides sagt: »Verknüpfe den Gedanken mit deinem Namen, um deutlicher zu machen, dass er nicht mit dir verbunden ist. Ich könnte zum Beispiel sagen: ›Andreas hat den Gedanken, dass er vor dem Vortrag nervös ist.‹« Wenn du über dich wie über eine dritte Person sprichst, die den Gedanken hat, kannst du die Rolle eines Beobachters deiner Gedanken einnehmen. »Dadurch distanzierst du dich von dem Gedanken und den damit verbundenen Emotionen, sodass du ihn objektiver betrachten kannst«, so Dr. Michaelides weiter.

Weitere Techniken zum Umgang mit kognitiven Verzerrungen

Wenn wir uns nur einen einzigen Lackmustest aussuchen dürften, um zu ermitteln, ob ein Gedanke tatsächlich eine kognitive Verzerrung ist, dann wäre es dieser: Welche Folgen hat der Gedanke für dich? Dr. Michaelides erklärt: »Wenn ein Gedanke dich von etwas abhält, das du eigentlich versuchen möchtest, zum Beispiel, indem er dir ein schlechtes Gewissen einredet, dann ist er wahrscheinlich eine kognitive Verzerrung.« Wenn du weißt, dass du es mit einer kognitiven Verzerrung zu tun hast, kannst du weitere Maßnahmen ergreifen, um zu verhindern, dass sie deinen Fortschritt behindert. Wir stellen dir nun ein paar weitere unserer Lieblingspsychotricks gegen kognitive Verzerrungen vor.

Der Sache auf den Grund gehen

Wenn du merkst, dass sich eine kognitive Verzerrung bei dir einschleicht, kann Metakognition (das Denken über das Denken) dabei helfen, dass du Abstand zu dieser kognitiven Verzerrung gewinnst und sie im größeren Kontext siehst. »Geh mithilfe der Metakognition die Ereigniskette durch, die zu diesem Gedanken geführt hat«, rät Dr. Michaelides. »Was hat die emotionale Reaktion ausgelöst, aus der dieser Gedanke hervorgegangen ist? Was hast du nach dem Trigger gedacht? Was hast du getan? Was hast du danach getan?« Die nachträgliche Untersuchung der Ereigniskette gibt dir die Möglichkeit, Verhaltensmuster zu erkennen. Wenn du herausgefunden hast, dass ein bestimmter Trigger immer ein Denkmuster nach sich zieht, das eine kognitive Verzerrung bewirkt, kannst du dich mit dem ursprünglichen Trigger auseinandersetzen und versuchen, eine neue Reaktion zu erarbeiten, die nicht zu einer kognitiven Verzerrung führen wird.

Dazu kannst du zum Beispiel diese Übung ausprobieren:

1. Welche Handlung hat bewirkt, dass du dich schlecht gefühlt oder zu grübeln angefangen hast? Du könntest sagen: »Ich habe ein großes Stück Kuchen gegessen.«
2. Welcher Gedanke hat dich dazu veranlasst, Kuchen zu essen? Du könntest sagen: »Ich dachte, ich sollte keinen Kuchen essen, weil er ungesund ist und zu viele Kalo-

rien hat, aber alle anderen haben davon genommen, also habe ich ihn trotzdem gegessen.«

3. Welches Gefühl hat dich zu dem Gedanken veranlasst, der dazu führte, dass du Kuchen gegessen hast? Du könntest sagen: »Aufsässigkeit. Es passte mir nicht, dass ich keinen Kuchen essen durfte, und ich fühlte mich benachteiligt, weil alle anderen davon aßen. Dadurch wurde ich aufsässig und habe trotzdem Kuchen genommen.«
4. Was hat dieses Gefühl der Aufsässigkeit ausgelöst? Du könntest erkennen, dass es sich bei der Regel, dass Kuchen schlecht ist und du ihn nicht essen darfst, um Alles-oder-nichts-Denken handelt, und diese kognitive Verzerrung war dein Trigger.
5. Wie könntest du alternativ auf diesen Trigger reagieren? Du könntest sagen: »Ich werde beim Essen keine Alles-oder-nichts-Regeln aufstellen. Stattdessen werde ich sorgfältig überlegen, meinen Hunger und die Situation prüfen und bewusst entscheiden, ob ich wirklich ein Stück Kuchen essen möchte oder nicht.« Vielleicht erkennst du sogar, dass du mit dieser Methode weniger Kuchen gegessen oder in der fraglichen Situation sogar ganz auf Kuchen verzichtet hättest. Wenn er nicht verboten ist, ist dein Verlangen danach vielleicht gar nicht so groß.

Vielleicht sieht dieser Ablauf bei dir ganz anders aus, aber sicher hast du verstanden, wie du dich von der Handlung zum Gedanken, zur Emotion und zum Trigger zurückarbeiten kannst, um zu ermitteln, warum du auf diesen Trigger so reagiert hast und was du beim nächsten Mal anders machen könntest. Das kann dir helfen, deine kognitive Verzerrung wie »Kuchen ist schlecht und ich darf ihn nicht essen« als Verzerrung und nicht als rationalen Gedanken zu erkennen – dir wird klar, dass du diesen Gedanken hast, aber nicht davon gesteuert wirst.

Umformulieren

Eine weitere nützliche Methode, um auf Abstand zu gehen und die Gedanken, die deinen Fortschritt zu behindern drohen, richtig zu verstehen, heißt *kognitives Umformulieren,* auch *kognitives Reframing* oder *kognitive Neubewertung* genannt. Dabei bekommt der Gedanke einen neuen Kontext, so wie man ein Foto in einen neuen Rahmen setzen kann. Wenn man auf eine bestimmte Situation neue Fakten anwendet, kann das zu einem vollkommen anderen Ergebnis führen. In einer Studie ließ sich mit der Umformulierung (die in der Studie als kognitive Neubewertung bezeichnet wird) erreichen, dass die Testpersonen unter Stress seltener zu negativen Einschätzungen kamen.[10]

In Stresssituationen sieht man meist eher die negativen Seiten einer Sache, und dieser Neigung lässt sich mit der kognitiven Umformulierung gut entgegenwirken. Das gelingt zum Beispiel mit dem psychologischen »Ja, aber«-Trick, den wir dir jetzt erklären.

Stellen wir uns vor, du denkst: »Die Woche war schrecklich. Ich bin im Augenblick einfach viel zu gestresst, um vernünftig zu essen. Ich brauche mein Trostessen, und zwar sofort!« Das ist eine verständliche Reaktion auf Stress, ganz klar. Allerdings kannst du mit dem »Ja, aber«-Trick den Kontext der Fakten vollkommen verändern. Der Gedanke

»Bei Stress brauche ich Trostessen« ließe sich so umformulieren: »Die Woche war schrecklich, und ich brauche mein Trostessen. Ja, aber ich weiß auch, dass Essen mit superviel Zucker/Salz/Fertignahrung dazu führt, dass ich mich noch schlechter fühle. Ich brauche gesundes, nährstoffreiches Essen, um mein Gehirn zu versorgen, und zwar sofort!« Gleiches Szenario, völlig anderer Rahmen.

Wenn dir das im Augenblick schwerfällt, gehe buchstäblich auf Abstand. Unterbrich das, was du gerade tust oder tun willst. Atme ein paarmal tief durch, denke darüber nach oder gehe sogar schnell eine Runde spazieren. Das Umformulieren dauert nur eine Minute, und diese Auszeit kann dazu beitragen, dass du die Situation neu bewertest und nicht auf den erstbesten stressgeprägten Gedanken reagierst, der dir zum Thema Essen in den Sinn kommst.

Gedanken und Gefühle von Fakten unterscheiden

Gedanken sind nicht unbedingt Tatsachen. Vielleicht denkst du: »Das Gras ist grün.« Das ist ein Gedanke und gleichzeitig auch eine Tatsache. Oder du denkst: »Ich empfinde gerade Stress.« Auch das ist eine Tatsache. Aber der Gedanke: »Das grüne Gras ist wunderschön!« oder »Ich bin so gestresst, dass ich heute unmöglich Sport machen kann!« drückt eine Ansicht aus – und Ansichten können sich ändern!

Um Gedanken und Gefühle von Fakten zu trennen, kannst du den Psychotrick »Stimmt das?« anwenden.

Du bist also zu gestresst, um Sport zu treiben. Stimmt das wirklich, obwohl Sport eine bewährte und effektive Methode zum Stressabbau ist? Wenn du darüber nachdenkst, wirst du vielleicht feststellen, dass deine aktuelle Lage dir weismacht, dass du dich nicht bewegen *willst*. Wenn du erkennst, dass dein Gedanke keine Tatsache ist, eröffnen sich Möglichkeiten. Ja, du bist gestresst, aber das Gefühl von Stress bedeutet nicht automatisch, dass du nach Hause gehen und dich auf die Couch setzen solltest. Vielleicht entscheidest du, heute nicht zu trainieren, weil du bei genauerem Überlegen feststellst, dass du wirklich etwas Ruhe brauchst, und das ist gut so! Vielleicht kommst du aber auch zu dem Schluss, dass du dich besser fühlen wirst, wenn du Sport treibst. Diese Möglichkeiten kannst du erst dann richtig erkennen, wenn dir klar wird, dass dein Gedanke keine Tatsache ist. Dann legst du selbst fest, wie du auf den Gedanken reagierst, und lässt dich nicht durch die Illusion, dass du keine Wahl hast, zu einer Handlung zwingen.

Selbstwirksamkeit stärken

Erinnerst du dich an die Selbstwirksamkeit aus Kapitel 2? Wenn sich kognitive Verzerrungen regen, lassen sie sich mit Selbstwirksamkeit oft gut in ihre Schranken weisen. Vielleicht weißt du noch, dass Selbstwirksamkeit die Überzeugung ist, dass du etwas schaffen kannst – sie ist das Vertrauen in deine Fähigkeit, deine Ziele zu erreichen. Allerdings haben wir alle gelegentlich eine Vertrauenskrise, vor allem, wenn wir müde sind, einen stressigen Tag hatten oder Rückschläge erleben mussten, sodass unsere exekutiven Funktionen erschöpft sind.

Wenn du nicht auf deine Fähigkeiten vertraust – vielleicht aufgrund von Wahrsagerei, Alles-oder-nichts-Denken oder negativer Voreingenommenheit wie »Ich kann das nicht«, »Ich werde das nie schaffen«, »Ich kann genauso gut aufgeben« –, kannst du den psychologischen Trick der Affirmation anwenden. Statt »Ich kann das nicht« formulierst du den entgegengesetzten Gedanken, der deine Stärke und Kompetenz betont: »Ich *kann* das schaffen!« Im Prinzip feuerst du damit dich selbst an, und das ist eine tolle Strategie, um die negativen Emotionen rund um eine kognitive Verzerrung umzukehren.

Sage das so lange, bis du es glaubst:

- Ich weiß, wie das geht.
- Ich bin gut darin!
- Ich bin stark und habe Kraft.
- Ich habe es schon einmal geschafft und kann es wieder schaffen.
- Dabei kann nichts schiefgehen.
- Es gibt keine Fehler, nur Erfahrungen.
- Ehrlich gesagt bin ich ziemlich toll. (Und ob!)

Radikale Akzeptanz

Die letzte Technik, die wir vorstellen wollen, ist ziemlich radikal (daher der Name): *Radikale Akzeptanz* bedeutet, dass du deine aktuelle Realität uneingeschränkt als deine aktuelle Realität akzeptierst. *Nicht* deine zukünftige Realität, sondern deine aktuelle Realität. Das kann schwierig sein, wenn man fürchtet, das Selbstvertrauen oder den Schwung zu verlieren, oder wenn man sich das allzu beängstigend oder deprimierend vorstellt, aber seien wir doch mal ehrlich: Die aktuelle Lage ist so, wie sie nun mal ist.

In der Psychologie gibt es das Konzept, dass Leiden nicht durch Schmerz an sich entsteht, sondern dadurch, dass man gegen den Schmerz ankämpft. Die radikale Akzeptanz kommt in der dialektisch-behavioralen Therapie zum Einsatz, um Menschen dabei zu helfen, mit chronischen Schmerzen und Traumata umzugehen, zum Beispiel bei posttraumatischen Belastungsstörungen. Studien zufolge kann sie dazu beitragen, dass negative Erfahrungen nachlassen, weil die Betroffenen ihre Situation akzeptieren und nicht mehr dagegen ankämpfen.[11] Ohne den Kampf wird der Schmerz einfach zum Schmerz, ohne so viel Leid.

Du musst nicht unter chronischen Schmerzen oder einem Trauma leiden, um die radikale Akzeptanz auszuprobieren. Diese Technik eignet sich auch, um gegen kognitive Verzerrung oder starke negative Gefühle anzugehen, die oft auf einen Kampf gegen die Realität zurückzuführen sind. Hier kommt die kognitive Defusion ins Spiel: Mit radikaler Akzeptanz akzeptierst du jede Emotion, die du verspürst. Unsere komplizierten Gehirne kennen unzählige Ausreden und Gründe, die verhindern, dass wir uns mit dem befassen oder auseinandersetzen, was direkt vor uns liegt, oder dazu Gedanken oder Gefühle entwickeln. Wenn du radikal akzeptierst, wer du bist, wie deine derzeitige Situation aussieht und wie du dich dabei fühlst, bedeutet das nicht, dass für dich keine Veränderung, kein Wachstum, keine Weiterentwicklung oder keine Umformulierung deiner Gefühle möglich ist. Es bedeutet einfach, dass das, was jetzt gerade ist, *völlig in Ordnung* ist.

Du kannst dich selbst lieben, ganz gleich, in welcher Verfassung du gerade bist, ganz gleich, in welcher Situation du dich befindest, ganz gleich, wie viel Geld, welchen Job oder welche Freunde du hast, ganz gleich, wie gesund du bist. Und du kannst dich auch genug lieben, um große Pläne für dich zu haben – Ziele und Träume und Vorhaben für die Zukunft. Wenn du die Realität des Jetzt akzeptierst, können sich all diese Ziele in der Realität besser verankern.

Der erste Schritt besteht darin, dass du dich selbst, deinen Schmerz und deine Lebenslage uneingeschränkt akzeptierst. Der zweite Schritt besteht darin, dass du Mitgefühl mit dir hast. Stell dir vor, du tröstest ein Kind, dem etwas wehtut. Du kannst sowohl der tröstende Mensch als auch das Kind sein. Mitgefühl kann Gefühle des Konflikts, der Furcht und der Angst auflösen, die entstehen, wenn man erfolglos das vermeiden will, was gerade wirklich und wahr ist.

Das mag zunächst beängstigend klingen, aber wenn du erst mal radikal akzeptierst, wer du bist und was in deinem Leben gerade vor sich geht, kann das sehr befreiend sein. Keine kognitive Verzerrung mehr. Du bist einfach du, hast Gedanken, hast Gefühle, machst Erfahrungen, lebst dein Leben, schmiedest Pläne und bist dein erstaunliches, schönes, unvollkommenes Selbst. So wie jeder andere auch.

Das ist ein Bild ohne Verzerrung.

♦

Viele der Konzepte in diesem Kapitel (und anderen Kapiteln) gehen auf Achtsamkeitstechniken zurück, deshalb wollen wir uns nun im nächsten Schritt kopfüber in die Achtsamkeit stürzen.

9

Außergewöhnliche Achtsamkeit

Bedenke, dass nur ein Zeitpunkt wichtig ist, und zwar das Jetzt. Der gegenwärtige Augenblick ist die einzige Zeit, auf die wir Einfluss haben.

THICH NHAT HANH

Von all den Verhaltensstrategien und psychologischen Tricks, die es auf der Welt gibt, ist wohl kaum etwas so wirkungsvoll wie die Achtsamkeit. Achtsam sein bedeutet, dass man sich seiner selbst im gegenwärtigen Augenblick bewusst ist. Entscheidend ist dabei »bewusst«. Du lebst nicht vor dich hin, sondern achtest darauf, wie du gerade lebst, hier und jetzt. Das ist nicht einfach, doch es kann dir in vielerlei Hinsicht guttun, körperlich und geistig, denn es versetzt dich unmittelbar in deine tatsächliche Realität, wo du erkennst, was wirklich ist, und etwas tun kannst – oder auch nicht. Bei der Achtsamkeit geht es nicht um das Handeln. Es geht um das Sein.

Das Denken erschwert uns das allerdings. Im gegenwärtigen Augenblick zu leben bedeutet, dass man einfach ist, ohne in der Vergangenheit zu verharren oder sich mit der Zukunft zu beschäftigen. Das ist nicht leicht, aber die Metakognition, bei der man, wie du vielleicht noch aus Kapitel 3 weißt, über das Denken nachdenkt, kann dabei helfen. Wenn du erkennst, dass du nicht deine Gedanken bist, sondern diese Gedanken beobachten kannst, ohne dich von ihnen mitreißen zu lassen, kannst du achtsam wahrnehmen, wo du gerade bist. Nur zu leicht entsteht das Gefühl, dass du deine Gedanken bist und von ihnen kontrolliert wirst, doch du kannst, wie bereits erwähnt, einen Schritt zurücktreten und dich von den Gedanken und Gefühlen lösen (kognitive Defusion). Du kannst deine Gedanken beobachten, statt dich von ihnen steuern zu lassen.

Wichtige Erinnerung: Du bist nicht deine Gedanken! Damit das etwas weniger esoterisch klingt, wollen wir über Socken sprechen. Deine Gedanken und deine Gefühle sind wie deine Socken. Du trägst die Socken eine Zeit lang, ziehst sie dann aus und wäscht sie irgendwann (hoffentlich). Die Socken sind manchmal bei dir und manchmal nicht. Irgendwann sind sie alt und zerschlissen, dann wirfst du sie weg und kaufst dir neue. Deine Socken gehören dir, aber du bist nicht deine Socken. Du wirst nicht von deinen Socken kontrolliert (das wäre auch ziemlich seltsam). Vermutlich beurteilt dich niemand anhand deiner Socken – es sei denn, du trägst unglaublich schrille Exemplare (in diesem Fall tust du das aber wahrscheinlich ganz bewusst). Doch selbst wenn man dich ab und zu anhand deiner Socken beurteilen sollte, rufen wir dir wieder in Erinnerung: Du bist nicht deine Socken!

Dein rationales Ich weiß, dass du nicht deine Socken bist – genauso wenig wie du deine Gedanken oder deine Gefühle bist. Du bist nicht dein Gewicht oder deine Größe, deine Augenfarbe oder deine Hautfarbe. Du bist viel zu komplex und wunderbar, um auf einen Gedanken oder eine Socke reduziert zu werden.

Der Teil deines Ichs, der das weiß, ist der Teil, der deine

Gedanken und Gefühle beobachten kann und erkennt, dass sie flüchtige Seinszustände sind, die kommen und gehen (wie die Socke, die nach der Wäsche nie wieder aufgetaucht ist ... wurde sie vom Trockner gefressen?). Dies ist der Teil von dir, der weiß, wie Achtsamkeit geht, der immer achtsam ist. Dieser Teil ist immer in dir und beobachtet dich (aber nicht auf gruselige Weise). Wertfrei. Ohne Hass. Ohne negative Selbstgespräche. Er schaut nur zu, nimmt wohlwollend zur Kenntnis, was du durchmachst, und ist stolz darauf, dass du es immer wieder versuchst und schließlich auch schaffst. Man könnte ihn als dein höheres Selbst bezeichnen. Wir nennen ihn deinen Beobachter, und er existiert im Hier und Jetzt. Er grübelt nicht über die Vergangenheit oder die Zukunft nach, sondern beobachtet den *Teil* von dir, der vielleicht über die Vergangenheit nachgrübelt und sich mit der Zukunft beschäftigt. Wenn du dich auf diesen Teil von dir einlässt – deinen Beobachter –, wirst du die außergewöhnliche Wirkung der Achtsamkeit erleben.

Stellen wir uns vor, du liegst auf dem Sofa und überlegst, ob du dich bewegen solltest. Deine Gedanken drehen sich vielleicht im Kreis und diskutieren, in etwa so:

Du:	»Ich sollte mich bewegen! Steh auf und mach einen Spaziergang!«
Auch du:	»Aber ich will nicht, ich bin müde!«
Auch du:	»Wenn du einfach aufstehen und loslegen würdest, hättest du mehr Energie.«
Auch du:	»Aber ich habe doch gesagt, dass ich nicht will! Es ist gerade so gemütlich! Hör auf, mir die Freizeit zu ruinieren!«

Auch du: »Faul!«
Auch du: »Müde!«

Wow, das geht ja zu wie auf dem Pausenhof! (Wir kennen das Gefühl – wir alle haben unseren inneren Pausenhof.) Aber bleiben wir bei dieser Metapher. Erinnerst du dich an die Pausen während der Schulzeit (ach, Pause! Schöne Zeiten, oder ...)? Weißt du noch, dass es immer eine Pausenaufsicht gab, die draußen stand und alle im Auge behielt? Wenn es nötig war, schaltete sie sich ein und sagte zum Beispiel: »Moment mal! Mit dem Ball dürfen alle spielen!«, oder: »Das ist nur eine Schürfwunde, das wird schon wieder. Komm, wir holen ein Pflaster.«

Diese Pausenaufsicht mischte sich nicht in jede einzelne Interaktion auf dem Pausenhof ein, denn das wäre schlichtweg unmöglich gewesen. Nein, sie hielt sich zurück, beobachtete und griff nur ein, wenn es wirklich nötig war. Und diese Rolle übernimmt Achtsamkeit für dich – sie ist deine Pausenaufsicht. Wenn du so daliegst und deine Gedanken denkst, kannst du lernen, deine Aufsicht zu aktivieren und neutral zu beobachten: »Sieh mal an, was ich für widersprüchliche Gedanken zum Thema Bewegung habe. Interessant.«

Dein Beobachter meldet sich nicht zwangsläufig zu Wort, um das Problem zu lösen, aber er ist mächtig, denn da ihn das Hin und Her dieser Gedanken nicht betrifft, gibt er dir die Möglichkeit, ruhig und geerdet zu bleiben und klar zu erkennen, was du wirklich tust. Vielleicht stellt dein Beobachter (oder du selbst!) irgendwann sogar fest, dass der Konflikt eigentlich gar keiner ist. Warum diskutierst du so mit dir selbst? Warum entscheidest du nicht, dich entweder (1) friedlich auszuruhen oder (2) aufzustehen und etwas zu tun? Durch diesen inneren Konflikt bekommst du weder Ruhe noch Bewegung. Indem du gezielt die Beobachterrolle einnimmst, kann es dir gelingen, die kognitive Verzerrung zu durchbrechen und eine bewusste Entscheidung zu treffen: Lass los und ruhe dich aus, oder steh auf und beweg dich.

Wie setzt man das um? Das ist gar nicht so einfach, wenn man es wirklich versucht. »Achtsamkeit gehört zu den Dingen, die einfach klingen mögen, aber gar nicht so leicht richtig zu spüren und zu begreifen sind. Ich hatte schon jahrelang Achtsamkeit gelehrt und praktiziert, bis ich irgendwann wirklich verstand, was sie bedeutet«, so Dr. Michaelides. »Achtsamkeit scheint einfach und offensichtlich, doch der Mensch lässt sich leicht ablenken. Man kann zwar sagen, man solle im Augenblick präsent sein, aber was heißt das wirklich? Es ist schwierig, es so zu erklären, dass andere es richtig umsetzen können.«

Wenn es dir so geht wie den meisten Menschen, dann kannst du versuchen, ganz im Augenblick zu sein ... aber nur für einen Augenblick. Ehe du dich versiehst, schweifen deine Gedanken zurück in die Vergangenheit oder in die Zukunft, oder dir fällt ein, was du noch zu tun hast, oder dir schießt unwillkürlich durch den Kopf: »Wie hieß nochmal der Typ, der in dieser einen Sendung mitgespielt hat?« Und im Nu hast du das Hier und Jetzt verlassen. Dr. Michaelides erklärt das so: »Manchmal erkennt man erst, dass man nicht mehr präsent ist, wenn man aufmerksam darauf achtet, ob man präsent ist.«

Mit jedem Moment der Achtsamkeit, für den du sorgst, gelingt es dir besser, achtsame Momente zu erleben, und es lohnt sich, diese Fähigkeit zu trainieren. Wenn du weißt, wie du bei Bedarf Achtsamkeit aktivierst, kann das dein Leben positiv verändern, ganz zu schweigen von deinem Geist und deinem Verhalten.

Die überragenden Vorteile der Achtsamkeit

Achtsamkeit ist eine lohnenswerte Praxis. Das bestätigt auch die Wissenschaft! Achtsamkeit kann die psychische Gesundheit entscheidend verbessern, indem sie das subjektive Wohlbefinden stärkt (mehr gute Tage!), unüberlegte Reaktionen auf starke Gefühle reduziert (»Warum um alles in der Welt habe ich das gesagt?«) und ganz allgemein dazu beiträgt, dass du dich besser fühlst und dein Verhalten besser steuern kannst (»Ich mache Sport, obwohl ich eigentlich keine Lust dazu habe«).[1]

Eine im *International Journal of Environmental Research and Public Health* erschienene Studie aus dem Jahr 2021 zeigte, dass mehr Achtsamkeit mit größerer Zufriedenheit (und weniger Angst und Depressionen) verbunden ist, aber auch mit einem stärkeren Empfinden für den Sinn des Lebens und einer stärkeren Beteiligung an Aktivitäten.[2] Das bedeutet also, dass dein Leben schöner werden kann, wenn du darauf achtest, wo du bist und was du tust.

Achtsamkeit wirkt Automatismen entgegen und ist der direkteste Weg, um Gewohnheiten abzulegen, die nicht zu deinem Großen Ganzen passen. Erinnerst du dich an die kognitiven Verzerrungen aus Kapitel 8? Achtsamkeit kann all die Sorgen und Grübeleien, die Vorwürfe, das Vermeidungsverhalten, Verdrängung und Besessenheit in die richtige Perspektive rücken. Sie stellt die Gedanken nicht ab, sondern befreit dich aus dem unangenehmen *Sog* der Gedanken. Sie löst dich von der emotionalen Reaktivität, die Gedanken auslösen können (das ist wieder die kognitive Defusion).

Hört sich das nicht gut an?

Finden wir auch!

Das mag der Grund sein, weshalb die Achtsamkeit in den neuesten Entwicklungen der kognitiven Verhaltenstherapie, vor allem in den Untertypen Dialektisch-Behaviorale Therapie (DBT) und Akzeptanz- und Commitment-Therapie (ACT), eine zentrale Rolle einnimmt. Achtsamkeit hat sich zu einem einflussreichen, wirkungsvollen psychologischen Trick entwickelt, und dafür lieben wir sie!

Also lass uns üben, damit du in den Genuss der vielen Vorteile kommst, die Achtsamkeit zu bieten hat. Auch wenn es ein Leben lang dauern mag, bis man die Achtsamkeit richtig beherrscht, lässt sie sich im Alltag erfreulich leicht anwenden – und du kannst sofort damit anfangen. Sehen wir uns nun einige Möglichkeiten an.

Achtsame Augenblicke

Wir erwarten nicht, dass du innerhalb einer Stunde zum Zenmeister wirst. Allerdings kannst du schon jetzt kleine Häppchen Achtsamkeit praktizieren – wir nennen das *achtsame Augenblicke.*

Achtsame Augenblicke sind kurze Phasen des Tages – ein oder zwei Minuten, vielleicht sogar nur ein paar Sekunden –, in denen du unterbrichst, was du gerade tust, um dir bewusst zu machen, wie du dich gerade fühlst und was um dich herum vorgeht. Alternativ unterbrichst du deine Tätigkeit nicht, achtest jedoch ganz genau auf das, was du tust, und widmest dieser Sache deine volle Aufmerksamkeit. »Der erste Schritt«, so Dr. Michaelides, »besteht darin, dass man versteht, was Achtsamkeit ist, und sie ausprobiert. Achtsame Augenblicke können Neugier auf Achtsamkeit wecken. Sobald man diese Neugier entwickelt hat, kann man sie allmählich auf verschiedene Situationen anwenden. Säe die Saat und lass sie wachsen – aber erst musst du säen, und darum geht es in den achtsamen Augenblicken.«

Wenn du im Tagesverlauf immer wieder achtsame Augenblicke einbaust, trainierst du dein Gehirn darauf, aufmerksam zu sein. Auch wenn die Augenblicke nur kurz sind, wird es einfacher, wenn sie regelmäßig stattfinden – denn je öfter du etwas tust, desto mehr gewöhnt sich dein Gehirn daran und desto leichter fällt es dir. Die folgenden Techniken eignen sich für den Einstieg; probiere sie aus – ob ganze zehn Minuten lang oder nur zehn Sekunden, bleibt dir überlassen:

- Setz dich hin, schließe die Augen und konzentriere dich darauf, wie du dich innerlich fühlst. Nimm wahr, wie sich dein Atem beim Ein- und Ausatmen anfühlt. Nimm alles wahr, was du spürst, zum Beispiel Schmerzen im Nacken, eine steife Schulter oder den knurrenden Magen.
- Steh auf, mache ein paar einfache Dehnübungen und achte darauf, wie sich dein Körper anfühlt, wenn du ihn sanft bewegst.
- Schau dich im Zimmer um. Nimm alles wahr, was deine Sinne registrieren können – was siehst, hörst, fühlst und riechst du?

- Iss einen Snack und versuche, auf sämtliche Sinneseindrücke beim Essen zu achten. Wie sieht das Essen aus, bevor du es verspeist? Wie riecht es? Achte darauf, wie es schmeckt, wie es sich beim Schlucken anfühlt und wie dein Körper darauf reagiert.
- Geh eine kleine Runde spazieren und achte genau auf alles, was dich umgibt – das Wetter, die Menschen, die Gebäude, die Bäume, alles, was du siehst, hörst und riechst.
- Wenn du dir die Zähne putzt oder duschst, lass ganz bewusst Geräusche, Konsistenz und Gerüche auf dich wirken. Das ist schwieriger, als es sich anhört! Bei Routineaufgaben, Gewohnheiten oder langweiligen Tätigkeiten ist Achtsamkeit nicht so leicht wie bei etwas, das interessant oder neu ist, aber versuche es trotzdem. Das ist wie Krafttraining für das Gehirn.
- Nimm alles in deiner Umgebung wahr, wenn du mit dem Auto an einer Ampel stehst (beim Fahren lass dich aber bitte nicht von den Bäumen oder dem Himmel ablenken).
- Presse die Hände aneinander. Manchmal kann man sich schon in der Gegenwart erden, wenn man seine Muskeln einsetzt – als würde das daran erinnern, dass man einen Körper hat und weiß, wie man ihn benutzt! Kniebeugen, Liegestütze an der Wand oder Auf- und Abspringen funktionieren ebenfalls.

ACHTSAMKEITS-CHALLENGES

Wenn du die achtsamen Augenblicke besser beherrscht, kannst du dich an drei Challenges versuchen, die Dr. Michaelides vorschlägt:

1. »Stürz dich ins Chaos. Du könntest dir eine Straße suchen, auf der viele Leute unterwegs sind, oder eine belebte Gegend mit viel Verkehr. Geh auf Distanz und lass alles auf dich wirken, von Augenblick zu Augenblick. Löse dich und beobachte nur. Was geschieht um dich herum? Lass dich auf das Chaos ein.« Dr. Michaelides sagt, so könntest du mit der Vorstellung aufräumen, dass Achtsamkeit nur in einer ruhigen, friedlichen Umgebung möglich ist. »Achtsamkeit heißt nicht, dass man die Augen schließt und alle Reize ausblendet. Es geht darum, die Reize zu beobachten. Diese Übung experimentiert mit einer anderen Sicht auf die Achtsamkeit; man begibt sich in eine Situation, die das genaue Gegenteil von der meditativen oder friedlichen Stille ist, die man sich unter Achtsamkeit vorstellt. Sie kann dir deutlich machen, dass Achtsamkeit immer möglich ist. Unter Umständen kann diese Übung sogar dazu führen, dass du zum ersten Mal einen Moment echter Achtsamkeit erlebst.«
2. Bei der zweiten Challenge tust du genau das Gegenteil und achtest auf etwas, das dir sehr vertraut ist, geradezu langweilig, sodass du es kaum noch wahrnimmst oder siehst. Such dir einen beliebigen Gegenstand aus, den du immer siehst – eine Pflanze, einen

Stuhl, eine Lampe, eine Kaffeetasse –, und betrachte ihn so aufmerksam, als hättest du ihn noch nie zuvor gesehen.

3. Sei achtsam, wenn du Stress verspürst. »Ich habe am Schreibtisch einen großen Computermonitor, über dem sich zwei weitere, kleinere Monitore befinden. Auf mich prasselt viel ein, aber das ist eine Gelegenheit, kurz innezuhalten und einfach das zu beobachten, was mich normalerweise von der Achtsamkeit abhält«, so Dr. Michaelides. Wenn dein Monitor, deine Arbeitsunterlagen, deine To-do-Liste oder deine Rechnungen eine Stressreaktion auslösen, kannst du deine Achtsamkeit auch darauf richten! Beobachte die stressigen Gefühle neutral – achte darauf, wie sie auftauchen, womit sie verbunden sind und wie sie schließlich abklingen.

Diese Stress-Übung dient nicht dazu, den Stress zu beseitigen. Vielmehr geht es darum, sich von ihm zu lösen und ihn als etwas zu sehen, das nichts mit dir zu tun hat und dich nicht beeinflussen muss. Vielleicht erkennst du, was den Stress verursacht, und es mag sein, dass er durch diese Abgrenzung verschwindet, doch entscheidend ist, dass dir deutlich wird, dass die Stressauslöser unabhängig von dir und deinem Stress existieren – du hast sie oder musst dich damit befassen, aber sie sind nicht du und können dich nicht kontrollieren. Es ist hilfreich, alles – die Stressauslöser und den Stress selbst – in die richtige Perspektive zu rücken.

Weitere Achtsamkeitstechniken

Vielleicht ist dir schon aufgefallen, dass es ziemlich viel gibt, auf das du achten kannst. Wie erkennst du, worauf du dich konzentrieren sollst? Schließlich kannst du nicht alles auf einmal aufnehmen, weder von innen noch von außen. Aber du kannst deine Aufmerksamkeit teilen und zu verschiedenen Zeiten auf unterschiedliche Weise Achtsamkeit üben. Wir haben hier einige Vorschläge, wie du in deinen achtsamen Augenblicken oder, wenn du geübter bist, auch in längeren Achtsamkeitsphasen den Fokus variieren kannst, damit es nicht langweilig wird.

Achtsamkeitstechnik Nr. 1: Bewusstsein für den Körper

Dein physischer Körper ist der Behälter für deinen Geist und stets schwer beschäftigt. Meist nimmst du ihn vermutlich gar nicht wahr, es sei denn, dir tut etwas weh oder du setzt ihn gezielt ein, um beispielsweise Sport zu treiben, schnell zu rennen oder etwas Schweres zu heben. Aber selbst dann fehlt vielen von uns der richtige Zugang zum Körper, vor allem, wenn wir in erster Linie mit dem Kopf, aber wenig körperlich arbeiten – und dann wundern wir uns, wenn er nicht so funktioniert, wie wir es erwarten! Der Körper kann jedoch viel darüber verraten, wie sich unser Handeln (Ernährung, Bewegung, Verhalten) in physischer Hinsicht auswirkt. Achtsamkeit ist der Schlüssel, damit diese Botschaften ankommen.

So reagiert dein Körper beispielsweise auf das, was du isst. Vielleicht weißt du, dass du Sodbrennen bekommst, wenn du kurz vor dem Schlafengehen eine Menge Pizza isst, während dir vor lauter Stress noch gar nicht aufgefallen ist, wie schwer dir die zuckerhaltigen, kalten Frühstücksflocken im Magen liegen. Du könntest auch positive Reaktionen auf Nahrung feststellen, zum Beispiel, dass du dich nach dem Lachssalat oder dem vegetarischen Abendessen richtig gut und voller Energie gefühlt hast. Wenn du beim Essen achtsam bist und danach mit einem achtsamen Augenblick in dich hineinhorchst, um herauszufinden, wie dein Körper reagiert, kannst du diese subtileren Botschaften des Körpers besser wahrnehmen.

Dein Körper hat dir noch mehr zu sagen – nicht nur zum Essen, sondern auch dazu, wie du dich bewegst. Ein verstauchter Knöchel tut so weh, dass du ihn nicht ignorieren kannst, aber den dumpfen Kreuzschmerz nach der Yogastunde nimmst du vielleicht kaum wahr. Wenn du nach einer körperlichen Betätigung eine Minute Achtsamkeit einlegst, kannst du spüren, wie dein Körper auf verschiedene Arten der Bewegung reagiert, und dich künftig daran orientieren. Vielleicht bekommst du die Botschaft, dass du etwas getan hast, das sich sehr gut anfühlt, oder dass du es etwas übertrieben hast und dich schonen musst.

Was ist mit dem Streit, der dir Bauchschmerzen bereitet, oder dem Kopfweh, das sich nach vier Folgen deiner Lieblingsserie einstellt, oder den Schmetterlingen im Bauch, wenn ein besonderer Mensch in deine Richtung blickt? Dein Körper spricht immer zu dir. Wenn du auf ihn achtest und ihm »zuhörst«, kannst du ihn besser verstehen und lernen, wie du dein Verhalten (Essen, Bewegung, Interaktion, Ruhe) so anpasst, dass du dich besser fühlst und gesünder wirst.

Damit du wieder Zugang zu deinem Körper bekommst und besser verstehst, was er dir sagen will, kannst du eine einfache Übung namens *Body Scan* ausprobieren:

1. Stell dich locker hin, setze dich im Schneidersitz auf den Boden oder so auf einen Stuhl, dass die Füße flach auf dem Boden stehen, oder lege dich auf eine Yogamatte oder aufs Bett. Mach es dir bequem und schließe die Augen.
2. Atme tief ein und zähle dabei bis vier. Halte die Luft an und zähle dabei bis vier. Atme aus und zähle dabei bis vier. Spüre, wie dein Körper entspannt. Achte darauf, wie sich das anfühlt.
3. Richte deine Aufmerksamkeit auf deinen Kopf und dein Gesicht. Wie fühlt sich dein Kopf an? Was macht dein Gesicht? Hast du die Stirn gerunzelt? Kneifst du die Augen zusammen? Sind deine Lippen zusammengepresst? Ist dein Kiefer verkrampft? Fühlt sich dein Gesicht heiß an? Ist deine Nase kalt, oder läuft sie? Ist dir der Kopf schwer, oder ist dir schwindelig? Bist du benommen? Hast du Kopfschmerzen?
4. Atme aus und entspanne die Gesichtsmuskulatur. Versuche, jegliche Anspannung im Kopf und im Gesicht loszulassen.
5. Richte deine Aufmerksamkeit nun auf deinen Hals. Hast du einen Kloß im Hals? Sind deine Muskeln verspannt? Hast du Schmerzen? Atme aus und lasse die Nackenverspannung los.
6. Gehe jetzt zum oberen Rückenbereich über. Sitzt du vornübergebeugt? Hast du die Schultern nach vorne oder hinten gezogen? Wie ist deine Haltung (wenn du

sitzt oder stehst)? Sind deine Schultern angespannt und zu den Ohren hochgezogen, oder sind sie locker? Hast du Schmerzen in den Schultern? Atme aus und entspanne die Muskeln in den Schultern und im oberen Rücken.

7. Richte die Aufmerksamkeit nun auf deine Arme, erst auf den einen, dann auf den anderen. Spüre den Oberarm, das Ellbogengelenk, den Unterarm. Wie fühlt sich jeder Arm an? Schwer, angespannt, prickelnd, taub, locker? Atme tief ein und lasse die Spannung aus jedem Arm heraus.
8. Konzentriere dich jetzt auf deine Hände. Sind sie fest, verkrampft, entspannt? Sind die Hände kalt, heiß, verschwitzt? Achte darauf, wie sich jeder Finger anfühlt. Lass sie zappeln, wenn du sie nicht spüren kannst. Tut irgendetwas weh? Atme tief durch und entspanne Arme und Hände.
9. Lass deine Aufmerksamkeit auf deine Brust wandern. Fühlt sich der Brustkorb angespannt oder locker an? Kannst du deinen Herzschlag spüren? Rast dein Herz, oder schlägt es langsam? Atme aus und lass die Spannung los.
10. Spüre nun deinen Bauch. Wie fühlt er sich an? Leer? Voll? Satt? Tut etwas weh? Bist du aufgebläht? Hast du Hunger? Fühlst du dich unwohl oder nervös? Merkst du Knoten oder Verspannungen? Atme ein, sodass sich dein Bauch weitet, und wieder aus, sodass er sich entspannt.
11. Nun gehst du zu den Hüften über. Spürst du Schmerzen oder Enge? Fühlst du dich offen und beweglich? Stell dir vor, dass du in deine Hüften atmest: Lass sie sinken, ganz entspannt und gelassen.

12. Richte deine Aufmerksamkeit auf deine Beine, erst auf das eine, dann auf das andere. Fühlen sie sich schwer oder leicht an? Wie empfindest du deine Muskeln? Sind deine Beine zittrig oder stark und fest? Falls du liegst, zeigen deine Füße nach oben, oder fallen sie zur Seite? Was ist mit deinen Knien? Deinen Knöcheln?
13. Bewege die Füße und wackele mit den Zehen. Nimmst du Schmerzen oder Kribbeln wahr? Jucken? Ein taubes Gefühl? Atme, um Spannungen und Schmerzen in Beinen und Füßen zu lösen.
14. Nimm dein Bewusstsein nun langsam zurück und versuche, den ganzen Körper gleichzeitig zu spüren. Bleibe einige Augenblicke so, atme und spüre deinen Körper als Einheit mit vielen Teilen.
15. Atme tief ein und zähle dabei bis vier. Halte die Luft an und zähle dabei bis vier, atme dann aus und zähle dabei bis vier.
16. Wenn du dich bereit fühlst, öffne deine Augen und bewege dich langsam, stehe auf oder recke dich. Achtsamer Augenblick absolviert!

Achtsamkeitstechnik Nr. 2: Bewusstsein für die Umgebung

Was geschieht um dich herum? Wenn du nur mit dir selbst beschäftigt bist, nimmst du das nur zu leicht gar nicht wahr. Das kann gefährlich werden (Vorsicht, ein Bus!), aber auch in Situationen, in denen keine Gefahr droht, kann dich die bewusste Wahrnehmung deiner Umgebung besser im Hier und Jetzt erden.

Zu deiner Umgebung gehört der Ort, an dem du dich

befindest – die Straße, die du entlanggehst, der Bus oder Zug, in dem du fährst, der Park, in dem du sitzt –, sowie die Dinge und Menschen in deiner Nähe. Im Gegensatz zum Bewusstsein für den Körper, bei dem du in dich hineinsiehst, erfordert Bewusstsein für die Umgebung, dass du den Blick nach außen richtest. Nutze achtsame Augenblicke, um dich umzusehen und zu beobachten.

Um uns herum passiert so vieles, was wir nicht wahrnehmen. Das liegt zum Teil daran, dass wir unsere Aufmerksamkeit bei bestimmten Tätigkeiten eingrenzen müssen, zum Beispiel beim Autofahren, wenn wir eine Straße überqueren oder uns mit jemandem unterhalten. Aber selbst wenn wir die Gelegenheit haben, unsere Umgebung wirklich wahrzunehmen und präsent zu sein, tun wir das oft nicht. Wir sind zu sehr damit beschäftigt, über die Vergangenheit oder die Zukunft nachzudenken, zu grübeln, uns Sorgen zu machen, uns mit dem zu befassen, was wir tun müssen oder hätten tun sollen.

Wenn du den Blick auf deine unmittelbare Umgebung richtest, kann das eine wohltuende, erstaunliche Abwechslung zu deinen Gedanken sein. Vielleicht fällt dir etwas auf, das du bislang nicht bemerkt hast – etwas, das dir Freude bereitet. Man vergisst nur zu leicht, wie interessant und schön die Welt sein kann! So kannst du unter Umständen auch besser erkennen, was du ändern möchtest, etwa »Puh, ich sollte wirklich besser aufräumen« oder: »Warum ist mir nie aufgefallen, wie viel Müll auf der Straße liegt?«. Achtsamkeit in Bezug auf die Umgebung kann dich wachrütteln, dir eine neue Sichtweise eröffnen und deine Lebensqualität verbessern, wenn du erkennst, was du an deiner Umgebung magst und schätzt und was nicht.

Um dich besser im Hier und Jetzt zu erden, kannst du die folgenden Erdungstechniken ausprobieren, damit du deinen Körper im gegenwärtigen Moment spürst, statt auf einer Wolke aus kognitiven Verzerrungen zu schweben. Auch wenn einige dieser Techniken ein wenig abwegig erscheinen mögen, bewirken sie erstaunlicherweise das genaue Gegenteil: Sie können dafür sorgen, dass du dich im Hier und Jetzt verankert fühlst.

- **Bedecke deinen Scheitel.** Diese einfache Bewegung kann verblüffenderweise extrem beruhigend wirken, fast so, als würdest du das Gedankenventil zudrehen und dich damit zurück in die Realität befördern. Lege einfach die Hände auf deinen Kopf und spüre, wie sich das anfühlt. Schau dich um – kannst du die Außenwelt jetzt besser wahrnehmen?
- **Geh ins Freie und stelle deine Füße ins Gras.** Idealerweise ziehst du dazu die Schuhe aus. Dieses Stehen im Gras (oder auf Steinen oder im Sand) wird auch als *Erdung* bezeichnet, weil es deinen Körper direkt mit der Erde verbindet. Der Versuch ist es wert!
- **Bewege deine Hände durch Wasser oder Sand.** Oder Gras. Oder Blütenblätter. Oder Kies. Wenn du etwas in deiner unmittelbaren Umgebung berührst und genau darauf achtest, wie es sich anfühlt, kannst du dich präsenter fühlen, wo auch immer du bist. Das kann auch im Haus funktionieren, mit allem, was sich in deiner unmittelbaren Umgebung befindet – Wasser aus dem Wasserhahn, der rasselnde Schlüsselbund, Kleidung in deinem Schrank, sogar deine Computertastatur. Hör auf zu tippen und lass die Finger eine Minute lang über die Tasten

gleiten. Spüre die einzelnen Elemente, die zusammen ein Ganzes bilden.

- **Genieße einen beruhigenden Duft.** Überlege, welcher Geruch bei dir positive Assoziationen weckt – vielleicht ist es Seife, frisch gemähtes Gras, ein ätherisches Öl oder deine Katze. Es ist bekannt, dass der Geruchssinn die Stimmung, das Stresslevel, die Beziehung zu anderen Menschen und sogar die Gehirnleistung beeinflusst.[3] Nutze das zu deinem Vorteil, um dich fest in deine Umgebung zu integrieren, sodass du dich präsenter und stärker verbunden fühlst.

Achtsamkeitstechnik Nr. 3: Bewusstsein für Gedanken und Gefühle

Gedanken und Gefühle fassen wir hier zusammen, weil sie oft miteinander verflochten sind. Richte den Blick deines inneren Beobachters auf deine Gedanken und Gefühle. Setze dich ruhig hin und nimm zur Kenntnis, was du denkst und fühlst, aber verliere dich nicht in diesen Gedanken und Gefühlen, sondern betrachte sie als etwas, das du hast, und nicht als etwas, das du bist.

Denke also nicht »Ich habe Hunger«, sondern benenne das Gefühl: »Ich verspüre ein Hungergefühl.« Denke nicht »Ich habe vergessen, Äpfel zu kaufen«, sondern beschreibe den Gedanken: »Ich denke, dass ich vergessen habe, Äpfel zu kaufen.« Nicht »Ich bin so wütend auf meine Kollegin«, sondern »Ich habe das Gefühl, dass ich wütend auf meine Kollegin bin.« Nicht »Ich hätte heute zum Sport gehen sollen«, sondern: »Ich habe den Gedanken, dass ich zum Sport hätte gehen sollen.«

Übe das jeweils für ein paar Minuten. Anfangs mag es dir seltsam vorkommen, doch je öfter du das tust, desto einfacher fällt es dir, und desto leichter kannst du dich von deinen Gedanken und Gefühlen trennen, sodass du nicht mehr so stark von ihnen gesteuert wirst. Das hilft, die Dinge ins richtige Licht zu rücken. Mehr dazu findest du am Ende dieses Kapitels in dem Abschnitt zur Achtsamkeitsmeditation.

Achtsamkeitstechnik Nr. 4: Bewusstsein für das Verhalten

»Was mache ich gerade?« Mit dieser Frage zeigst du Achtsamkeit gegenüber deinem Verhalten. Nimm dir im Tagesverlauf regelmäßig einen Augenblick Zeit, um dich zu fragen: »Was mache ich gerade?« Ist es etwas, das du tun musst? Etwas, das du tun möchtest? Oder tust du etwas, das dir nicht guttut, wie zum Beispiel während der Arbeit durch Social Media zu scrollen, dich selbst vor anderen schlechtmachen oder gedankenlos einen Rest pappiges Popcorn vertilgen? Frage dich, ob das, was du tust, das ist, was du tun willst. Wenn du eine geistige Pause brauchst, versinkst du dann in Grübeleien, oder kannst du eine echte Pause einlegen? Wenn du frustriert bist, wirst du dann wütend, oder kannst du versuchen, dem Problem auf den Grund zu gehen? Wenn du Hunger hast, versagst du dir dann etwas, weil du die Kalorien fürchtest, oder kannst du einfach essen, was dich satt macht?

Bewusstsein für das Verhalten kann dir dabei helfen, Situationen zu erkennen, in denen du dich nicht aktiv für ein Verhalten entscheidest, sondern in eine Gewohnheit abrutscht, die dir nicht guttut. Wenn du dir kurz Zeit nimmst, um dich zu fragen: »Was mache ich gerade?«, kannst du abstellen, was nicht zu deinen Zielen passt, und dich bewusst für etwas anderes entscheiden, durch das du dich schneller besser fühlst.

Achtsam essen

Hast du schon darauf gewartet? Schließlich geht es in diesem Buch um Gesundheit und Gewicht, und da die Ernährung beides so stark beeinflusst, ist achtsames Essen eine tolle Sache, die man lernen sollte. Achtsames Essen kann dir helfen, deine Ziele zu erreichen, denn wenn du achtsam isst:

1. ... merkst du eher, wann du wirklich satt bist, und isst dann vielleicht weniger.
2. ... merkst du eher, wenn das Essen nicht so lecker ist, und entscheidest dich dann vielleicht für qualitativ hochwertigere Lebensmittel oder schaffst es besser, nicht weiterzuessen, wenn es dir eigentlich gar nicht schmeckt.
3. ... merkst du eher, ob du wirklich hungrig bist oder ob du aus anderen Gründen isst, etwa aus Langeweile (Nebenbei-Essen) oder Stress (Sturm-und-Drang-Essen). Dann kannst du kurz innehalten und bewusst entscheiden, ob du wirklich essen willst oder nicht.

Achtsames Essen erhöht den Genuss und kann bewirken, dass du nicht mehr auf äußere Ess-Trigger, sondern auf deine körpereigenen Esssignale reagierst.[4] Laut einer 2017 erschienenen Auswertung von 68 verschiedenen Studien zu Achtsamkeit und achtsamem Essen[5] half achtsames Essen gegen emotionales Essen, Stressessen, Essattacken und Essen aufgrund äußerer Trigger. So viele Vorteile nur dadurch, dass man darauf achtet, was man isst!

In unserer reizüberfluteten Welt voller Ablenkungen ist es jedoch gar nicht so leicht, achtsam zu essen, und viele von uns sind daran gewöhnt, beim Essen auf einen Bildschirm zu schauen (sei es das Handy, der Computer oder der Fernseher), auch beim Mittagessen weiterzuarbeiten (kannst du dich überhaupt daran erinnern, dass du dein Sandwich gegessen hast?), zu lesen oder einfach an etwas anderes zu denken, das nichts mit dem Essen zu tun hat.

Achtsam essen bedeutet, dass man registriert, ob man Hunger hat, beurteilt, ob es sich um körperlichen oder emotionalen Hunger handelt, das Essen bewusst auswählt und es dann wirklich sieht, riecht und schmeckt, dass man langsamer isst und darauf achtet, wie man sich beim Essen fühlt – Geschmack, Temperatur, Beschaffenheit, wie sich das Schlucken anfühlt und wie der Magen sich allmählich angenehm füllt. Damit du lernst, dich mehr auf das Essen und das Gefühl beim Essen zu konzentrieren, haben wir ein paar Anregungen für dich, die das Essen zu einem genussvollen Erlebnis machen:

- **Häufiger kochen.** Wenn du selbst kochst, weißt du besser, was in deinem Essen steckt und wie es zubereitet wurde. Kochen verschafft dir direkteren Kontakt zu deiner Nahrung. Du entscheidest über Zutaten und Qualität. Ganz gleich, ob du gern neue Rezepte ausprobierst oder ob du schon stolz bist, wenn du Nudelwasser zum Kochen gebracht hast – Selberkochen verschafft dir leicht das Gefühl, etwas geleistet zu haben.

- **Ablenkungen abstellen.** Damit meinen wir die bereits erwähnten Bildschirme, Bücher oder, wenn du ganz streng bist, auch Zeitungen. Arbeite nicht beim Essen und lies nicht beim Essen. Iss beim Essen.
- **Hinsetzen.** Klingt einfach, ist aber oft nicht der Fall. Wenn du keine Zeit oder Gelegenheit hast, das Essen zu zelebrieren, setz dich wenigstens zum Essen hin! (Essen am Steuer zählt nicht als Im-Sitzen-Essen!)
- **Tief durchatmen.** Ein paar tiefe Atemzüge vor dem Essen können dazu beitragen, dass du dich auf deine Nahrung einstimmst und ruhiger wirst, sodass du langsamer isst und die Mahlzeit besser wahrnehmen und genießen kannst. Es kann auch die Verdauung fördern. Eine Auswertung aktueller Forschungsergebnisse über den Einfluss von Achtsamkeit auf Stress und Verdauung zeigte, dass achtsames Essen chronischen Stress reduzieren kann, weil dann das parasympathische Nervensystem die Kontrolle übernimmt.[6] Das wiederum optimiert die Verdauungsfunktion.
- **Alle Sinne einschalten.** Ehe du einen Bissen nimmst, schau dir dein Essen genau an. Rieche daran. Wenn du dann einen Happen isst, lass dir Zeit und schmecke ihn richtig. Achte darauf, wie sich das Essen in deinem Mund anfühlt – Temperatur, Beschaffenheit und wie es sich beim Kauen verändert. Lass jeden Bissen zu einem Erlebnis werden, und wenn du feststellst, dass das Essen nicht mehr so köstlich ist und du keinen Hunger mehr hast, hör auf zu essen und überlege, ob du vielleicht ge-

nug hast. Solltest du die Mahlzeit beenden, oder willst du wirklich mehr?

- **Zwischen den Bissen die Gabel weglegen.** Eine Studie aus dem Jahr 2013, die im *Journal of the Academy of Nutrition and Dietetics* veröffentlicht wurde, zeigte, dass Testpersonen, die vor dem Schlucken länger kauten, dadurch deutlich weniger zu sich nahmen, mehr Zeit beim Essen zubrachten und langsamer aßen.[7] Damit du dir bei jedem Bissen genug Zeit lässt, empfiehlt es sich, die Gabel beim Kauen abzulegen und nachzudenken. Das kann dazu führen, dass du noch langsamer isst und noch achtsamer wirst, als wenn du schon beim Kauen die Gabel nachfüllst und dann unüberlegt weiterisst.
- **Schlucken und überlegen.** Wenn Schlucken nur das Signal für den nächsten Bissen ist, merkst du unter Umständen gar nicht, ob du satt bist. Mache stattdessen nach jedem Bissen eine kurze Pause und überlege: Wie hat es geschmeckt? War es lecker? Brauche ich mehr? Schon eine oder zwei Sekunden Nachdenken können bewirken, dass du langsamer isst, deine Mahlzeit intensiver erlebst und merkst, wann du genug hast, statt gedankenlos alles aufzuessen, was du vor dir hast.
- **Üben, üben, üben!** Wirst du bei jeder Mahlzeit jeden einzelnen Bissen mit voller Achtsamkeit verzehren? Nein, natürlich nicht. Achtsames Essen wird jedoch einfacher, je öfter du es tust. Übe deshalb mindestens bei einer Mahlzeit pro Tag oder die ersten fünf Minuten jeder Mahlzeit oder in einem anderen regelmäßigen Rhythmus. Konsequenz ist entscheidend und kann dazu führen, dass du bald fast immer achtsam isst und nicht nur ab und zu, wenn du zufällig daran denkst.

Achtsam bewegen

Nicht nur beim Essen, sondern auch beim Sport kannst du für Achtsamkeit sorgen und so erreichen, dass dein Training angenehmer, erfüllender und sogar effektiver wird. Wenn du dich auf das konzentrierst, was du tust, strengst du dich unter Umständen mehr an und spürst richtig, welche Muskeln du einsetzt, wie schwer du atmest und wie wunderbar sich das Läuferhoch anfühlt. Achtsames Training kann auch Verletzungen verhindern, da dir eher auffällt, wenn sich Schmerzen melden oder etwas nicht ganz stabil wirkt.

In einem Sportkurs ist Achtsamkeit einfacher, weil man dort auf Trainer oder Trainerin achtet und Anweisungen befolgen muss. Wer allein trainiert, zum Beispiel Laufen oder an Kardiogeräten, hört dabei oft Musik oder Podcasts oder schaut Serien oder Filme, und wenn das bewirkt, dass du dich häufiger bewegst, haben wir kein Problem damit!

Allerdings bringt dir das Training unter Umständen mehr, wenn du ein paar Minuten lang bewusst auf alle Medien verzichtest. Ob Ausdauersport, Krafttraining oder Dehnübungen, höre und spüre, wie du ein- und ausatmest. Achte darauf, wie sich deine Gelenke bewegen, wie deine Muskeln arbeiten. Spüre dein Gleichgewicht. All das ist wertvolles Feedback und kann dazu führen, dass du die Wirkung des Sports besser zu schätzen weißt. Vielleicht steigt dann sogar die Motivation, und du bewegst dich noch mehr!

Achtsamkeitsmeditation

Zum Abschluss dieses Kapitels soll es um das gehen, was sich die meisten Menschen unter Achtsamkeit vorstellen: Meditation. Es gibt eine Million Arten zu meditieren (nachgezählt haben wir allerdings nicht), doch Achtsamkeitsmeditation ist vielleicht eine der einfachsten. Viele denken, beim Meditieren gehe es darum, still zu werden, die Gedanken zur Ruhe zu bringen oder sie sogar ganz zu eliminieren. Da das aber *unmöglich* ist (das liegt an unserem Gehirn), hat die Achtsamkeitsmeditation ein Ziel, das sich viel leichter erreichen lässt: die Gedanken beobachten. Und wie das geht, weißt du ja bereits! Auch über die achtsamen Augenblicke hinaus bietet dir Achtsamkeitsmeditation die Gelegenheit, dich regelmäßig und immer wieder wirklich konsequent der Achtsamkeit zu widmen. Sozusagen eine höhere Stufe der Achtsamkeit.

Für die Achtsamkeitsmeditation nimmst du dir jeden Tag etwas Zeit, um deinen Beobachter zu steuern. Das dient nicht nur der geistigen Gesundheit, sondern kann dir auch dabei helfen, deine gesundheitlichen Ziele zu erreichen. Achtsamkeit erhöht die Selbstwirksamkeit und reduziert Stress,[8] und beides kann dazu beitragen, dass du deine Ziele leichter umsetzt. Wenn du abnehmen willst, kann das einen gewaltigen Unterschied ausmachen – laut einer Studie aus dem Jahr 2021 konnten Menschen, die kürzlich abgenommen hatten, ihr neues Gewicht mit einem auf Achtsamkeit beruhenden Programm zur Stressreduzierung besser halten als mit einem Kurs, der eine gesunde Lebensweise vermittelte.[9] Die Achtsamkeitsgruppe hatte nach sechs Monaten ihr reduziertes Gewicht beibehalten, während der BMI in der Gesundheitsgruppe um 3,4 Prozent anstieg.

So kannst du in die Achtsamkeitsmeditation einsteigen:

1. Stell dir morgens oder abends einen Timer auf fünf Minuten.
2. Setze oder lege dich hin oder geh spazieren (bewegte Meditation) und widme dich ganz dem Beobachten.
3. Richte deinen ganzen Fokus auf deine Umgebung oder auf deinen inneren Zustand. Nimm alles um dich herum wahr: was du siehst, hörst, riechst, fühlst. Oder achte auf alles in deinem Inneren: wie sich sämtliche Teile deines Körpers anfühlen, wo du verspannt bist, wie sich dein Atem beim Ein- und Ausatmen anfühlt. Oder lass einfach alles gleichzeitig auf dich wirken und nimm wahr, was du wahrnimmst.
4. Immer, wenn deine Gedanken in die Zukunft oder die Vergangenheit abschweifen (und das wird geschehen), wenn du ins Grübeln verfällst, deine To-do-Liste durchgehst oder irgendetwas tust, das nicht auf das Hier und Jetzt ausgerichtet ist, kehre wieder zum achtsamen Jetzt zurück. Ohne Wertung, ohne Schuldgefühle, nur Übung. Komm immer wieder zurück ins Jetzt, bis es dir sehr angenehm erscheint.
5. Beobachte dich, wie du in der Welt existierst, in all ihren Facetten. Betrachte dich mit Freundlichkeit, Zuneigung und Mitgefühl.
6. Wiederhole die Übung täglich – den größten Nutzen wirst du erleben, wenn du konsequent bleibst.

Wenn du es schaffst, ein- oder zweimal täglich 10 bis 20 Minuten lang achtsam zu meditieren, ist so gut wie garantiert, dass du dich weniger gestresst, selbstbewusster, zufriedener und produktiver fühlen wirst – und klüger! Die Hirnforschung hat festgestellt, dass Achtsamkeitsmeditation das Gehirn physisch verändern kann, denn sie erhöht die Kortexdicke[10], die mit Intelligenz in Verbindung gebracht wird.[11]

Achtsamkeit kann nicht nur Selbstwahrnehmung und deine Selbstregulierung erhöhen, sondern auch deine Fähigkeit, über dich und deine eigenen Bedürfnisse hinauszusehen und das große Ganze sowie die Bedürfnisse anderer zu erkennen – die Forschung bezeichnet das als *Selbsttranszendenz.*[12] Du wirst klarer sehen, welcher Weg dich deinen Zielen näherbringt, wirst bei der Zielsetzung besser wissen, worauf es ankommt, und dich selbst besser kennenlernen – und das ist toll, denn es lohnt sich, dich kennenzulernen.

Fazit: Achtsamkeit ist gut für dich[13] und macht alles, was du jetzt und in Zukunft erreichen willst, ein wenig einfacher. Apropos Zukunft, dieses Buch nähert sich dem Ende, deshalb sollten wir darüber sprechen, wie es für dich weitergehen könnte.

10

Wie geht es weiter?

Wenn man es schafft, dann aus eigener Kraft.

SHIRLEY HUTTON

Nun haben wir das letzte Kapitel erreicht (bitte verzeih, wenn wir etwas wehmütig werden), und unabhängig davon, ob du dir noch Ziele setzt oder sie schon erreicht hast und dir bereits neue überlegst, haben wir eine Frage an dich:

Was hast du geschafft?

Denke zurück daran, wie du warst, als du dieses Buch angefangen hast. Was hast du mittlerweile gelernt? Was hast du verändert? Welche neuen Gewohnheiten hast du eingeführt, und welche alten hast du abgestellt? Auch wenn dir manchmal noch Ausrutscher passieren (so ist das Leben nun mal), ist es motivierend und wichtig, die Veränderungen zu feiern, die du erreicht hast. Manchmal hilft ein Blick zurück, um zu erkennen, wie weit man gekommen ist. Dabei helfen dir die folgenden Fragen. Was waren deine ...

- früheren Essgewohnheiten?
- früheren Bewegungsmuster?
- stärksten Trigger?
- schlimmsten kognitiven Verzerrungen?
- größten Hindernisse?
- schwierigsten Rückschläge?

Nimm dir genug Zeit, um in Ruhe über einige Dinge nachzudenken, die du früher getan hast und jetzt nicht mehr tust. Nach diesem Ausflug in die Vergangenheit vergleichst du nun deine damalige Situation mit der jetzigen:

- Welche neuen Essgewohnheiten hast du dir angeeignet?
- Welche neuen Aktivitätsmuster hast du dir entworfen?
- Wie hast du deine negativen Trigger überwunden?
- Wie hast du positive Trigger eingeführt?
- Wie hast du deine Denkweise geändert?
- Welche Hindernisse in deinem Leben gibt es nicht mehr?
- Wie schätzt du deine Fähigkeit zur Veränderung ein?
- Welche Veränderungen machen dich besonders froh, hoffnungsvoll und zuversichtlich?

Wenn wir unsere Community fragen, was sich durch Noom in ihrem Leben verändert hat, nennen viele erwartungsgemäß das Gewicht, das die Waage anzeigt. Schließlich kommen die meisten zu Noom, um abzunehmen. Etwas anderes dagegen hat uns anfangs noch überrascht, doch jetzt sind wir daran gewöhnt und freuen uns sehr darüber – nämlich, dass viele von Triumphen schwärmen, die unabhängig von ihrem Gewicht sind. Das sind die positiven Effekte deiner Noom-Reise, die nichts mit einer Zahl auf der Waage zu tun haben. Das könnte zum Beispiel mehr Energie sein, besserer Schlaf, bessere Fitness, weniger Schmerzen, mehr Selbstvertrauen, ein stärkeres Gefühl der Selbstkontrolle, bessere Selbstwirksamkeit, die Überwindung langjähriger schlechter Gewohnheiten, mehr Achtsamkeit, weniger kognitive Verzerrung, Stärkung der Handlungsfähigkeit, ein aktiveres Sozialleben oder ein positiver Einfluss auf das Gesundheitsverhalten von Freunden und Familie. Hast du eine andere Einstellung als früher? Hat sich deine Sicht auf Gesundheit, Gewohnheitsbildung oder Verhaltensänderung gewandelt? Hast du mehr Vertrauen in dich selbst? Hörst du besser auf dein Gehirn, deinen Körper und deine Intuition, weil dir klar ist, dass du tief im Inneren weißt, was du brauchst?

Angesichts dieser vielen Fortschritte erscheint die Zahl auf der Waage ... gar nicht mehr so wichtig, zumindest in diesem Zusammenhang.

Wir hoffen, dass du dir etwas Zeit nimmst, um stolz auf deine Fortschritte zu sein, so groß oder klein sie auch sein mögen. Selbst wenn dieses Buch nur dazu beiträgt, dass du deine Einstellung änderst und sonst nichts, sind wir stolz auf dich!

Und jetzt haben wir noch eine Frage an dich: Wie geht es weiter?

Dein nächster Schritt

Nur weil du ein Ziel erreicht hast, heißt das noch lange nicht, dass es vorbei ist. Gesundheit ist eine Reise, die ein Leben lang weitergeht. Die meisten Menschen haben stets ein Ziel, auf das sie hinarbeiten, und wenn sie es erreicht haben (oder auch nicht), setzen sie sich ein neues, das zu der Stelle auf ihrem Weg passt, an der sie sich gerade befinden. Vielleicht hast du dein Wunschgewicht erreicht oder bist zum ersten Mal 5000 Meter gelaufen oder isst mittlerweile fast jeden Tag Gemüse. Vielleicht naschst du nicht mehr beim Fernsehen oder schläfst besser. Vielleicht hast du das Selbstvertrauen gewonnen, dich für einen neuen Job zu bewerben, neue Freundschaften zu schließen oder endlich ins Fitnessstudio zu gehen. Vielleicht schaust du jetzt optimistischer auf deine Gesundheit und deine Zukunft.

Was auch immer du geplant hast, was auch immer du versucht hast, was auch immer dein GG ist, du kannst jederzeit weitere Fortschritte machen, das ist das Schöne! Sind wir im Leben denn jemals »fertig«? Hoffentlich nicht, denn wie langweilig wäre das! Es gibt immer einen neuen Horizont, ein neues Abenteuer und einen Weg, glücklicher, gesünder und erfüllter zu werden. Vielleicht wirst du in Zukunft auf gewisse Dinge verzichten, zum Beispiel auf das tägliche Wiegen oder dein Ernährungstagebuch. Wenn du deine gesunden Gewohnheiten beibehalten kannst und ein Gewicht erreicht hast, mit dem du zufrieden bist, brauchst du diese Hilfsmittel möglicherweise nicht mehr. Deine Lebensweise entwickelt sich weiter.

Es kann aber auch sein, dass du die Tools magst und beibehalten möchtest. »Im Grunde ist es nicht so gedacht, dass du das, mit dem du dir im Laufe des Programms eine neue Lebensweise angeeignet hast, irgendwann aufgibst«, so Dr. Michaelides. »Es mag sein, dass du manches irgendwann nicht mehr brauchst, aber das Programm ist dafür konzipiert, dir ein besseres Bewusstsein für Lebensmittel und die Gefühle, die sie hervorrufen, zu verschaffen, und dir zu zeigen, wie du mit einfachen Denkansätzen die unterschiedlichen Bestandteile von Lebensmitteln entschlüsseln kannst. Das sind Lektionen fürs Leben.«

Vielleicht kommst du gut damit zurecht, dich regelmäßig zu wiegen oder deine Nahrung zu protokollieren, und es gehört jetzt für dich zum Leben dazu. Die Forschung zeigt, dass diese Techniken nicht nur beim Abnehmen helfen, sondern auch dabei, den Gewichtsverlust langfristig zu halten.[1] In diesem Fall gibt es keinen Grund, darauf zu verzichten. Es spricht nichts dagegen, deine Fortschritte weiterhin aufzuzeichnen – durchaus für immer! Einige Tools und Tricks sollen dir helfen, eine neue Bewusstseins- und Verhaltensstufe zu erreichen, wie Freunde, die in dein Leben kommen, dich verändern und dann wieder verschwinden. Andere können treue Begleiter werden, die so lange an deiner Seite sind, wie du sie brauchst. Du selbst kannst entscheiden, wie und wie lange du die Tools benutzen willst, die gut funktionieren.

Was also ist dein nächstes Ziel? Hakst du der Reihe nach die Unterziele ab, die dich zu deinem Superziel bringen, und machst zwar stetig Fortschritte, hast es aber noch nicht erreicht? Willst du dich noch ein bisschen besser ernähren? Noch ein bisschen weiter laufen? Noch fitter werden? Noch ein paar Pfund abnehmen? Noch besser mit Stress umgehen? Dann bleib auf Kurs – du bist jetzt erfahrener Noomer und schaffst das. Oder siehst du das Superziel mittlerweile im Rückspiegel und suchst nach einem neuen? Klasse! Dann bist du jetzt auch Profi im Ziel-Erreichen und weißt, wie man das macht.

Was wünscht du dir jetzt für dein Leben?

WAS IST DEIN »MOONSHOT«?

Was ist dein größter, tollster, verrücktester Traum? Was ist dein »Moonshot«? Der Begriff *Moonshot* wurde von Googles streng geheimer Forschungsabteilung geprägt, die Definition lautet dort: »Bestimmte Technologie, in die nur sehr wenige mutige Unternehmer investieren wollen, obwohl sie erhebliches Potenzial haben könnte.« Für uns bei Noom ist ein *Moonshot* ein Ziel, das du verfolgst und an das sich die meisten Menschen nicht heranwagen würden, obwohl es dir eine Menge Vorteile bringen könnte.

Was ist dein *Moonshot*? Auch wenn du meinst, dass du gar keinen hast, stellst du bei genauerem Nachdenken vielleicht fest, dass du doch einen findest, der ganz tief in deinem Gehirn versteckt ist, weil du ihn nicht für möglich gehalten hast. Doch du bewahrst ihn dort auf, weil er dir etwas bedeutet. Ein Teil von dir glaubt trotzdem, dass du es schaffen könntest. Irgendwann. Vielleicht.

Was wäre, wenn du es versuchen würdest? Denn selbst wenn du es nicht ganz schaffst, könntest du letztendlich etwas Erstaunliches erreichen, indem du es einfach versuchst. Vielleicht kennst du den Spruch: »Peile den Mond an. Selbst wenn du ihn verfehlst, landest du zwischen den Sternen.«

Wenn man etwas anstrebt, das unmöglich erscheint, lernt man oft viel über sich selbst, auch darüber, dass man sich oft selbst im Weg steht – aus Angst, aus Mangel an Selbstvertrauen oder weil man die eigenen Bedürfnisse stets zurückstellt. Aber wenn du deinen Traum hervorholst, abstaubst und trotz alledem den Mond anpeilst, merkst du vielleicht, dass du stärker, zäher und leistungsfähiger bist, als du glaubst.

Das GG im Wandel

Vielleicht stellst du fest, dass sich dein Großes Ganzes mittlerweile ein wenig verlagert oder sogar vollkommen verändert hat. Das ist ganz normal und natürlich. Es ist nur logisch, dass sich deine Ziele und Prioritäten weiterentwickeln, wenn du mehr lernst, mehr Selbstvertrauen gewinnst und bestimmte Gewohnheiten änderst. Wir möchten dich dazu ermutigen, dein GG regelmäßig unter die Lupe zu nehmen, damit es auf dem aktuellen Stand bleibt und zu den Veränderungen passt, die sich einstellen, während du an deiner Gesundheit arbeitest. In der App fordern wir die User sogar regelmäßig auf, das GG zu prüfen und zu aktualisieren. GG sollte immer motivierend sein, und wenn du das nicht mehr so empfindest, ist es vielleicht Zeit für eine Umstellung. Vielleicht sind die Dinge, die für dich früher Priorität hatten, jetzt nicht mehr so wichtig. Vielleicht hast du jetzt andere Prioritäten. Größere Prioritäten. Höhere Ambitionen.

Wenn du schon länger nicht mehr über dein GG nachgedacht hast, solltest du das jetzt tun. Du weißt ja:

GG = Superziel + dein ultimatives Warum + wie sich dein Leben verändern wird

Sobald du etwas im Sinn hast – einen Kandidaten für ein neues GG –, denke an dein ultimatives Warum. Du erinnerst dich sicher, dass wir dich aufgefordert haben, deine Motivation für dein Superziel auf den Prüfstand zu stellen, indem du immer wieder »Warum?« fragst, bis du zum wahren Kern, zum Innersten des Grunds, aus dem du dieses Superziel willst, vordringst. Gehe jetzt noch einmal so vor.

Vielleicht bist du bereit, einen weiteren großen Schritt in Bezug auf dein Essverhalten, deine Fitness, dein Gewicht, deinen Umgang mit Stress oder dein Selbstvertrauen zu tun. Oder du arbeitest an radikaler Selbstakzeptanz, an Achtsamkeit oder an etwas ganz anderem. Was auch immer es ist, frage dich: »Warum will ich das?« Dann frage erneut: »Warum?« Und dann noch einmal. Manchmal ist das Ziel an sich versteckt und steht in Wirklichkeit für viel mehr. So könnte das Streben nach einem normalen BMI in Wirklichkeit bedeuten, dass du dich in deinem Körper entspannt und wohlfühlen willst. Gesünder zu werden, könnte in Wirklichkeit bedeuten, dass du aufgrund einer familiären Vorbelastung eine bestimmte Krankheit vermeiden willst. Wenn du fit werden willst, damit du in eine Fußballmannschaft oder ein Tennisteam aufgenommen wirst, kann dahinter der Wunsch stecken, Gleichgesinnte zu finden.

Was ist dein tiefster, innigster Grund, weshalb du das willst? Wenn dir kein Grund einfällt, gibt es vielleicht ein anderes, wichtigeres, tieferes Superziel, für das du dich heute noch mehr begeisterst. Nimm dir Zeit. Etwas so Wichtiges wie GG verdient gründliche Überlegung und Prüfung.

Wenn du glaubst, dein Superziel und dein ultimatives Warum gefunden zu haben, nimm dir ein paar Augenblicke Zeit, um dir vorzustellen, wie sich dein Leben verändern wird, wenn du dein neues Großes Ganzes erreicht hast. Auch wenn du dir nicht sicher bist, lass deiner Fantasie freien Lauf. Wie *könnte* dein Leben aussehen? Worum soll es in deinem Leben gehen, jetzt, da du dich selbst besser kennst?

Wundere dich nicht, dass sich deine Ziele ändern, wenn du dich weiterentwickelst. Viele Menschen stellen fest, dass die Zahl auf der Waage nicht mehr so wichtig ist wie früher, sondern dass sie anderen Dingen, die ihnen mehr bedeuten, allmählich höhere Priorität geben. Das ist wunderbar! Die Noom-Techniken funktionieren bei jeder Lebensveränderung, nicht nur beim Abnehmen, nicht nur in Sachen Gesundheit. Allerdings bildet die Gesundheit die Basis für Zweck und Mission unseres Unternehmens. Wir wollen allen dabei helfen, die eigene Gesundheit besser in den Griff zu bekommen, denn seien wir ehrlich: Wenn man sich gesund und vital fühlt, wird alles andere leichter.

Aber vielleicht hast du das heute nicht vor. Vielleicht bist du heute noch mit diesem Buch beschäftigt, und das reicht dir. Das ist auch völlig in Ordnung. Wir finden es toll, hier mit dir zusammen zu sein! So oder so, wir möchten dir als kleines Abschiedsgeschenk ein paar weitere Gedanken, noch etwas Inspiration, eine Handvoll psychologische Tricks an die Hand geben, und noch dazu eine kräftige Affirmation:

Du bist *großartig*!

Wie sich das Gewicht dauerhaft halten lässt

Ob du noch auf dein gesundes Gewicht hinarbeitest oder dein Ziel erreicht hast – vielleicht fürchtest du mittlerweile, du könntest wieder zunehmen. Das ist eine berechtigte Sorge. Viele Menschen verlieren bei einer Diät Gewicht und nehmen dann wieder zu, wenn sie die Diät beenden.

Allerdings hast du keine Diät gemacht. Die gesunden

Strategien und psychologischen Tricks, die du hier gelernt hast, sind keine Diät, sondern Techniken zur Verhaltensänderung, also etwas, das du ein Leben lang anwenden kannst. Wir möchten, dass du isst, was dir schmeckt, und weißt, wie du für Balance sorgst. Ein Zurück würde lediglich die Rückkehr zu alten schlechten Gewohnheiten bedeuten, und warum solltest du das wollen? Bei der Noom-Methode geht es darum, die Veränderungen zu erreichen, die du in deinem Leben vornehmen wolltest. Das mag manchmal schwierig erscheinen, aber wenn du dir selbst das Geschenk einer gesunden Lebensweise gemacht hast, kann es dir niemand mehr wegnehmen.

»Ich kenne kaum jemanden, der sich in der ›Erhaltungsphase‹ sieht – das liegt nicht daran, dass die Leute ihre Ziele nicht erreicht haben, sondern daran, dass sie immer noch mehr wollen«, so Dr. Michaelides. »Meiner Ansicht nach ist es wichtig, dass man sich bestimmte Etappenziele setzt, an denen man innehalten und stolz auf das sein kann, was man erreicht hat. Es wird immer wieder neue Herausforderungen und neue Ziele geben. Dass man irgendwann perfekt ist und so bleiben kann, ist illusorisch, aber es lohnt sich auf jeden Fall, jede neue Fähigkeit, jede Steigerung der Selbstwirksamkeit und jeden kleinen Erfolg zu feiern.«

Doch ja, beim Abnehmen gibt es einige ernst zu nehmende physiologische Herausforderungen. Ganz gleich, wie lange du zum Abnehmen gebraucht hast (ob drei Monate oder drei Jahre), im Vergleich zum Rest deines Lebens ist das ein Fliegenschiss. Was also kannst du tun, wenn du ein Gewicht erreicht hast, mit dem du dich wohlfühlst? Wie kannst du es halten?

Du machst einfach weiter. Denn mit Noom warst du nie

auf Diät. Auch wenn du ein Ziel erreicht hast, bleibst du auf dem Weg, der dich dorthin geführt hat. Du behältst die gesunden Veränderungen bei und experimentierst weiter mit neuen Gewohnheiten, weil sie offensichtlich Wirkung zeigen.

Dein Körper erlebt beim Abnehmen viele komplexe Veränderungen, doch deine Lebensweise hat sich ebenfalls geändert. Es stimmt, dass dein Grundumsatz – also die Energiemenge, die du verbrauchst, wenn du einfach nur dasitzt und vor dich hinlebst – sinkt, wenn du abgenommen hast. Das liegt daran, dass der Körper weniger Energie braucht, wenn man weniger wiegt. Wenn du 5, 10 oder 25 Kilo abgenommen hast, kannst du nicht wieder so essen und leben wie mit deinem Ausgangsgewicht – dann würdest du letztendlich wieder zunehmen. Dein Körper nimmt Energie auf, verbraucht, was er benötigt, und speichert den Überschuss. Wenn du also mehr Energie zu dir nimmst, als du brauchst, wird diese als Fett gespeichert, sodass du zunimmst.

Vielleicht stellst du auch fest, dass du häufiger Hunger hast. Das liegt daran, dass Körper und Gehirn nach dem Abnehmen versuchen, den früheren Zustand wiederherzustellen, indem sie deine Hormone ein wenig ändern. Dein Körper weiß nicht, dass du mit Absicht abgenommen hast. Er (dein primitiver Körper) denkt, dass Hungersnot herrschte und du die Fettspeicher wieder nachfüllen musst. Deshalb reagiert er darauf, zumindest vorübergehend. Wenn man Gewicht verliert, steigt das Ghrelin (das Hungerhormon),[2] während das Leptin (das Sättigungshormon) sinkt.[3] Auch andere Hormone verändern sich ein wenig, ebenso wie das Belohnungssystem im Gehirn, das

Nahrungsmittel mit hoher Kaloriendichte noch attraktiver wirken lässt. Vielleicht merkst du auch, dass deine emotionale Kontrolle und deine Ernährungsentscheidungen nicht mehr so stark sind wie früher. Faktoren wie hoher Blutzuckerspiegel, Insulinresistenz und die Zusammensetzung des Mikrobioms können ebenfalls dazu beitragen, dass man das Zielgewicht schwer halten kann, obwohl sich all das durch das Abnehmen oft deutlich bessert.

Diese physiologischen Veränderungen haben vermutlich den größten Anteil daran, dass man nach dem Abnehmen oft wieder zunimmt. Das heißt aber nicht, dass es bei dir zwangsläufig so sein muss. »Allein das Wissen, dass dein Körper so auf Gewichtsverlust reagiert, gibt dir den Vorteil der Selbsterkenntnis«, erklärt Dr. Michaelides. »Dein Körper will wieder zunehmen, und du wirst wieder bestimmte Dinge tun wollen, die du früher getan hast, doch wenn du das weißt, kannst du Gegenmaßnahmen ergreifen und geeignete Tools und Strategien einsetzen. Du bist jetzt bestens gerüstet.«

Die weit verbreitete Meinung »Diäten funktionieren nicht« führt nur zu oft dazu, dass wir unsere Ziele aufgeben. Und ehrlich gesagt ist diese Ansicht wissenschaftlich bestätigt. Wer sich kurzfristig strenge Regeln auferlegt, schafft es meist nicht, diese Regeln dauerhaft einzuhalten oder das verlorene Gewicht zu halten. Andererseits konnten schon viele Menschen erfolgreich abnehmen und ihr Gewicht fünf Jahre oder noch länger halten – viele sogar ein Leben lang. Das *National Weight Control Register*, die »größte prospektive Untersuchung zur langfristigen erfolgreichen Aufrechterhaltung einer Gewichtsabnahme«,[4] erfasst Menschen, die erfolgreich abgenommen und ihr Gewicht gehalten haben. Diese Personen haben im Schnitt 30 Kilogramm abgenommen und dieses Gewicht fünfeinhalb Jahre lang gehalten, doch die individuellen Gewichtsverluste in diesem Register reichen von 13 bis 135 Kilogramm über einen Zeitraum von einem bis 66 Jahren. Manche haben schnell abgenommen, andere langsam.

Welches Geheimnis steckt dahinter? Nichts, was dich überraschen dürfte: Diese Leute haben keine »Diät« gemacht und keine »Diät« beendet. Sie haben ihr Leben umgestellt. 98 Prozent der Personen in dem Register stellten die Ernährung in irgendeiner Weise um, am häufigsten so, dass sie weniger Kalorien und Fett zu sich nahmen,[5] und 94 Prozent steigerten ihre körperliche Aktivität in irgendeiner Weise (die häufigste Form der Bewegung war Gehen). Außerdem setzten die meisten noch einige andere interessante neue Gewohnheiten konsequent um:

- 78 Prozent frühstücken jeden Tag.
- 75 Prozent wiegen sich mindestens einmal pro Woche.
- 62 Prozent sehen weniger als 10 Stunden pro Woche fern.
- 90 Prozent bewegen sich im Durchschnitt etwa eine Stunde pro Tag.

Mit anderen Worten: Um erfolgreich ihr Gewicht zu halten, setzen diese Leute auf genau die gesunden Gewohnheiten, mit denen sie abgenommen haben.

Diese Erkenntnis sowie die vielen, vielen Noom-Erfolgsgeschichten verraten uns, dass Veränderungen schwierig sind, aber nicht unmöglich! »Mit dem, was man im Leben am längsten getan hat, fühlt sich das Gehirn am wohlsten«, berichtet Dr. Michaelides. »Deshalb ist es sehr leicht, neu erlernte Fähigkeiten aufzugeben, selbst wenn sie helfen. Doch wenn man sich bestimmte Fähigkeiten erfolgreich angeeignet hat, wird es viel leichter, diesen Erfolg erneut zu definieren. Die Selbstwirksamkeit ist dann höher, denn die Pfade sind bereits im Gehirn angelegt.«

Dr. Michaelides sagt weiter, der beste Prädiktor für zukünftiges Verhalten sei das Verhalten in der Vergangenheit. Selbst wenn du ein paar Ausrutscher erlebst, kannst du also immer auf den Teil deines Gehirns zugreifen, der weiß, was zu tun ist, und dafür sorgen, dass es wieder aufwärts geht und der Ausrutscher kompensiert wird. »Wenn du dich dabei ertappst, dass du wieder das tust, was du früher getan hast, denke einfach daran, dass du jetzt diese neuen Fähigkeiten hast, und diese Fähigkeiten werden sich im Laufe der Zeit weiterentwickeln und wachsen. Du weißt jetzt, wie das geht!«, sagt er.

Dein neuer SOS-Plan

Du solltest also wissen, dass es nach einer Gewichtsabnahme bestimmte physiologische Hürden gibt, und darauf vorbereitet sein – dazu gehört, dass du einen geeigneten Plan hast. Deshalb haben wir einen weiteren psychologischen Trick für dich: den SOS-Plan für gesunde Gewohnheiten.

»Nach einem Gewichtsverlust oder einer anderen Veränderung, wie Sport, Unterstützung durch andere oder wöchentliches Wiegen, beginnt eine Übergangsphase. Du führst die neue Gewohnheit aus, aber du hast sie noch nicht so sehr verinnerlicht, dass sie automatisch abläuft«, erklärt Dr. Michaelides. »Selbst wenn das, was du jetzt tust, große Vorteile für dich hat, könnte es zu einem Rückfall kommen. Um das zu verhindern, kannst du einen SOS-Plan entwickeln, der dir signalisiert, wann du dich zusammenreißen musst.«

Ein sehr effektives Element eines solchen SOS-Plans besteht darin, dass man anderen gegenüber rechenschaftspflichtig bleibt. Nehmen wir das Beispiel von Dr. Michaelides, nämlich, dass du jemanden um Unterstützung bittest. Anfangs erkundigt ihr euch vielleicht täglich oder einmal pro Woche nach einander, oder ihr trainiert regelmäßig gemeinsam, aber dann hast du irgendwann so viel um die Ohren, dass du dich nicht mehr meldest. Das könnte ein Zeichen dafür sein, dass du Rückschritte machst. »Die Lösung«, so Dr. Michaelides, »besteht nicht unbedingt darin, dass du die andere Person anrufst. Vielleicht funktioniert das in deinem Leben nicht mehr. Mach dir stattdessen deutlich, was diese Person für dich bewirkt hat. Du warst ihr Rechenschaft schuldig. Dazu brauchen wir häufig andere Menschen, und wenn du dich bei dieser Person nicht mehr meldest, musst du keine Rechenschaft mehr ablegen, und das kann zu einem Ausrutscher führen. Folglich musst du vielleicht eine andere Methode der Rechenschaft finden.«

DESHALB SIND RECHENSCHAFTS-PARTNER SO WERTVOLL

Rechenschaftspartner zählen zu den stärksten Waffen gegen einen Rückfall beim Abnehmen oder nach einer schwierigen Verhaltensänderung. Das sind Menschen, die dich unterstützen, ermutigen, motivieren, dich an deine Ziele erinnern, mit dir überlegen, was du bei einem Rückfall tun kannst, und dir helfen, geeignete Maßnahmen zu ergreifen. Im Jahr 2018 wurden im Rahmen von Forschungen 704 Personen untersucht, die sich für ein 15-wöchiges Online-Programm zur Gewichtsabnahme angemeldet hatten.[6] Etwa 54 Prozent der Teilnehmer suchten sich einen Rechenschaftspartner, die anderen nicht. Diejenigen, die einen Partner hatten, verloren mehr Gewicht und Taillenumfang und konnten ihren BMI deutlicher reduzieren. In einigen Fällen handelte es sich dabei um Partner aus einer romantischen Beziehung, aber die Studie ergab, dass die Unterstützung durch Partner, mit denen die Testpersonen keine Beziehung führten, genauso gut wirkte. Offenbar kommt es auf die Rechenschaft an, nicht auf die Beziehung.

Ein Rechenschaftspartner sollte jemand sein:

- mit dem du oft zu tun hast, damit dieser Mensch merkt, wenn du Schwierigkeiten hast oder einen Rückschlag erlebst,
- der dich unterstützt, dein Bestes will und dich positiv beeinflusst,
- dem du vertraust, sodass du ihm gegenüber ehrlich und verletzlich sein kannst und weißt, dass er dir gegenüber freundlich und hilfsbereit sein wird.

Sinnvoll ist es auch, eine Methode parat zu haben, die dich daran erinnert, was du gelernt hast, um motiviert zu bleiben. Wenn du merkst, dass du wieder auf dem Weg zu einer unerwünschten Gewohnheit bist, führe dir vor Augen, weshalb du diese Gewohnheit ursprünglich geändert hast. Dr. Michaelides verdeutlicht das am Beispiel des gedankenlosen Essens: »Gehen wir davon aus, du willst nicht mehr gedankenlos essen, und zu deinen neuen Gewohnheiten gehört, dass du nicht mehr vor dem Fernseher isst. Du machst das jetzt schon eine ganze Weile und hast den Eindruck, dass es so bleiben wird. Dann jedoch wird dein Leben stressig, und du gehst wieder dazu über, vor dem Fernseher zu essen. Wenn du das bemerkst, solltest du versuchen, das Warum zu ermitteln. Erinnere dich an deine ursprüngliche Motivation. Es ist ein enormer Vorteil, dass du dich damit auseinandergesetzt hast, dass du die ursprüngliche Entscheidung aus einem bestimmten Grund getroffen hast und diesen Grund kennst, dass du weißt, welche Trigger dich dazu gebracht haben, vor dem Fernseher zu essen, und wie du das abgestellt hast. Auf all das kannst du zurückgreifen, um wieder das Verhalten zu zeigen, das du dir vorgenommen hattest.«

Erinnerst du dich an das »Wenn-dann«-Schema der Gewohnheitskopplung? Ein SOS-Plan für gesunde Gewohnheiten könnte auch darin bestehen, dass du eine »Wenn-dann«-Strategie für den Fall erstellst, dass du wieder in alte Muster zurückfällst. Der »Wenn-dann«-SOS-Plan zeigt dir, was du eigentlich tun willst und wie du vorgehst, wenn du das gewünschte Verhalten nicht mehr zeigst. Möglich wäre zum Beispiel:

- »Ich möchte weiterhin jeden Tag Gemüse zum Abendessen essen. *Wenn* ich aufhöre, Gemüse zu essen, *dann* werde ich stattdessen jeden Mittag einen großen Salat essen, oder ich werde verzehrfertiges Gemüse aus dem Supermarkt ausprobieren, damit ich es griffbereit habe, oder ich werde eine neue Gemüsesorte oder ein neues Rezept testen, das ich noch nicht kenne, um neuen Schwung zu bekommen. Ich rufe eine Freundin an, die sich in den nächsten Tagen nach mir erkundigen wird. Wenn ich das drei Tage hintereinander schaffe, bin ich wieder auf dem richtigen Weg.«

- »Ich möchte weiterhin jeden Abend nach dem Essen einen Spaziergang machen. *Wenn* ich aufhöre, nach dem Essen spazieren zu gehen, *dann* werde ich eine neue sportliche Betätigung ausprobieren, die anders und für mich interessanter ist, oder ich werde versuchen, mich im Tagesverlauf mehr zu bewegen, statt einen festen Termin zu machen. Ich belege und bezahle einen Yogakurs, damit ich der Kursleitung und den anderen Teilnehmern Rechenschaft schuldig bin. Wenn ich einen ganzen Kurs absolviert habe, weiß ich, dass ich mir erfolgreich eine neue Bewegungsgewohnheit angeeignet habe.«

- »Ich möchte weiterhin Atemübungen machen, wenn ich gestresst bin. *Wenn* ich aufhöre, bei Stress mit Atemübungen zu reagieren, *dann* werde ich versuchen, eine Yogahaltung einzunehmen, einen Spaziergang zu machen oder genau zu ermitteln, was mich stresst und ob ich das irgendwie ändern kann. Ich verabrede mich mit meinem Partner zu einem Anti-Stress-Spaziergang und bitte ihn, mich zur Rechenschaft zu ziehen. Oder ich suche mir einen Life-Coach, mit dem ich daran arbeite, meinem Stress auf den Grund zu gehen, und diesem Coach bin ich Rechenschaft schuldig, sodass ich mich um Stressbewältigung bemühe.«

Wenn du nur ein- oder zweimal eine Gewohnheit auslässt, musst du noch nicht auf deinen Plan zurückgreifen. Bessere Intuition und Auf-den-Körper-Hören bedeutet auch, dass die gesunden Gewohnheiten an manchen Tagen nicht stattfinden. Wenn dir ein starkes Gefühl sagt, dass Gemüse, ein Spaziergang oder irgendeine organisierte Form der Stressbewältigung heute für dich nicht infrage kommt, dann akzeptiere das. Du musst dich deswegen nicht verrückt machen.

Aber wenn du auch am nächsten Tag oder drei Tage in Folge darauf verzichtest, könnte es an der Zeit sein, der Sache auf den Grund zu gehen. Wie fühlst du dich? Woran könnte es liegen, dass du dein Verhalten vorübergehend geändert hast? Willst du die Gewohnheit immer noch umsetzen? Hast du sie schlicht vergessen, sodass du nur eine Erinnerung brauchst? Leidest du unter Schlafmangel, drängt ein Abgabetermin, bist du in einer Krise oder gibt es einen anderen Grund, weshalb du eine Pause brauchst? Oder ist dir die Gewohnheit zu langweilig, sodass du dir eine andere überlegen musst?

Wenn du erkennst, dass du die gesunde Gewohnheit, mit der du gut zurechtkamst, aus einem vorübergehenden Grund eingestellt hast, dann sei gnädig mit dir und überlege, wie du wieder damit anfangen kannst. Gib den Maßnahmen Vorrang, die dazu führen werden, dass du nach deinem Abgabetermin, nach der Krise oder dergleichen wieder gut schlafen kannst. Wenn deine Gewohnheit jedoch nicht mehr funktioniert, solltest du deinen SOS-Plan für gesunde Gewohnheiten anwenden und etwas ändern. Manchmal reicht eine Veränderung, damit du wieder motiviert bist.

Wenn du lieber intuitiver und weniger strukturiert vorgehst, kannst du dir auch ein paar Minuten Zeit nehmen, um dich wirklich auf deinen Körper einzulassen. Denke daran, wie du dich gefühlt hast, als du die gesunden Gewohnheiten ausgeübt hast. Erinnerst du dich, wie leicht, energiegeladen und positiv du dich fühltest? Nun mach dir deutlich, wie sich dein Körper im Augenblick fühlt. Wenn du dich weniger gut fühlst, kann das ein Ansporn sein, wieder das zu tun, bei dem es dir so gut ging.

Tipps zum nachhaltigen Abnehmen

Zusätzlich zu den vielen Tricks, die du bereits kennst, findest du hier eine Liste mit konkreten Verhaltensweisen, die sich nach wissenschaftlichen Erkenntnissen wirklich darauf auswirken, ob man sein Gewicht hält oder nicht. Die Forschung zeigt, dass du erheblich bessere Chancen hast, dein Gewicht auf Dauer zu senken, wenn du diese Maßnahmen langfristig beibehältst:

- **Dauerhaft ungefähr so viele Kalorien konsumieren wie beim Abnehmen.** Du weißt ja, dass dein Stoffwechsel sich auf das geringere Gewicht eingestellt hat und dein Körper nicht mehr so viel Energie benötigt. Viele

Menschen stellen jedoch fest, dass sie ihr Gewicht auch dann halten können, wenn sie ein paar sorgfältig ausgewählte Extrakalorien zu sich nehmen.

- **Viel Gemüse und Obst essen.** Diese Kraftpakete mit geringer Kaloriendichte sorgen dafür, dass du immer satt und zufrieden bist.

- **Konsequent auf die Portionsgröße achten.** Die Portionskontrolle trägt entscheidend dazu bei, dass man dauerhaft weniger Kalorien zu sich nimmt und dabei trotzdem satt wird. Studien zufolge gelingt es am besten, über längere Zeit erfolgreich ein reduziertes Gewicht beizubehalten, wenn Portionsgröße und Ernährungsgewohnheiten fast jeden Tag gleich sind (und man sich beispielsweise nicht das ganze Wochenende lang vollstopft).

- **Im Voraus für Wochenenden, Ferien, Feiertage und besondere Ereignisse planen.** Es ist schön, wenn man diese Anlässe genießen kann, und das sollst du auch! Ein Plan kann jedoch dabei helfen, dass du maßvoll genießt und nicht aus der Bahn geworfen wirst.

- **Möglichst naturbelassene Vollwertkost wählen.** Industriell verarbeitete Lebensmittel machen immer süchtig, weil sie viel Salz, Zucker und ungesunde Fette enthalten. Vollwertiges Essen wird deine Geschmacksknospen wirklich verändern und bewirken, dass dir echtes Essen besser schmeckt als Pseudo-Nahrung.

- **Sich auch mal etwas gönnen.** Zwar ist es für den langfristigen Erfolg wichtig, industriell verarbeitete Nahrungsmittel zu meiden und sich am Wochenende nicht vollzustopfen, doch es gehört auch dazu, dass man sich manchmal etwas gönnt. Gesunde Ernährung hat nichts mit Verzicht zu tun, sondern mit Maßhalten. Einmal in der Woche ein Stück Kuchen oder jeden Nachmittag ein Stückchen dunkle Schokolade kann durchaus Teil einer gesunden Ernährung und Lebensweise sein – und wenn dich das glücklich macht, sind wir uneingeschränkt dafür. Mit positiver Verstärkung bleibst du am Ball!

- **Den ganzen Tag in Bewegung bleiben.** Du musst nicht jeden Tag eine Stunde im Fitnessstudio verbringen, aber wer erfolgreich abgenommen hat, verbrennt in der Regel etwa 300 bis 400 Kalorien pro Tag durch körperliche Aktivität. Das entspricht etwa einer Stunde zügigen Gehens oder 30 Minuten intensiverer Aktivität wie Laufen oder HIIT. Geh zu Fuß, wenn es möglich ist, nutze einen Stehschreibtisch, fahr mit dem Fahrrad zur Arbeit oder steh einfach mindestens einmal pro Stunde auf und gehe etwas umher. Das macht wirklich etwas aus.

- **Die Muskelkraft trainieren.** Das wirkt nicht nur einem Muskelabbau beim Abnehmen entgegen, sondern die höhere Muskelmasse kann auch den Grundumsatz erhöhen und so in gewissem Maße ausgleichen, dass der Stoffwechsel beim Abnehmen zurückgeht.

- **Immer wieder überschaubare, kurzfristige Ziele setzen.** Dein Selbstvertrauen wird gestärkt, wenn du kurzfristige Ziele erreichst. So kannst du nach und nach große Veränderungen bewirken. Du kennst sicher den Spruch: Auch die längste Reise beginnt mit dem ersten Schritt. Und du kommst Schritt für Schritt deinem Ziel näher.

- **Vorausschauend planen.** Wenn du die Zukunft im Auge behältst, kannst du verhindern, dass du mit der Zeit wieder zunimmst. Falls dir auffällt, dass dein Gewicht nach oben geht, kannst du das kritisch prüfen. Hast du ein Verhalten geändert, mit dem du Erfolg hattest? Könntest du in den nächsten Wochen kleinere Portionen zu dir nehmen? Könntest du dich etwas mehr bewegen? Oder vielleicht musst du einfach nur deine normale Routine aufleben lassen und dafür sorgen, dass es dir wieder Freude macht, für dich zu sorgen, weil du wieder merkst, wie sich das anfühlt.

- **Erfolge feiern.** Wirf ab und zu einen Blick zurück. Denke darüber nach, was du schon geschafft hast, und feiere die Meilensteine, auch die kleinen. Das sorgt entscheidend dafür, dass man am Ball bleibt!

- **GG im Hinterkopf behalten.** So weißt du auch bei Schwierigkeiten jederzeit, warum du tust, was du tust. Und scheue dich nicht, dein GG zu hinterfragen und zu ändern.

DEIN MANTRA

Manchmal lässt sich mit einer ganz simplen Strategie erreichen, dass du im Handumdrehen wieder auf den richtigen Weg kommst und ruhiger und positiver wirst – zum Beispiel mit einem Mantra, das du bei Stress oder negativer Stimmung vor dich hin sagst. Dein Mantra kann sich ändern, aber such dir jetzt eines aus, das du ausprobieren willst. Was spricht dich heute an?

- Ich bin stark und klug und kann mich ändern.
- Ich habe die Kontrolle über mein Leben.
- Ich gestalte meine eigene Realität.
- Ich kann meine Ziele erreichen.
- Ich habe es verdient, gesund und glücklich zu sein.
- Ich möchte in jeder Situation eine Chance sehen.
- Ich tue jeden Tag etwas für meine Gesundheit.
- Ich werde jeden Tag stärker.
- Ich habe volles Vertrauen in mich selbst.
- Ich schaffe das!
- Ich werde schwierige Dinge künftig mit anderen Augen sehen.
- Ich werde mich von einem Rückschlag nicht bremsen lassen.
- Ich werde meine innere Kraft einsetzen.
- Jeden Tag komme ich einer strahlenden Gesundheit näher.

Und zu guter Letzt denke immer daran, wie wichtig es ist, Unterstützung in Form von Rechenschaftspflicht, Motivation, Inspiration und Ratschlägen zu bekommen. Ein starkes Unterstützungssystem gibt dir die Möglichkeit, über deine Erfahrungen und Gefühle zu sprechen. Du kannst dir dort Rat holen, und ein Unterstützungssystem – sei es ein Freund oder eine Freundin, ein Coach oder eine Support-Gruppe – kann dir weiterhelfen, dich anfeuern, eigene Erfahrungen mit dir teilen und deine Entscheidungen unterstützen. Rechenschaft ist das Maß aller Dinge, wenn du jemanden brauchst, der sagt: »Hey, wo warst du heute? Wir haben dich beim Walking-Treff vermisst«, oder: »Hier ein Bild von dem gesunden Abendessen, das ich gerade gekocht habe. Schick mir deins!«

♦

Wir hoffen, dass du voller Zuversicht bist, wenn sich unsere Wege trennen. Dass du dich gerüstet fühlst. Dass du dich bereit fühlst. Und dass du gewillt bist, den Mond anzupeilen, dich immer ein wenig aus deinem Wohlfühlbereich hervorzuwagen und uneingeschränkt und frei so zu leben, wie du bist, und dich stetig und voller Selbstwirksamkeit auf die Version deiner Selbst zubewegst, zu der du tief in deinem Innern schon immer bestimmt warst.

Wir werden am Spielfeldrand stehen und dich anfeuern. Und wenn du es nicht ganz bis dorthin schaffst, wo du hinwolltest? Dann schau dir trotzdem an, wie weit du gekommen bist! Das Wichtigste, das Dr. Michaelides dir mit auf den Weg geben möchte, ist eine andere Sicht auf das »Scheitern«. »Scheitern ist lediglich eine Chance zum

Lernen«, sagt er. »Wer nicht scheitert, lernt nichts. Das sollte man unbedingt verinnerlichen. Denn was auch immer man im Leben tut, es gibt immer Höhen und Tiefen, und manchmal läuft etwas nicht so, wie man es sich vorgestellt hat. Wenn du dein Verhältnis zum ›Scheitern‹ neu definieren kannst und Misserfolge als Chancen zum Lernen siehst, dann würde ich dein angebliches Scheitern als Erfolg betrachten.«

Ganz gleich, was passiert, solange du dich auf den Weg machst, wirst du etwas Neues erreichen. Du wirst Erfahrung, Wissen und Weisheit gewinnen. Das ist Fortschritt. Manchmal wirst du deinen Kurs ändern. Manchmal wirst du feststellen, dass das, was du vermeintlich wolltest, gar nicht das ist, was du wirklich willst. Aber wenn du es nie versuchst, wirst du nie erfahren, was du erreichen kannst – und damit entgeht dir die Chance herauszufinden, was dir wirklich wichtiger ist als das Ziel, das du anfangs verfolgt hast. Wenn dein Ziel dich ausbrennt oder zu viel ist, dann ist das auch eine wichtige Erkenntnis.

Ob es also darum geht, dich endlich unbeschwert zu ernähren, fitter zu werden, als du dir je erhofft hast, jeden Tag achtsamer zu leben, dich selbst radikal so zu akzeptieren, wie du bist, innerlich ruhig zu werden, wahre Liebe zu finden oder die Welt mit deinen Gaben zu verändern – dort draußen wartet dein entsprechendes Ich.

Und jetzt weißt du, wie du es erreichst.

Dein Noom-Tag

Bist du bereit für einen Noom-Tag? Aber Moment mal – was *ist* ein Noom-Tag überhaupt?

Für uns ist ein Noom-Tag ein Tag, den *du* gestaltest, voller bewusster Entscheidungen, guter Gefühle und positiver Verstärkung. So ein Noom-Tag kann allerdings ganz unterschiedlich aussehen, und dein Tag ist vermutlich so einzigartig, wie du es bist. Wir werden keinesfalls behaupten, dass wir wissen, wie du deine Zeit verbringst.

Was, du willst es genauer? Kein Problem! Hier ein Beispiel für einen Noom-Tag, wie wir ihn uns vorstellen. Das ist jedoch nur ein Beispiel, und wenn dein Tag ganz anders aussieht, wirst du den Ablauf sicherlich so abändern können, wie es für dich passt. Schau dir unsere Anregungen an und überlege dann, wie ein Noom-Tag bei *dir* aussehen könnte (du kannst gern alles aus der Liste übernehmen, was dir gefällt – was unser ist, ist auch dein!):

- **Du wachst auf.** Streckst dich. Lächelst. Denkst an etwas, das dir an dir gefällt. Denkst an dein GG. Vielleicht probierst du eine positive Affirmation. Unser Vorschlag: »Ich werde einen fantastischen Tag haben!«
- **Du schlurfst ins Badezimmer.** Hier streckst du dich nochmal und benutzt die Toilette.

- **Du wiegst dich, wenn das dein Ding ist.** Dir ist klar, dass die angezeigte Zahl (ob sie nun ein »Hurra!« oder ein »Buh!« auslöst) nur eine Information ist, kein Urteil über dich. Dein Badezimmer ist eine urteilsfreie Zone!
- **Du nimmst dir ein paar Minuten Zeit für Noom.** Du machst es dir mit einem Glas Wasser (oder Tee oder Kaffee) gemütlich und gehst deine Noom-Lektionen für den Tag durch. Das dauert nicht lange und ist so inspirierend!
- **Du begibst dich in die Küche.** Du bist motiviert. Du überlegst genau, wie hungrig du bist, während du dir ein Glas Wasser einschenkst und trinkst (oder das bereits angefangene leerst). Was und wie viel möchtest du frühstücken?
- **Du ergänzt ein weiteres Nahrungsmittel.** Zu dem, was du frühstücken willst, suchst du dir noch etwas mit hoher Nährstoffdichte oder wenigen Kalorien aus (zum Beispiel ein Stück Obst). Wie wäre es mit ein paar Beeren oder einem Apfel für unterwegs?
- **Du notierst, was du gegessen hast.** Schau nur, so viel Gemüse und Obst! Und noch viele andere gute Entscheidungen. Daumen hoch!
- **Du machst Sport und/oder gehst duschen.** Sofern du das gern morgens tust. So belebend!
- **Du ziehst dich an.** Du sagst dir, wie gut du heute aussiehst. Bislang läuft alles optimal!
- **Du packst dir dein Mittagessen ein.** Natürlich nur, wenn du das üblicherweise tust. Du legst noch ein oder zwei Stück Gemüse in die Lunchbox, weil du gerade dabei bist. Wie wäre es mit einer Handvoll Blattgemüse als Beilage zum Sandwich? Ein paar Selleriestangen mit Hummus dazu? Vielleicht ein paar Kirschtomaten? Nimm

auch einen oder zwei Snacks mit, wenn du meinst, dass du sie gebrauchen könntest. Eine Orange, einen Pfirsich, ein paar Weintrauben oder vielleicht ein paar Nüsse oder Studentenfutter?

- **Du begibst dich zum Arbeitsplatz (auch wenn es nur im Homeoffice ist).** Unterwegs oder direkt nach der Ankunft trinkst du noch etwas Wasser. Du erfreust dich daran, wie schön deine Wasserflasche ist. Oder, wenn sie dir nicht gefällt, überlegst du, womit du dir eine schönere verdienen könntest. Ehe du ins Büro gehst (oder in das Zimmer, in dem dein Computer steht), trägst du ein, wie viel Wasser du schon getrunken hast.
- **Du machst das, was du so gut kannst.** (Du weißt schon ... arbeiten.) Dafür wirst du bezahlt! Dabei trinkst du immer wieder einen Schluck Wasser, damit dein Gehirn besser arbeitet.
- **Versuchungsgefahr!** Jemand hat Krapfen, einen Geburtstagskuchen oder Kekse mitgebracht, oder du kommst irgendwann an der Süßigkeitenschale vorbei. Zeit für einen Psychotrick! Kannst du zwei Bissen genießen und es dabei belassen? Übe Exposition (Erinnerst du dich? Das ist der psychologische Trick, bei dem man sich schwierigen Situationen aussetzt) und versuche, die Süßigkeit zu registrieren, aber nicht zu essen, weil du sie wirklich nicht willst und sie heute nicht in dein Budget passt. Oder stellst du fest, dass der Griff zu ungesunden Leckereien eine Gewohnheit ist? Wirst du entscheiden, diese Gewohnheit heute nicht zu zeigen? Iss stattdessen den geplanten Vormittagssnack – wenn du ihn brauchst.
- **Du denkst an dein Ernährungstagebuch!** Wenn du

dich doch für den Snack entscheidest, vergisst du nicht, ihn einzutragen.

- **Du trinkst!** Du schlürfst weiter dein erfrischendes Wasser.
- **Du machst Mittagspause.** Du genießt dein appetitlich verpacktes Mittagessen oder besorgst dir bei der Arbeit etwas zu essen. Dabei überlegst du genau, wie hungrig du bist. Was klingt gut? Du entscheidest bewusst, was du dir aussuchst und welche Nahrungsmittel mit hoher Kaloriendichte nur das Sahnehäubchen sind (im wahrsten Sinne des Wortes, denn ein Sahnehäubchen ist natürlich sehr kalorienhaltig). Dann *hörst du um Himmels willen kurz auf zu arbeiten!* Du nimmst dein Essen richtig wahr. Du isst langsam, lässt es dir schmecken, kaust gründlich und genießt deine Mahlzeit und wie du dich dank deiner gesunden Entscheidungen fühlst.
- **Du trägst die Mahlzeit ein.** In den letzten zwei Minuten deiner Mittagspause notierst du, was du gegessen hast. Sieht gut aus – vom Kalorienbudget ist noch reichlich übrig.
- **Du arbeitest weiter (wenn das auf dem Plan steht).** Im Ernst, du machst das wirklich super! Du verdienst eine Gehaltserhöhung. Oder eine Beförderung.
- **Achtung, das Nachmittagstief droht.** Fühlst du dich schläfrig? Gelangweilt? Oder hast du einfach nur Hunger? Du nimmst dir einen Moment Zeit, um deine Gefühle zu registrieren. Vielleicht brauchst du einen Snack, vielleicht musst du aber auch nur deine Wasserflasche auffüllen oder eine Toilettenpause einlegen. Du entscheidest – und ja, du entscheidest wirklich selbst (der Verkaufsautomat hat dir nichts zu sagen).

- **Du fährst nach Hause, mit Zwischenstopp im Fitnessstudio (wenn das dein Ding ist).** Ist es nicht ein Glück, dass du deine Sporttasche im Auto hast? Vielleicht machst du auch einen Spaziergang, weil so schönes Wetter ist, oder Yoga, weil du dabei so gut entspannen kannst. Ein. Tolles. Gefühl.
- **Endlich zu Hause!** Aber… achtsamer Augenblick! Bist du hungrig? Gestresst? Erleichtert? Ängstlich? Du achtest genau auf deine Gefühle, vor allem, wenn sie dich dazu verleiten könnten, schon vor dem Kochen so viel zu essen (oder zu trinken), wie du für das ganze Abendessen vorgesehen hast. Willst du das wirklich, oder macht dir eine kognitive Verzerrung weis, dass Essen dich beruhigen wird oder dass du es dir nach dem harten Arbeitstag »verdient« hast? (Wir sind auch der Meinung, dass du etwas Tolles verdient hast … aber dass du dich vollstopfst, ist vielleicht gar nicht so toll, wenn du genauer darüber nachdenkst.)
- **Was gibt es zum Abendessen?** Etwas Grünes? Wunderbar. Was könnte dir sonst noch schmecken? Stell dir eine Mahlzeit zusammen. Das solltest du genießen – Kochen macht Spaß! (Wenn du das oft genug sagst, glaubst du es vielleicht allmählich. »Kochen macht Spaß.« »Kochen macht Spaß.«)
- **Essen ist fertig!** Du achtest auf deine Essumgebung. Wie wäre es, wenn du heute Abend tatsächlich am Tisch isst und nicht vor dem Fernseher? Das wäre vielleicht schön. Aber nur keinen Stress. Manchmal passt ein gesundes, sättigendes Abendessen perfekt zu einem guten Film.
- **Etwas Süßes?** Ist heute ein Tag, an dem du nach dem Essen etwas Süßes essen solltest, oder nicht? Lässt dein Kalorienbudget das zu, oder hast du für heute schon ge-

nug gegessen? Du überlegst, ob eine Süßigkeit oder ein Snack nach dem Essen in deinen Plan und zu einem ausgewogenen Tag passt oder ob du eigentlich zufrieden bist und das nicht brauchst.

- **Du trägst dein Essen ein.** Nach dem Abendessen hältst du fest, was du gegessen hast, einschließlich eventueller Nachmittags-Snacks oder Desserts. Hast du dein Kalorienbudget eingehalten? Wenn ja, sehr gut! Wenn nein, nimm es dir nicht übel. Überlege einfach, wieso das so ist. Ist dein Budget zu knapp bemessen? Oder hast du mehr gegessen, als du eigentlich wolltest? Wenn ja, führst du dir vor Augen, in welcher Situation das passiert ist. Gab es im Laufe des Tages einen Punkt, an dem du von deinen Zielen abgewichen bist? Und warum? Du bist neugierig, nicht kritisch. Das sind Informationen, die du morgen nutzen kannst.
- **Zeit für Entspannung!** Wie schön, nach einem anstrengenden Tag zur Ruhe zu kommen. Vielleicht drehst du mit dem Hund eine Runde durch die Nachbarschaft, oder du dimmst das Licht und entspannst dich mit einem guten Buch oder einem ruhigen Gespräch. Oder vielleicht ist heute Spieleabend mit der Familie.
- **Ein Bad wäre vielleicht schön (wenn du möchtest, genau jetzt).** Mit Kerzen! Oder bist du eher der Dusch-Typ? Wie wäre es mit ein paar Minuten Meditation? Om ... Du bist *so* Zen.
- **Du machst ein paar wohltuende Dehnübungen (ein gutes Gefühl, ehe du ins Bett kriechst).** Zum Schlafen, versteht sich. Oder ... vielleicht hast du erst noch romantische Aktivitäten im Sinn. (Es hat durchaus Vorteile, wenn man früh ins Bett geht.)

- **Du denkst daran, wie toll du bist (während du einschlummerst).** Du merkst, wie stark du dich fühlst und wie gut du heute für dich gesorgt hast. Niemand ist perfekt, und vielleicht denkst du auch darüber nach, was du hättest besser machen können, aber das ist ebenfalls in Ordnung. Du weißt ja: Kein Scheitern, nur Lernen! Die Wahrheit lautet nämlich, dass du super bist und dich wie ein Ninja an das GG heranschleichst.
- **Gute Nacht.** Und bis morgen früh!

Wenn du dir mehr Noom in deinem Leben wünschst, mit täglichen unterhaltsamen Lektionen, persönlichen Coaches, inspirierender Gruppenunterstützung und technischen Hilfsmitteln zur Zielsetzung, zur Protokollierung von Mahlzeiten, Wasserkonsum, Aktivitäten und vielem anderem mehr, dann möchten wir dich offiziell zu unserer Noom-App einladen. Dort erwarten dich Inspiration, Motivation, Gemeinschaft und persönliche Anleitung von deinem ganz persönlichen, auf Ziele spezialisierten Coach. Wir glauben, dass du dich hier sehr wohlfühlen wirst!

Wenn es dir vor allem um Stressabbau und die geistige Gesundheit geht, probiere am besten *Noom Mood,* unsere Stressmanagement-App. In über zehn Jahren konnten wir Millionen von Menschen dabei helfen, ihre gesundheitlichen Ziele zu erreichen, von der Gewichtsabnahme bis zum Umgang mit Diabetes. Jetzt wollen wir auch dich bei der Stressbewältigung unterstützen. Der Umgang mit täglichem Stress ist eine Reise, und der erste Schritt ist oft der schwierigste. Deshalb sind wir hier, um dich Schritt für Schritt zum mentalen Wohlbefinden zu führen und dir dabei zu helfen, die Techniken, das emotionale Bewusstsein und die Resilienz zu entwickeln, mit denen du Stress reduzieren und ein glücklicheres Leben führen kannst. Wir liefern dir das Wissen und die Unterstützung, die du brauchst, um dich für alles, was dich erwartet, gewappnet zu fühlen.

Auf der *Noom-Mindset*-Website www.noom.com kannst du dich für ein kostenloses zweiwöchiges Probeabo von Noom oder Noom Mood anmelden.

Bitte beachte, dass du wie bei anderen kostenpflichtigen Apps vor Ablauf der kostenlosen Probephase kündigen musst, damit dir keine Kosten entstehen.

Noom-Glossar

Du bist dir nicht mehr ganz sicher, was ein Wort oder Begriff bedeutet? Hier findest du eine praktische Übersicht mit dem Vokabular, das wir in diesem Buch verwenden.

Abstieg: Die erste Stufe in Phase 2 des Noom-Motivationsmodells, die auf den Gipfelpunkt folgt und in der die Verhaltensänderung immer schwieriger wirkt. Plötzlich wird dir klar, dass du weiter fleißig auf dein Ziel hinarbeiten musst, auch wenn dir nicht danach ist. Dein aufregendes Ziel erscheint dir nicht mehr so leicht zu erreichen.

Achtsame Augenblicke: Momente, in denen man innehält und nur im Hier und Jetzt ist; die Gelegenheit, im Laufe des Tages die eigenen Gedanken und Gefühle zu registrieren.

Achtsame Bewegung: Bewusste Bewegung, zum Beispiel, indem man die Empfindungen registriert, die sich beim Sport einstellen.

Achtsames Essen: Ganz bewusstes Essen, bei dem man auf den Vorgang und die Wahrnehmungen achtet.

Adrenalin: Ein in den Nebennieren produziertes Neurohormon, das eng mit der Stressreaktion verknüpft ist, das sympathische Nervensystem des Körpers stimuliert und die Kampf-oder-Flucht-Reaktion aktiviert, damit der Körper für einen Notfall gewappnet ist. Identisch mit *Epinephrin.*

Affirmation: Ein psychologischer Trick, bei dem negative Gedanken umgekehrt und in positive, motivierende Gedanken verwandelt werden. So könnte man beispielsweise feststellen, dass man denkt: »Ich werde das nicht schaffen«, und sich versichern: »Ich *kann* das schaffen!«

Akzeptanz- und Commitmenttherapie (ACT): Eine aktuelle Variante der Psychotherapie, die aus der kognitiven Verhaltenstherapie (KVT) und der dialektisch-behavioralen Therapie (DBT) hervorgegangen ist. ACT will erreichen, dass man die Berechtigung seiner emotionalen Reaktionen anerkennt und diese akzeptiert, statt sie zu verleugnen oder zu unterdrücken.

Alles-oder-nichts-Denken: Eine weit verbreitete Form der kognitiven Verzerrung, bei der man nur Extreme sieht, keinen Mittelweg und keine Abstufungen. Zum Beispiel: »Zucker ist immer schlecht.« »Ich werde nie gesund werden.« »Ich habe das Training geschwänzt, deshalb habe ich versagt.«

Autonome Motivation: Motivation, die entsteht, weil man meint, dass eine Verhaltensweise oder eine Handlung sich lohnt, weil sie den eigenen Werten und Überzeugungen entspricht.

Beobachter: Der Teil von dir, der deine Gedanken und Gefühle beobachtet, statt sich mit ihnen zu identifizieren oder sich von ihnen mitreißen zu lassen. Der Beobachter steckt immer in dir und wird manchmal auch als *höheres Selbst* bezeichnet.

Bewegte Meditation: Meditieren beim Gehen oder bei sportlicher Betätigung. Traditionell geht man bei der bewegten Meditation langsam und bedächtig im Kreis, doch sie ist überall möglich, etwa bei einem Spaziergang durch die Natur oder auch bei strukturierteren Bewegungen wie Gewichttraining.

BMI (Body Mass Index): Eine anhand von Größe und Gewicht ermittelte Zahl, die häufig zur Einteilung in die Kategorien

Untergewicht, Normalgewicht, Übergewicht und Fettleibigkeit herangezogen wird.

Bewusstes Entkoppeln: Gezielte Trennung von Handlung und Motivation, damit man neue Gesundheitsgewohnheiten auch dann beibehält, wenn die Motivation nachlässt. (Bitte beachte, dass das kein psychologischer Fachbegriff ist.)

Construal Level Theory (CLT): Eine Theorie, nach der man Gewohnheiten, die man abstellen möchte, besser vermeidet, wenn man sich das große Ganze, das »Warum« hinter einem Verhalten vor Augen führt und sich nicht mit den genauen Einzelheiten der aktuellen Situation befasst. So kann es motivierender und zielführender sein, wenn du nicht an die Kekse vor dir auf dem Teller denkst, sondern daran, dass du gesund leben willst, um Diabetes zu vermeiden, und dass schon viele deiner Angehörigen an dieser Krankheit erkrankt sind.

Cortisol: Ein Hormon, das bei Stress in den Nebennieren freigesetzt wird, wenn der Körper den »Kampf-oder-Flucht«-Modus oder das sympathische Nervensystem aktiviert.

Decentering: Eine psychologische Technik aus dem Bereich der Metakognition, bei der starke Gefühle (zum Beispiel Heißhunger) als etwas wahrgenommen werden, das sich außerhalb des Ichs befindet. Das Gefühl hat dann keine Macht über dich, weil du dich nicht mehr mit ihm identifizierst.

Dialektisch-behaviorale Therapie (DBT): Die DBT ist eine Form der Psychotherapie, die aus der kognitiven Verhaltenstherapie (KVT) hervorgegangen ist und sich darauf konzentriert, Resilienz gegenüber Stress zu fördern, die Steuerung der Emotionen zu lernen und Selbstwirksamkeit zu stärken, indem man die eigenen Gefühle nicht unterdrückt, sondern anerkennt, dass sie berechtigt sind. Ursprünglich wurde die DBT bei traumatisierten Menschen eingesetzt, zum Beispiel bei posttraumatischen

Belastungsstörungen, doch sie trägt in vielen unterschiedlichen Situationen dazu bei, besser mit problematischen Verhaltensweisen und belastenden Emotionen zurechtzukommen.

Diathese-Stress-Modell: Eine Theorie, nach der für gesundheitliche Probleme zwei Faktoren verantwortlich sind, nämlich die genetische Veranlagung für das jeweilige Problem und der Stress, der das Problem überhaupt erst entstehen lässt.

Diätkultur: Eine Kultur, bei der gewisse Körper- und Schönheitsnormen sowie Ernährungsvorschriften und vermeintliche Gesundheitsregeln im Mittelpunkt stehen. Mit diesem Begriff meint man oft die Vorstellung, dass man sich nach den aktuellen Normen für Schlankheit und Attraktivität richten sollte.

Dopamin: Ein Hormon, das die Stimmung hebt, Glücksgefühle verstärkt und das Stressempfinden reduziert. Es wird auch als Reaktion auf angenehme Dinge ausgeschüttet und kann deshalb zur Sucht führen, zum Beispiel, wenn man bei jedem »Like« auf sozialen Medien oder bei jedem Stück Schokolade einen Dopaminstoß bekommt und dieses angenehme Gefühl immer wieder erleben möchte.

Dynamisches Selbstbild: Die Auffassung, dass deine Fähigkeiten steigen werden, wenn du dich anstrengst, und dass du dich ändern kannst. Das Gegenteil ist das *statische Selbstbild.*

EMOTE (Explore, Meditate, Observe, Talk/Text, Exercise – Erkunden, Meditieren, Beobachten, Reden/Textnachrichten schreiben und Bewegen): Die fünf Maßnahmen, die Noom empfiehlt, wenn man dazu neigt, starke Gefühle mit Essen zu unterdrücken. Diese Strategien sind gut geeignet, wenn du noch nicht ganz bereit bist, dich direkt mit deinen Gefühlen auseinanderzusetzen.

Emotionales Essen: Essen als Reaktion auf starke Gefühle und nicht aus Hunger, mit dem Ziel, sich selbst zu beruhigen.

Entscheidungsmüdigkeit: Dieser Begriff beschreibt das Phänomen, dass dir das Entscheiden schwerer fällt, wenn du schon den ganzen Tag Entscheidungen getroffen hast. Dazu kommt es, wenn die exekutiven Funktionen erschöpft sind.

Ernährungskultur: Das Ernährungsumfeld, in dem wir leben – aktuell meint man damit die Kultur, die industriell verarbeitetes Junkfood als lohnend empfindet und den Konsum fördert.

Euphorie: Die erste Stufe in Phase 1 des Noom-Motivationsmodells, in der du dir vornimmst, etwas zu ändern oder zu erreichen. Du überlegst, wie du anfängst, und machst einen Plan. Du bist aufgeregt. Vielleicht bist du etwas skeptisch, aber du informierst dich gründlich und verspürst Vorfreude, ja sogar Begeisterung.

Exekutive Funktionen: Höhere Hirnfunktionen, mit denen du dich über instinktivere Reaktionen hinwegsetzen kannst, indem du beispielsweise argumentierst, dich erinnerst, Prioritäten setzt, Ablenkungen ignorierst und Belohnungen aufschiebst.

Expositionstherapie (auch Konfrontationstherapie): Eine psychologische Technik, die dazu dient, Phobien, Ängste und andere unangenehme Gefühle zu bewältigen. Dabei werden die Betroffenen der gefürchteten Situation – großen Höhen, geschlossenen Räumen, Spinnen – in einer sicheren Umgebung zunächst in kleiner Dosis ausgesetzt. Dann erhöht man Dauer und Intensität der Exposition allmählich, bis die Gefühle weniger intensiv werden.

Extrinsische Motivation: Motivation, die von äußeren Faktoren abhängt, etwa einer Belohnung oder dem Vermeiden einer negativen Konsequenz.

Fettleibigkeitsfördernd: Alles, was eine übermäßige Gewichtszunahme oder Fettleibigkeit begünstigt; bezieht sich im Allgemeinen auf ein Umfeld mit vielen chemischen Stoffen oder stark verarbeiteten Lebensmitteln.

Gamifizierung: Bedeutet im Prinzip, dass eine Aufgabe so gestaltet wird, dass sie wie ein Spiel wirkt und damit angenehmer oder lohnender erscheint. Noom-Taler, die Noomer in der App für bestimmte Aktivitäten und Ziele verdienen, sind ein Beispiel für Gamifizierung.

Gedankenlesen: Eine Form der kognitiven Verzerrung, bei der man zu wissen glaubt, was andere denken; dabei geht man in der Regel davon aus, dass diese Gedanken negativ sind.

Gedankenverzerrung: Siehe *Kognitive Verzerrung.*

Genuss-Essen: Essen zum Vergnügen, unabhängig vom Nährstoffgehalt der Nahrungsmittel. Genuss-Essen ist nicht verwerflich, sondern eine von mehreren Arten des Essens, die natürlich und normal sind.

Gewohnheitskopplung: Eine bereits bestehende Gewohnheit wird an eine neue Gewohnheit gekoppelt, die man sich aneignen möchte, zum Beispiel die Benutzung von Zahnseide (die man sich angewöhnen möchte) mit Zähneputzen (was man bereits regelmäßig tut).

Ghrelin: Ein Hormon, das durch Hungergefühle das Bedürfnis nach Nahrung signalisiert.

Gipfelpunkt: Die zweite Stufe in Phase 1 des Noom-Motivationsmodells. Wenn deine Motivation so hoch wie nie ist, erlebst du den Gipfelpunkt. Vermutlich arbeitest du bereits auf dein Ziel hin und siehst die ersten positiven Ergebnisse. Das ist super motivierend! Du bist voller Zuversicht und Optimismus, und deine Motivation ist ungebrochen.

Glutenfrei: Eine Ernährungsweise, bei der man auf alle Lebensmittel verzichtet, in denen das Protein Gluten steckt, das in Weizen, Roggen, Gerste, Dinkel und anderen Weizenarten vorkommt. Manche Menschen ernähren sich aufgrund von Krankheiten wie Zöliakie oder aus anderen ernährungsbedingten Gründen glutenfrei.

Großes Ganzes (GG): In diesem Gesamtkontext deiner Ziele fließen dein Superziel, dein Ultimatives Warum und deine Vision für die Zukunft zusammen.

Grundlegende Gewohnheiten: Es gibt sieben grundlegende Gewohnheiten, die nach unseren Erkenntnissen die Gesundheit und ein gesundes Gewicht fördern können. Diese Gewohnheiten sind: Täglich frühstücken, regelmäßig essen, Portionsgrößen kontrollieren, auf verarbeitete Lebensmittel weitgehend verzichten, Schluss mit Schubladendenken, keine Kalorien mehr trinken und achtsam essen.

HDL (High-Density-Lipoprotein): Eine Art von Cholesterin, das gesundheitliche Vorteile hat und das Risiko von Herzerkrankungen reduziert; das sogenannte gute Cholesterin.

Heißhunger: Ein starkes Verlangen oder Gier auf etwas, zum Beispiel das Gefühl, dass man unbedingt Schokolade braucht.

Herzfrequenzvariabilität: Eine Messgröße für die Herz-Kreislauf-Gesundheit, die darauf beruht, wie gut sich dein Herz an körperliche und mentale Anforderungen anpasst. Wenn deine Herzfrequenz ansteigt, etwa beim Sport, sollte sie schnell wieder sinken, wenn du die Aktivität einstellst. Die Herzfrequenzvariabilität wird auch von deiner Ruheherzfrequenz beeinflusst. Je niedriger deine Ruheherzfrequenz ist und je schneller deine Herzfrequenz nach einem Anstieg wieder sinkt, desto höher (und besser) ist deine Herzfrequenzvariabilität.

HIIT (Hochintensives Intervalltraining): Eine intensive, aber zeitsparende Trainingsform, bei der sich kurze, intensive Belastungen mit moderateren oder weniger intensiven Erholungsphasen abwechseln, sodass du innerhalb kürzester Zeit in den Genuss aller kardiovaskulären Vorteile eines längeren Ausdauertrainings kommst.

Hungressiv: Ein Begriff für das Gefühl, vor Hunger reizbar und wütend zu sein; hungrig + aggressiv = hungressiv.

Implementation Intention: Zu Deutsch in etwa »Umsetzungsabsicht«; der Prozess, bei dem man den Beschluss fasst, ein Verhalten zu ändern, zum Beispiel mithilfe von »Wenn-dann«-Plänen: »*Wenn* ich einen stressigen Tag hatte und einen süßen Snack will, *dann* werde ich zuerst ein Stück Obst essen und nach 20 Minuten entscheiden, ob ich immer noch Appetit habe.«

Industriell verarbeitete Lebensmittel: Lebensmittel, die mit lebensmittelwissenschaftlichen Methoden so konzipiert wurden, dass sie besonders gut schmecken und im Vergleich zu Vollwertkost unnatürlich viel Zucker, Fett und Salz enthalten. Industriell verarbeitete Lebensmittel haben in der Regel eine hohe Kaloriendichte bei geringer Nährstoffdichte.

Intervallfasten: Dabei isst man nur in einem bestimmten Zeitfenster, während in der übrigen Zeit nicht gegessen beziehungsweise gefastet wird. So könntest du beispielsweise über Nacht zwölf Stunden lang nichts essen. Wenn du also deine Abendmahlzeit um 19 Uhr beendest, würdest du erst um 7 Uhr morgens frühstücken.

Intrinsische Motivation: Motivation, die auf etwas beruht, das für dich persönlich relevant und bedeutsam ist, im Gegensatz zur extrinsischen Motivation, die auf einer Belohnung von außerhalb beruht. Eine intrinsische Motivation könnte zum Beispiel darin bestehen, deiner Familie ein Vorbild zu sein.

Irrationales Vergleichen: Eine Art der kognitiven Verzerrung, bei der man sich in nachteiliger Weise mit anderen vergleicht, zum Beispiel, indem man davon ausgeht, man könne niemals so fit oder beruflich so erfolgreich werden wie jemand anderes.

»Ja, aber«: Ein psychologischer Trick zur kognitiven Umformulierung, bei dem man einen Gedanken anerkennt, dann aber »Ja, aber« sagt und ihn in einen anderen, positiveren oder förderlicheren Kontext stellt.

Kaloriendefizit: Das bedeutet, dass man mehr Energie verbraucht, als man zu sich nimmt. Mit der Zeit führt das zum Gewichtsverlust.

Kaloriendichte: Der Kaloriengehalt eines Lebensmittels im Verhältnis zu seinem Gewicht. Bei Lebensmitteln, die pro Gramm viele Kalorien enthalten, zum Beispiel Käse, ist die Kaloriendichte hoch, während Lebensmittel, die im Verhältnis zum Gewicht wenig Kalorien enthalten, etwa Salat, eine geringe Kaloriendichte aufweisen; ein anderes Wort ist *Energiedichte*.

Katathym imaginative Psychotherapie: Eine Art der Meditation oder Achtsamkeit, bei der bestimmte Dinge vorgegeben werden, die man sich vorstellen oder vergegenwärtigen soll.

Keto: Abkürzung für *ketogene Ernährung*, eine fettreiche, kohlenhydratarme Ernährungsweise, die derzeit sehr angesagt ist und häufig zum Abnehmen dienen soll. Eine langfristige Keto-Ernährung kann schwierig und möglicherweise ungesund sein.

Kognitive Defusion: Eine psychologische Technik, mit der ein Gedanke von einem Gefühl oder einer Emotion getrennt wird, damit deutlich wird, dass das Gefühl zwar seine Berechtigung hat, der Gedanke unter Umständen aber nicht wahr ist.

Kognitive Fusion: Ein psychologischer Fachbegriff für die Verschmelzung von Gedanken mit starken Emotionen, die dazu führen kann, dass unwahre Gedanken wahr erscheinen.

Kognitive Neubewertung: Siehe *Kognitive Umformulierung*.

Kognitive Umformulierung: Ein anderer Begriff für *kognitive Neubewertung* oder *kognitives Reframing*. Damit ist gemeint, dass man weitere Fakten berücksichtigt oder etwas aus einer anderen Perspektive betrachtet, die förderlicher ist, um so den Kontext eines Gedankens oder eines Gefühls zu verändern – so, wie man einem Bild einen neuen Rahmen geben kann.

Kognitive Verhaltenstherapie (KVT): Eine Therapieform, bei der man lernt, wie man Bewältigungsstrategien anwendet, um problematische Verhaltensweisen und Gefühle zu verändern. Viele Noom-Techniken beruhen auf der KVT.

Kognitive Verzerrung: Ein wahr erscheinendes Denkmuster, das oft durch starke Emotionen befeuert wird, aber in Wirklichkeit nicht den Tatsachen entspricht, und psychologisch entmutigend oder in anderer Weise maladaptiv ist, zum Beispiel: »Kuchen ist schlecht!« oder »Ich bin ein schlechter Mensch, weil ich nicht zum Sport gehe.« Ein anderer Begriff lautet *Gedankenverzerrung.*

Kraftstoff-Essen: Ernährung mit Lebensmitteln, die den Körper mit Energie versorgen und die Gesundheit fördern, im Gegensatz zu Essen aus emotionalen oder anderen Gründen.

Kreative Visualisierung: Eine Visualisierungsstrategie. Siehe *Visualisierung.*

Kritischer Bereich: Der Moment, in dem du feststellst, dass du deine neuen Gewohnheiten möglicherweise schleifen lässt. Das kann dich dazu veranlassen, mit einem Motivations-SOS-Plan zu reagieren, um wieder auf den richtigen Weg zu kommen.

Learned Industriousness (erlernter Fleiß): Motivation, sich auch in Zukunft anzustrengen und Schwieriges in Angriff zu nehmen; entsteht, wenn man für seine Anstrengungen belohnt wird.

LDL (Low-Density-Lipoprotein): Eine Art von Cholesterin, das mit einem erhöhten Risiko für Herzerkrankungen in Verbindung gebracht wird; das sogenannte schlechte Cholesterin.

Leistungsziel: Ein Ziel, bei dem es darum geht, eine bestimmte Leistung zu erreichen, etwa einen Halbmarathon in unter drei Stunden zu laufen oder zwei Minuten lang einen Handstand zu halten. Das Gegenteil sind Lernziele mit einer eher intrinsischen Motivation.

Leptin: Ein Hormon, das signalisiert, dass man satt ist, sodass man mit dem Essen aufhört. Gegen die Wirkung dieses Hormons kann man resistent werden.

Lernziel: Ein Ziel, bei dem es nicht um eine externe Belohnung geht, sondern darum, etwas zu lernen. Ein Lernziel wäre zum Beispiel, für einen 5000-Meter-Lauf zu trainieren, um sich das Laufen anzugewöhnen, und nicht, um einen Preis zu gewinnen.

Low-carb (oder kohlenhydratarm): Eine Ernährungsweise, bei der man die Menge an Kohlenhydraten im Vergleich zu anderen Makronährstoffen reduziert.

Makronährstoffe: Die drei Hauptnährstoffe in Nahrungsmitteln: Fett, Kohlenhydrate und Eiweiß oder Protein.

Maladaptiv: Schlecht angepasste oder unangemessene Reaktion auf eine Situation oder Umweltbedingung, zum Beispiel, wenn man Stress empfindet und Stresshormone ausschüttet, obwohl eigentlich keine Bedrohung vorliegt.

Maslow'sche Bedürfnishierarchie: Theorie, die der Psychologe Abraham Maslow 1943 entwickelte und in den 1960er- und 1970er-Jahren erweiterte; zeigt in Form einer Pyramide, in welcher Reihenfolge der Mensch motiviert ist, seine Bedürfnisse zu erfüllen. Im untersten Teil der Pyramide stehen die grundlegendsten menschlichen Bedürfnisse, und laut Maslow sind wir zunächst motiviert, diese Bedürfnisse zu erfüllen.

Mastery Goal: Siehe *Lernziel*

Meditation: Eine uralte Praxis mit vielen verschiedenen modernen Varianten, mit der man lernt, den Geist zu beruhigen oder achtsam dazusitzen. Forschungen zeigen, dass Meditieren viele Vorteile für die körperliche und geistige Gesundheit hat.

Mediterrane Ernährung (oder Mittelmeerkost): Eine Ernährungsweise, die traditionell in den Ländern rund um das Mittelmeer üblich ist; im Mittelpunkt stehen dabei weitgehend pflanzliche, unverarbeitete Nahrungsmittel, viel Gemüse, Obst, Olivenöl, Nüsse und Samen sowie Meeresfrüchte, gegebenenfalls mit kleinen Mengen Wein. Sie wird auch mit viel natürlicher Bewegung, familiärem und sozialem Zusammenhalt und Aufenthalt im Freien in Verbindung gebracht.

Melatonin: Ein Hormon, das infolge der zirkadianen Rhythmen freigesetzt wird, die wiederum von Licht und Dunkelheit sowie dem Tagesverlauf beeinflusst sind, und dazu beiträgt, dass der Körper müde wird und sich auf den Schlaf vorbereitet.

Metakognition: Bewusstsein dafür, dass du nicht deine Gedanken bist, und die Erkenntnis, dass du deine Gedanken beobachtest. Genau genommen bedeutet Metakognition Erkenntnis der Erkenntnis oder Denken über das Denken.

Mikronährstoff: Ein Vitamin oder Mineralstoff in der Nahrung, den der Körper braucht, um zu funktionieren und gesund zu bleiben.

Motivationsmodell: Ein von Noom konzipiertes Modell, das zeigt, wie Motivation im Allgemeinen funktioniert, und die Phasen Euphorie, Gipfelpunkt, Abstieg, Nullpunkt, Motivationstiefs und Motivationshochs umfasst.

Motivations-SOS-Plan: Ein Tool, das dir bewusst macht, welche Auswirkungen deine aktuelle Motivationsstufe haben kann. Dieser Plan umfasst drei Teile – Warnsignal, kritischer Bereich und Reaktion – und enthält Strategien, die dir dabei helfen, einen Motivationsrückgang zu überwinden und keinen Rückfall zu erleben.

Motivationstiefs und Motivationshochs: Phase 3 im Noom-Motivationsmodell, bei der die Motivation manchmal gering (Motivationstief) und manchmal höher (Motivationshoch) ist, wie das Auf und Ab von Wellen.

Multitasking: Mit mehreren Dingen gleichzeitig beschäftigt sein. Multitasking wirkt produktiv, kostet aber mehr Zeit, als wenn man sich immer nur einer Sache widmet (das wird als *Single-Tasking* bezeichnet).

Nährstoffdichte: Die Menge an Nährstoffen, die ein Lebensmittel im Verhältnis zu seiner Kalorienzahl enthält. Ein Schokoriegel zum Beispiel hat viele Kalorien, aber nicht viele Nährstoffe und deshalb eine geringe Nährstoffdichte. Blaubeeren haben wenige Kalorien, aber viele Nährstoffe und somit eine hohe Nährstoffdichte.

Nebenbei-Essen: Ein Noom-Begriff für gedankenloses Essen, bei dem man gar nicht richtig merkt, was oder wie viel man isst.

Negative Verstärkung: Eine Konsequenz, aufgrund derer du etwas öfter tust, um etwas, das du nicht willst, zu vermeiden. Ein Beispiel für negative Verstärkung wäre, dass du früher Feierabend machen kannst, weil du bei einem Projekt gute Arbeit geleistet hast – die Belohnung besteht dann darin, dass du nicht mehr arbeiten musst.

Negativitätsvoreingenommenheit: Eine Art von kognitiver Verzerrung, bei der man das Negative stärker wahrnimmt als das Positive, selbst wenn es mehr Positives als Negatives gibt – zum

Beispiel, wenn man in einer überschwänglichen Bewertung den einzigen kleinen Kritikpunkt in den Mittelpunkt rückt.

Neurogenese: Die Bildung von weiteren Neuronen, der häufigsten Art von Gehirnzellen.

Neuroplastizität: Die Vorstellung, dass sich das Gehirn verändern kann, um sich an veränderte Umstände anzupassen, zum Beispiel nach einer Hirnverletzung.

Neurowissenschaften: Ein wissenschaftlicher Zweig, der sich mit sämtlichen Prozessen befasst, die das Gehirn und das gesamte Nervensystem betreffen.

Noom-Motivationsmodell: Siehe *Motivationsmodell*

Noom-Sättigungsskala: Siehe *Sättigungsskala*

Nooms Vier Säulen der Gesundheit: Siehe *Vier Säulen der Gesundheit*

Normanpassung: Die Vorstellung, dass viele unserer Verhaltensweisen darauf zurückgehen, dass wir uns an das Verhalten unserer Mitmenschen angleichen. Dahinter steckt der menschliche Wunsch nach Verbundenheit und Gruppenzugehörigkeit, und so können auch Gewohnheiten entstehen.

Nullpunkt: Die zweite Stufe in Phase 2 des Noom-Motivationsmodells. Das ist der Augenblick, indem du erstmals das Fitnesstraining schwänzt oder deinen Ernährungsplan aufgibst; was du bisher getan hast, erscheint dir zu anstrengend, deshalb lässt du es sein oder bist dabei nicht mehr so konsequent wie anfangs, als deine Motivation hoch war. Vielleicht hast du immer noch vor, auf dein Ziel hinzuarbeiten, aber plötzlich macht es keinen Spaß mehr, und du bist nicht mehr so zuversichtlich, dass du es wirklich erreichen kannst. Das Wichtige an dieser Phase ist, dass sie dir etwas über dich und deine Ziele verrät und zeigt, was funktioniert und was nicht. Damit hast du die Möglichkeit, Anpassungen vorzunehmen, zu rekapitulieren und dich zu sammeln.

Operante Konditionierung: Ein Konzept der Psychologie, nach dem man Handlungen, die verstärkt werden, mit größerer Wahrscheinlichkeit wiederholt.

Paleo: Ein Ernährungsmuster und manchmal auch ein Lebensstil, bei dem es darum geht, die Ernährung und die Gewohnheiten der Steinzeitmenschen so genau wie möglich nachzuahmen. In der Regel bedeutet das unverarbeitete Vollwertkost mit Gemüse, Obst, Fleisch, Meeresfrüchten, Eiern, Nüssen, Samen und allem anderen, was die Jäger und Sammler zur Verfügung hatten. Zudem ist damit auch gemeint, dass man sich natürlich bewegt, statt planvoll zu trainieren, und in größerem Einklang mit der Natur lebt. Die Paleo-Diät enthält im Allgemeinen kein Getreide und keine Hülsenfrüchte, die in der menschlichen Ernährung erst nach der Neolithischen Revolution an Bedeutung gewonnen haben.

Parasympathisches Nervensystem: Teil unseres Nervensystems, das uns in einen »Ruhe- und Erholungsmodus« versetzen kann, in dem wir uns von Stress erholen; gilt als Standardmodus unseres Nervensystems.

Pflanzenbasiert: Eine Ernährungsweise, bei der man sich ausschließlich oder hauptsächlich von pflanzlichen Lebensmitteln ernährt.

Phytonährstoff: Eine antioxidative und/oder entzündungshemmende Verbindung in Pflanzen, die sich positiv auf die menschliche Gesundheit auswirkt und das Krankheitsrisiko reduziert.

Positives Denken: Eine positive oder optimistische Sicht auf Dinge, selbst wenn diese unangenehm sind; wenn man das Beste aus einer schlechten Situation macht.

Positive Verstärkung: Belohnung für ein Verhalten, die dazu führt, dass man das Verhalten mit höherer Wahrscheinlichkeit wiederholt, weil man dafür etwas Gutes bekommen hat. Wenn du dich zum Beispiel mit Freunden triffst und gut amüsierst, während ihr spazieren geht, wirst du das eher wieder tun wollen.

Projektion: Ein psychologischer Begriff, mit dem gemeint ist, dass man die eigenen Gefühle auf jemand anderen überträgt.

Rad des Lebens: Darstellung verschiedener Aspekte des eigenen Lebens in Form eines Tortendiagramms, das zeigt, wie viel Zeit und Energie den einzelnen Aspekten gewidmet wird. Kommt häufig im Gesundheitscoaching zum Einsatz, um Lebensbalance und Zufriedenheit mit dem eigenen Leben zu bewerten.

Radikale Akzeptanz: Uneingeschränkte Akzeptanz deiner aktuellen Realität als aktuelle Realität; dazu gehört der Ort, an dem du dich befindest, was du tust, wie du aussiehst, deine Gesundheit, dein Job oder alles andere, was du dir nicht eingestehen willst. Es handelt sich dabei um einen Akt des Mitgefühls, der dir helfen kann, dich selbst zu lieben, ganz gleich, wie gut oder in welcher Verfassung du bist. Das kann deine Selbstwirksamkeit und deine Motivation steigern. Wenn du dich selbst uneingeschränkt akzeptierst, nimmst du dir eine Menge Stress und Druck, und das kann Raum für Selbstfürsorge und gesunde Veränderungen schaffen.

Rechtfertigung: Begründung eines Verhaltens, um es zu entschuldigen, etwa: »Ich habe heute trainiert, deshalb habe ich mir ein großes Dessert verdient.«

Rückkopplungsschleife: Der Ablauf, mit dem der Output eines Systems (zum Beispiel des Gehirns) jetzt oder später zum Input desselben Systems wird. Wenn du zum Beispiel Heißhunger auf Kuchen hast, dem Verlangen nachgibst und eine Dosis Dopamin (ein gutes Gefühl) bekommst, will dein Gehirn in Zukunft mehr von diesem angenehmen Gefühl, sodass du mehr Kuchen essen willst.

Rumination oder Grübeln: Der Prozess, bei dem man sich immer wieder mit denselben Gedanken beschäftigt oder zwanghaft immer wieder die gleichen Szenarien durchspielt.

Sättigungsskala: Eine von Noom entwickelte Skala zur Messung von Hunger und Sättigungsgefühl.

»Sag es noch mal«: Ein psychologischer Trick, bei dem man eine kognitive Verzerrung so oft wiederholt, bis sie lächerlich klingt und das damit verbundene Gefühl an Kraft verliert, sodass man auf Distanz gehen und erkennen kann, dass der Gedanke nicht wahr ist.

Schlafhygiene: Deine Routine rund ums Schlafengehen und deine Schlafumgebung, die beide beeinflussen, wie gut du schläfst.

Selbstbestimmungstheorie: Die Vorstellung, dass Verhaltensweisen sowohl auf äußere Einflüsse (siehe *Extrinsische Motivation)* als auch auf innere Wünsche oder Antriebe (siehe *Intrinsische Motivation)* zurückgehen. Nach dieser Theorie haben Menschen mit intrinsischer Motivation meist mehr Erfolg.

Selbstexperiment: Experiment, das man an sich selbst durchführt. Du könntest zum Beispiel experimentieren, indem du systematisch verschiedene Ernährungsweisen oder sportliche Aktivitäten durchprobierst, um festzustellen, was für dich funktioniert. Dazu gehört in der Regel, dass du dir notierst, was du tust und wie gut es funktioniert, damit du zum Abschluss eine Bewertung vornehmen kannst.

Selbstregulierung: Die Fähigkeit, das eigene Verhalten so zu bewerten und zu steuern, wie es für dich selbst und andere von

Vorteil ist. Viele Arten der Psychotherapie, insbesondere die DBT, verfolgen dieses Ziel.

Selbstsabotage: Ein Verhalten, das dem eigenen geistigen, körperlichen oder emotionalen Wachstum oder Wohlbefinden schadet.

Selbsttranszendenz: Die Fähigkeit, über sich selbst und die eigenen Bedürfnisse hinauszublicken, das große Ganze und die Bedürfnisse anderer zu sehen.

Selbstwirksamkeit: Die Überzeugung, dass man in der Lage ist, etwas zu erreichen.

Serotonin: Ein Hormon im menschlichen Körper, das zu positiven Gefühlen beiträgt, unter anderem Euphorie bei körperlicher Betätigung und Berührung.

Single-Tasking: Sich nur mit einer Sache beschäftigen, im Gegensatz zum *Multitasking.*

Skript: Eine Routine, die du als Reaktion auf einen Trigger ablaufen lässt, sodass sie zur Gewohnheit werden kann. So steht vielleicht in deinem Skript, dass du nach einem schweren Tag automatisch zu einem Glas Wein greifst oder dir Fast Food bestellst.

SMART-Ziel: Eine Strategie zur effektiven Zielsetzung, nach der sich Ziele besonders gut erreichen lassen, wenn sie spezifisch, messbar, abgestimmt, relevant und terminiert sind.

SMT (schneller Motivationstipp): Das Noom-eigene Akronym für eine einfache Strategie zur Steigerung der eigenen Motivation.

Sportunabhängige Aktivitätsthermogenese (NEAT): Die Energie- oder Kalorienverbrennung, die du im Laufe des Tages durch Bewegung, aber ohne gezieltes Training erzielst. Indem du dich im Alltag viel bewegst, kannst du mehr Kalorien verbrennen als mit einer einzigen Trainingseinheit, daher solltest du über den Tag hinweg in Bewegung bleiben, wenn du abnehmen willst. Das ist auch gut für die Gesundheit und wirkt den negativen Folgen einer sitzenden Lebensweise entgegen.

Statisches Selbstbild: Eine psychische Verfassung, bei der du glaubst, dass deine Fähigkeiten unveränderlich sind, ganz gleich, wie sehr du dich um Verbesserung bemühst. Das ist das Gegenteil eines *dynamischen Selbstbilds.*

Stoffwechsel: Alle physikalischen und biochemischen Abläufe im Körper, die mit der Umwandlung von Nahrung in Energie sowie mit der Verwertung dieser Energie zusammenhängen.

Sturm-und-Drang-Essen: Eine Art des Essens, bei der man keine Kontrolle über Art oder Menge der verzehrten Nahrung hat; deutet darauf hin, dass man isst, um sich bei starken Emotionen zu beruhigen.

Superziel: Auch *übergeordnetes Ziel* genannt; ein größeres Ziel mit Unterzielen, die dir auf deinem Weg helfen können. Wenn das Superziel zum Beispiel lautet, dass du fit werden willst, wären mögliche Unterziele, dass du ins Fitnessstudio gehst, einen Trainer engagierst und dir regelmäßiges Training angewöhnst.

Sympathisches Nervensystem: Der Teil des Nervensystems, der bei starkem Stress aktiviert wird und physiologische Veränderungen hervorruft, mit denen der Körper besser auf einen Notfall reagieren kann. Wird auch als Kampf-oder-Flucht-Reaktion bezeichnet.

Theorie der Supportive Accountability: Eine Theorie, nach der sachkundige und unterstützende Coaches großen Anteil daran haben, ob neue Gewohnheiten umgesetzt werden.

Toxische Positivität: Eine Einstellung, bei der man sich nur auf positive Gefühle und Emotionen konzentriert, statt sich mit den negativen Gefühlen oder Situationen zu befassen. Das hat oft zur Folge, dass andere sich nicht ernst genommen fühlen.

Transtheoretisches Modell der Änderung des Gesundheitsverhaltens: Die psychologische Theorie hinter dem Noom-Motivationsmodell. Dabei wird in sechs Phasen aufgeschlüsselt, wie Motivation funktioniert: Absichtslosigkeit (kein Gedanke an Veränderung), Absichtsbildung (Veränderungen werden in Betracht gezogen), Vorbereitung (Veränderung wird geplant), Handlung (Veränderungen werden vorgenommen), Aufrechterhaltung (Veränderung wird Teil des Alltags) und Abschluss (Veränderung ist komplett in den Alltag integriert, du musst nicht mehr darüber nachdenken). Die Phasen Vorbereitung, Handlung und Aufrechterhaltung werden oft mehrfach durchlaufen, ehe es zum Abschluss kommt.

Trigger: Ereignis oder Handlung, durch das oder die eine Verhaltenskette ausgelöst wird. Der Trigger kann mental, physisch, emotional oder sozial sein, etwa eine Tageszeit, zu der man immer isst, die Abbildung eines verlockenden Nahrungsmittels oder Stress. Der Trigger führt zu Gedanken und Gefühlen, die zu einer Handlung führen, welche wiederum zu einer Konsequenz führt.

Ultimatives Warum: Dein ganz persönlicher, alles überragender Grund, weshalb du deine Ziele erreichen willst. Manchmal ist es gar nicht so leicht, diesen Grund zu ermitteln.

Umformulieren: Siehe *Kognitives Umformulieren*

Unterziel: Auch *untergeordnetes Ziel* genannt; ein kleineres, unmittelbareres Ziel, das dich dem Superziel näherbringt.

Urge Surfing: Der Ritt auf der Welle des Unbehagens, die mit der Änderung einer Gewohnheit einhergeht, zum Beispiel der Versuch, dem Heißhunger auf Zucker nicht nachzugeben.

Vegan: Eine Lebensweise, bei der keine tierischen Produkte, einschließlich Milchprodukte, Eier und Honig, verzehrt werden. Für Veganer ist Veganismus nicht nur eine Ernährungsweise, sondern eine ethische Haltung, die die Nutzung von Tieren zum persönlichen Vergnügen oder aus Profitgründen ablehnt.

Vegetarisch: Eine Lebensweise, bei der man sich überwiegend pflanzlich ernährt, aber oft auch Milchprodukte und/oder Eier konsumiert.

Verhaltenskette: Eine Abfolge von Ereignissen, die zu Gewohnheiten führen kann. Die Ereignisse beginnen mit einem Trigger, der zu Gedanken führt; diese führen zu Handlungen, welche wiederum zu Konsequenzen führen (die in der App übrigens als *Folgen* bezeichnet werden), und so können sich im Laufe der Zeit Gewohnheiten herausbilden.

Vier Säulen der Gesundheit: Nooms vier Hauptaspekte des Lebens, die für die Gesundheit entscheidend sind: Ernährung, Bewegung, Schlaf und Stressmanagement.

Visualisierung: Die bildliche Vorstellung einer Szene, einer Situation oder einer Zielerreichung – alles, was du vor deinem inneren Auge siehst.

Vollwertkost: Nicht industriell verarbeitete Nahrung; Nahrung, wie sie die Natur geschaffen hat.

Wachstumsfaktor BDNF (*Brain-Derived Neurotrophic Factor*): Ein Protein, das im Gehirn gebildet und von diesem gesteuert wird und ihm hilft, mehr Gehirnzellen zu produzieren (Neurogenese). Außerdem trägt es dazu bei, dass bereits vorhandene Gehirnzellen länger überleben, verbessert die Kommunikation zwischen Neuronen und fördert Lernen, Gedächtnis und Neuroplastizität. Die BDNF-Produktion lässt sich durch Bewegung, Stressmanagement, ausreichend Schlaf, weniger verarbeitete Lebensmittel und Zucker, Meditieren, mehr Zeit im Freien, Kaffeetrinken und Intervallfasten anregen.

Wahrsagen: Eine Form der maladaptiven kognitiven Verzerrung, bei der man zu wissen meint, was in der Zukunft passieren wird, was oft negative Verhaltensweisen oder Gedanken zur Folge hat.

Warnsignal: Etwas, das du neuerdings tust oder nicht mehr tust und das zeigt, dass du unter Umständen wieder in eine Gewohnheit verfällst, die du ändern willst.

WFPB (*Whole Food, Plant-Based*): Ernährungsweise, bei der nur vollwertige, nicht verarbeitete Nahrung verzehrt wird. Die Vollwertkost ist ausschließlich oder überwiegend pflanzlich.

WFPBNO (*Whole Food, Plant-Based, No Oil*): Ernährungsweise, bei der nur Vollwertkost verzehrt wird, die größtenteils oder ausschließlich pflanzlichen Ursprungs ist und der auch kein Öl zugefügt wird.

WFPBNONSNS (*Whole Food, Plant-Based, No Oil, No Salt, No Sugar*): Ernährungsweise, bei der nur Vollwertkost verzehrt wird, meist pflanzlichen Ursprungs und ohne Zusatz von Öl, Salz oder Zucker.

Zeitliche Diskontierung: Die sehr menschliche Neigung, sich weniger für künftige Folgen zu interessieren als für unmittelbare; diente einst vermutlich dazu, das Überleben zu sichern.

Zöliakie: Eine Autoimmunerkrankung, bei der der Körper auf Gluten in der Nahrung reagiert, indem er die Dünndarmschleimhaut angreift. Wer an Zöliakie leidet, sollte keine glutenhaltigen Lebensmittel zu sich nehmen, um diese Folgen zu verhindern.

Danksagung

Ein Buch wie *Für immer schlank – Die Noom-Methode* ist immer Teamwork. So viele hatten Anteil daran, dass es das wurde, was es ist, daher ist es richtig schwierig, sie alle aufzuzählen ... aber für uns bei Noom heißt es »Geht nicht gibt's nicht«, deshalb werden wir es versuchen!

Zuallererst müssen wir unseren Gründern Artem Petakov und Saeju Jeong danken, denn nur ihrer Kreativität, ihrem Willen, die Welt zum Besseren zu verändern, und ihrem unternehmerischen Geist ist es zu verdanken, dass Noom überhaupt existiert und weiter wächst. Vielen Dank an Dr. Andreas Michaelides, der mit seinen schlauen psychologischen Erkenntnissen und seiner natürlichen Fähigkeit, die Bedürfnisse der Noomer zu verstehen, die wissenschaftliche Grundlage dieses Buches gestärkt hat. Und ein ganz besonderer Dank geht an unsere Noom-Coaches, die in Einzelgesprächen und in unseren Gruppen unermüdlich daran arbeiten, unseren Noomern zum Erfolg zu verhelfen, und deren Mitgefühl und Kompetenzen als wichtiger Bestandteil in dieses Buch eingeflossen sind.

Viele andere im Noom-Team haben Zeit, Schweiß und Tränen investiert – insbesondere Jackson Tilley, der unbestrittene Dreh- und Angelpunkt des gesamten Buchprojekts. Er war Verbindungsglied, treibende Kraft, Entscheider und Vermittler. Ohne seine Vision, sein Engagement und seine Diplomatie wäre dieses Buch niemals entstanden. Danke an Brittany Barry, die Jackson den Rücken freihielt und die vielen Zuarbeiten erledigte, die nötig waren, um dieses Buch über die Ziellinie zu bringen. Danke an

Emma Frane, die so entschieden für Projekte wie dieses eintritt, mit denen die Marke Noom® weiter an Fahrt gewinnt, und ein großes Dankeschön an Kayla Reynolds, die Nooms Inhalte zu dem gemacht hat, was sie heute sind. Vielen Dank auch an die Marken- und Kreativteams von Noom, insbesondere Lella Rafferty, Zaid Al-Asady, Will Burroughs, Able Parris, Adrienne Ross, Rose Niermeijer, Anne Cassard und Charlotte Duerden.

Dank gebührt auch dem gesamten Forschungs-, Marketing- und Kommunikationsteam von Noom – ganz besonders Melissa Rubenstein, Amelia Orlando, Sarah Lipman, Annabell Ho, Kelly Blessing, Meaghan McCallum und Christine May –, der Rechtsabteilung mit Michal Rosen, Jamie Raghu und Eric Cheng sowie den Mitarbeitern von Frankfurt Kurnit Klein & Selz, insbesondere Mark Merriman.

Eve Adamson danken wir dafür, dass man mit ihr so schnell und unkompliziert arbeiten konnte; mit ihrem Talent, die Stimme von Noom zu verstehen und zu übertragen, hat sie diesem Buch das gewisse Etwas und Struktur gegeben. Auch allen bei Simon Element haben wir zu danken, insbesondere Leah Miller, die uns so hilfsbereit durch die Verlagsabläufe geführt hat, von denen wir keine Ahnung hatten, und uns in aller Ruhe erläuterte, was möglich war und was nicht, ohne jemals in Panik zu geraten (zumindest ließ sie sich nichts davon anmerken). Unser Dank gilt auch dem exzellenten Herausgeber Richard Rhorer und der Mitherausgeberin Suzanne Donahue sowie Nicole Bond, Jessie McNeil, Patrick Sullivan für das fabelhafte Cover und Laura Levatino für die wunderschöne Innengestaltung. Dank auch an Brand Creative für das geniale Marketing und an das gesamte Team von CAA, insbesondere Cindy Uh, das aus den vielen Teilen so gekonnt ein Ganzes geschaffen hat, sowie an Jamie Stockton für die kontinuierliche juristische Beratung.

Und schließlich vielen Dank an *dich*. Ganz gleich, ob du uns schon eine Weile begleitest oder ganz neu bist – du und dein Weg, ihr seid der Grund, warum es Noom gibt.

Anmerkungen

1 Du hast das Sagen: Deine Rolle bei der Veränderung, die du erreichen willst

1. Deci, Edward L., und Ryan, Richard M.: »The ›What‹ and ›Why‹ of Goal Pursuits: Human Needs and the Self-Determination of Behavior«, *Psychological Inquiry 11*, Nr. 4 (2000): 227–68, DOI: 10.1207/S15327965PLI1104_01.
2. Ntoumanis, Nikos, et al.: »When the Going Gets Tough The ›Why‹ of Goal Striving Matters«, *Journal of Personality* 82, Nr. 3 (Juni 2014): 225–36, https://psycnet.apa.org/doi/10.1111/jopy.12047.
3. »Noom Is Grounded in Science«, Noom.com, https://web.noom.com/research/.
4. Ruegsegger, Gregory N., und Booth, Frank W.: »Health Benefits of Exercise«, *Cold Spring Harbor Perspectives in Medicine* 8, Nr. 7 (Juli 2018), https://dx.doi.org/10.1101%2Fcshperspect.a029694.
5. Santos, Laurie R., und Rosati, Alexandra G.: »The Evolutionary Roots of Human Decision Making«, *Annual Review of Psychology* 66 (Januar 2015): 321–74, https://doi.org/10.1146/annurev-psych-010814-015310.
6. Edell, B. H., et al.: »Self-Efficacy and Self-Motivation as Predictors of Weight Loss«, *Addictive Behaviors* 12, Nr. 1 (1987): 63–66, DOI: 10.1016/0306-4603(87)90009-8.
7. Diese Fragen orientieren sich grob an der Beurteilung der Selbstwirksamkeit mithilfe der Stanford SPARQ Tools: »New General Self-Efficacy Scale«, SPARQtools, Stanford University, https://sparqtools.org/mobility-measure/new-general-self-efficacy-scale/#all-survey-questions.
8. Berkman, E. T.: »The Neuroscience of Goals and Behavior Change«, *Consulting Psychology Journal: Practice and Research* 70, Nr. 1 (2018): 28–44, https://doi.apa.org/doi/10.1037/cpb0000094.
9. Bailey, Ryan R.: »Goal Setting and Action Planning for Health Behavior Change«, *American Journal of Lifestyle Medicine* 13, Nr. 6 (November 2019): 615–18, https://doi.org/10.1177%2F1559827617729634.
10. Dotson, Ronnie: »Goal Setting to Increase Student Academic Performance«, *Journal of School Administration Research and Develop-*

ment 1, Nr. 1 (Sommer 2016): 44–46, https://files.eric.ed.gov/fulltext/EJ1158116.pdf.

11. Yeager, David Scott, und Dweck, Carol S.: »Mindsets That Promote Resilience: When Students Believe That Personal Characteristics Can Be Developed«, *Educational Psychologist* 47, Nr. 4 (2012): 302–14, http://dx.doi.org/10.1080/00461520.2012.722805.
12. Dweck, Carol S.: *Selbstbild: Wie unser Denken Erfolge oder Niederlagen bewirkt,* München: Piper, 2017.
13. Samuel, Tashana, und Warner, Jared: »›I Can Math!‹: Reducing Math Anxiety and Increasing Math Self-Efficacy Using a Mindfulness and Growth Mindset–Based Intervention in First-Year Students«, *Community College Journal of Research and Practice* 45, Nr. 7 (September 2019): 1–18; und Heslin, Peter A., Burnette, Jeni L., und Gyu Ryu, Nam: »Does a Growth Mindset Enable Successful Aging?«, *Work, Aging and Retirement* 7, Nr. 2 (April 2021): 79–89.
14. Lee, David S., und Ybarra, Oscar: »Cultivating Effective Social Support through Abstraction: Reframing Social Support Promotes Goal-Pursuit«, *Personality and Social Psychology Bulletin* 43, Nr. 4 (April 2017): 453–64, DOI: 10.1177/0146167216688205.
15. Clear, James: *Die 1%-Methode – Minimale Veränderung, maximale Wirkung,* München: Goldmann, 2020.
16. Orth, Whitney S., et al.: »Support Group Meeting Attendance Is Associated with Better Weight Loss«, *Obesity Surgery* 18 (2008): 391–94, https://doi.org/10.1007/s11695-008-9444-8.
17. Voss, Patrice, et al.: »Dynamic Brains and the Changing Rules of Neuroplasticity: Implications for Learning and Recovery«, *Frontiers in Psychology* 8 (2017), https://www. frontiersin.org/articles/10.3389/fpsyg.2017.01657/full.
18. Dyall, Simon C.: »Long-Chain Omega-3 Fatty Acids and the Brain: A Review of the Independent and Shared Effects of EPA, DPA, and DHA«, *Frontiers in Aging Neuroscience* 7 (2015), https://dx.doi.org/10.3389%2Ffnagi.2015.00052.
19. Vauzour, David: »Dietary Polyphenols as Modulators of Brain Functions: Biological Actions and Molecular Mechanisms Underpinning Their Beneficial Effects«, *Oxidative Medicine and Cellular Longevity* 2012 (2012), https://dx.doi.org/10.1155%2F2012%2F914273.
20. Sleiman, Sama F., et al.: »Exercise Promotes the Expression of Brain-Derived Neurotrophic Factor (BDNF) through the Action of the Ketone Body s-Hydroxybutyrate«, *eLife* 5 (2016): e15092 2016, https://dx.doi.org/10.7554%2FeLife.15092.
21. Anand, Kuljeet Singh, und Dhikav, Vikas: »Hippocampus in Health

and Disease: An Overview«, *Annals of Indian Academy of Neurology* 15, Nr. 4 (Oktober–Dezember 2012): 239–46, https://dx.doi.org/10.4103%2F0972-2327.104323.

22. Aalling Jessen, Nadia, et al.: »The Glymphatic System: A Beginner's Guide«, *Neurochemical Research* 40 (2015): 2583–99, https://dx.doi.org/10.1007%2Fs11064-015-1581-6.

23. Tyng, Chai M., et al.: »The Influences of Emotion on Learning and Memory«, *Frontiers in Psychology* 8 (2017), https://doi.org/10.3389/fpsyg.2017.01454.

24. Levin, Harvey S.: »Neuroplasticity Following Non-Penetrating Traumatic Brain Injury«, *Brain Injury* 17, Nr. 8 (2003): 665–74, https://doi.org/10.1080/0269905031000107151; Su, YouRong Sophie, Veeravagu, Anand, und Grant, Gerald: »Neuroplasticity after Traumatic Brain Injury«, in *Translational Research in Traumatic Brain Injury* (Boca Raton, FL: CRC Press/Taylor and Francis Group, 2016); und Caeyenberghs, Karen, et al.: »Evidence for Training-Dependent Structural Neuroplasticity in Brain-Injured Patients: A Critical Review«, *Neurorehabilitation and Neural Repair* 32, Nr. 2 Februar 2018): 99–114, www.ncbi.nlm.nih.gov/books/NBK326735/.

25. Meule, Adrian: »The Psychology of Food Cravings: The Role of Food Deprivation«, *Current Nutrition Reports* 9 (2020): 251–57, https://doi.org/10.1007/s13668-020-00326-0.

26. Ridderinkhof, K. Richard, und Brass, Marcel: »How Kinesthetic Motor Imagery Works: A Predictive-Processing Theory of Visualization in Sports and Motor Expertise«, *Journal of Physiology—Paris* 109, Nr. 1–3 (Februar–Juni 2015): 53–63, https://doi.org/10.1016/j.jphysparis.2015.02.003; und Suinn, Richard M.: »Visualization in Sports«, in Sheik, Anees A., und Korn, Errol R., Hrsg.: *Imagery in Sports and Physical Performance* (New York: Baywood Publishing Company, 1994), 23–39.

27. Cocks, Margaret, et al.: »What Surgeons Can Learn from Athletes: Mental Practice in Sports and Surgery«, *Journal of Surgical Education* 71, Nr. 2 (März–April 2014): 262–69, https://doi.org/10.1016/j.jsurg.2013.07.002.

28. Andersson, E. K., und Moss, T. P.: »Imagery and Implementation Intention: A Randomised Controlled Trial of Interventions to Increase Exercise Behaviour in the General Population«, *Psychology of Sport and Exercise* 12, Nr. 2 (März 2011): 63–70, www.sciencedirect.com/science/article/abs/pii/S1469029210000932.

29. Skottnik, Leon, und Linden, David E. J.: »Mental Imagery and Brain Regulation—New Links between Psychotherapy and Neuroscience«, *Frontiers in Psychiatry* 10 (2019): 779, www.ncbi.nlm.nih.gov/pmc/articles/PMC6831624/.

30. Lally, Phillippa, et al.: »How Are Habits Formed: Modelling Habit Formation in the Real World«, *European Journal of Social Psychology* 40 (2010): 998–1009, http://repositorio.ispa.pt /bitstream/10400.12/3364/1/IJSP_998-1009.pdf.

2 Ziele setzen und dein Großes Ganzes

1. Hochli, Bettina, Brügger, Adrian, und Messner, Claude: »How Focusing on Superordinate Goals Motivates Broad, Long-Term Goal Pursuit: A Theoretical Perspective«, *Frontiers in Psychology* 9 (2018), www.frontiersin.org/articles/ 10.3389/fpsyg.2018.01879/full.
2. Lunenburg, Fred C.: »Goal-Setting Theory of Motivation«, *International Journal of Management, Business, and Administration* 15, Nr. 1 (2011), www.nationalforum.com/Electronic%20Journal%20Volumes/Lunenburg,%20Fred%20C.%20Goal-Setting%20Theoryof%20Motivation%20IJMBA%20V15%20N1%202011.pdf.
3. Serra Yurtkoru, E., et al.: »Application of Goal Setting Theory«, *PressAcademia Procedia* 3 (2017): 796–801, http://dx.doi.org/10.17261/Pressacademia.2017.660.
4. Hershfield, Hal E.: »Future Self-Continuity: How Conceptions of the Future Self Transform Intertemporal Choice«, *Decision Making Over the Life Span* 1235, Nr. 1 (Oktober 2011): 30–43, https://dx.doi.org/10.1111%2Fj.1749-6632.2011.06201.x.
5. Ng, Johan Y. Y., et al.: »Self-Determination Theory Applied to Health Contexts: A Meta-Analysis«, *Perspectives on Psychological Science* 7, Nr. 4 (Juli 2012): 325–40, https://doi.org/10.1177%2F1745691612447309.
6. Locke, Edwin A., und Latham, Gary P.: »Building a Practically Useful Theory of Goal Setting and Task Motivation: A 35-Year Odyssey«, *American Psychologist* 57, Nr. 9 (2002): 705–17, https://psycnet.apa.org/doi/10.1037/0003-066X.57.9.705.
7. Berkman, E. T.: »The Neuroscience of Goals and Behavior Change«, Consulting Psychology Journal: Practice and Research 70, Nr. 1 (2018): 28–44, https://dx.doi.org/10.1037%2Fcpb0000094.
8. Locke, Edwin A., und Latham, Gary P., Hrsg.: *New Developments in Goal Setting and Task Performance* (New York: Routledge, 2012).
9. Ogbeiwi, Osahon: »Why Written Objectives Need to Be Really SMART«, *British Journal of Healthcare Management* 23, Nr. 7 (Juli 2017), http://dx.doi.org/10.12968/bjhc.2017.23.7.324; und Blaine Lawlor, K.: »Smart Goals: How the Application of Smart Goals Can Contribute to Achievement of Student Learning Outcomes«, *Developments in Business Simulation and Experiential Learning* 39 (2012): 259–67, https://journals.tdl.org/ absel/index.php/absel/article/view/90.

10. Locke und Latham: »Building a Practically Useful Theory of Goal Setting and Task Motivation«.
11. Behr, Heather, et al.: »How Do Emotions during Goal Pursuit in Weight Change over Time? Retrospective Computational Text Analysis of Goal Setting and Striving Conversations with a Coach during a Mobile Weight Loss Program«, *International Journal of Environmental Research and Public Health* 18, Nr. 12 (2021): 6600, www.mdpi.com/1660-4601/18/12/6600.
12. Schippers, Michaéla C., et al.: »Writing about Personal Goals and Plans Regardless of Goal Type Boosts Academic Performance«, *Contemporary Educational Psychology* 60 (Januar 2020), https://doi.org/10.1016/j.cedpsych.2019.101823.
13. Chhabria, Karishma, et al.: »The Assessment of Supportive Accountability in Adults Seeking Obesity Treatment: Psychometric Validation Study«, *Journal of Medical Internet Research* 22, Nr. 7 (Juli 2020): e17967, https://dx.doi.org/10.2196%2F17967.
14. Seeley, Elizabeth A., und Gardner, Wendi L.: »Succeeding at Self-Control through a Focus on Others: The Roles of Social Practice and Accountability in Self-Regulation«, in Vohs, K. D., und Finkel, E. J., Hrsg.: *Self and Relationships: Connecting Intrapersonal and Interpersonal Processes* (New York: Guilford Press, 2006), 407–25, https://psycnet.apa.org/record/2006-04109-020.
15. Masuda, Aline D., et al.: »The Role of a Vivid and Challenging Personal Vision in Goal Hierarchies«, *Journal of Psychology: Interdisciplinary and Applied* 144, Nr. 3 (2010): 221–42, https://doi.org/10.1080/00223980903472235.
16. Kalenscher, Tobias, und Pennartz, Cyriel M. A.: »Is a Bird in the Hand Worth Two in the Future? The Neuroeconomics of Intertemporal Decision-Making«, *Progress in Neurobiology* 84, Nr. 3 (März 2008): 284–315, https://doi.org/10.1016/j.pneurobio.2007.11.004.
17. Berkman: »The Neuroscience of Goals and Behavior Change«.
18. Fujita, K., et al.: »Construal Levels and Self-Control«, *Journal of Personality and Social Psychology* 90, Nr. 3 (2006): 351–67, https://dx.doi.org/10.1037%2F0022-3514.90.3.351.

3 Gewohnheitsbildung und Gewohnheitsänderung

1. Hermans, Roel C. J., et al.: »Mimicry of Food Intake: The Dynamic Interplay between Eating Companions«, *PLOS ONE* 7, Nr. 2 (Februar 2012): e31027, https://doi.org/10.1371/journal.pone.0031027; und Higgs, Suzanne, und Thomas, Jason: »Social Influences on Eating«, *Current Opi-*

nion in Behavioral Sciences 9 (Juni 2016): 1–6, https://doi.org/10.1016/j.cobeha.2015.10.005.

2. Chartrand, Tanya L., und Bargh, John A.: »The Chameleon Effect: The Perception-Behavior Link and Social Interaction«, *Journal of Personality and Social Psychology* 76, Nr. 6 (1999): 893–910, https://faculty.fuqua.duke.edu/~tlc10/ bio/TLC_articles/1999/Chartrand_Bargh_1999.pdf.
3. Genschow, Oliver, et al.: »Mimicking and Anticipating Others' Actions Is Linked to Social Information Processing«, *PLOS ONE* 13, Nr. 3 (März 2018): e0193743, https://dx.doi.org/10.1371%2Fjournal.pone.0193743.
4. Kringelbach, Morten L., und Berridge, Kent C.: »The Neuroscience of Happiness and Pleasure«, *Social Research (New York)* 77, Nr. 2 (Sommer 2010): 659–78, www.ncbi.nlm.nih.gov/pmc/articles/PMC3008658/.
5. An, R., und McCaffrey, J.: »Plain Water Consumption in Relation to Energy Intake and Diet Quality among US Adults, 2005–2012«, *Journal of Human Nutrition and Dietetics* 29, Nr. 5 (Oktober 2016): 624–32, https://doi.org/10.1111/jhn.12368.

4 Essen und was dahintersteckt

1. Pollan, Michael: *Lebens-Mittel. Eine Verteidigung gegen die industrielle Nahrung und den Diätenwahn*, München: Goldmann 2009.
2. Martini, Daniela, et al.: »Ultra-Processed Foods and Nutritional Dietary Profile: A Meta-Analysis of Nationally Representative Samples«, *Nutrients* 13, Nr. 10 (2021), https://dx.doi.org/10.3390%2Fnu13103390; und Srour, Bernard, et al.: »Ultra-Processed Food Intake and Risk of Cardiovascular Disease: Prospective Cohort Study«, *British Medical Journal* 365 (2019): l1451, www.bmj.com/content/365/bmj.l1451.
3. Via, Michael: »The Malnutrition of Obesity: Micronutrient Deficiencies That Promote Diabetes«, *International Scholarly Research Notices* 2012 (2012), https://dx.doi.org/10.5402%2F2012%2F103472.
4. Noom: »Calorie Goals at Noom: Always a Work in Progress«, Noom.com-Blog, 2. März 2022, https://web.noom.com/ blog/in-the-news/calorie-goals-at-noom/; und Berry, Rhiannon, Kassavou, Aikaterini, und Sutton, Stephen: »Does Self-Monitoring Diet and Physical Activity Behaviors Using Digital Technology Support Adults with Obesity or Overweight to Lose Weight? A Systematic Literature Review with Meta-Analysis«, *Obesity Reviews* 22, Nr. 10 (Oktober 2021): e13306, https://doi.org/10.1111/obr.13306.
5. Howell, Scott, und Kones, Richard: »›Calories in, Calories out‹ and Macronutrient Intake: The Hope, Hype, and Science of Calories«, *American Journal of Physiology—Endocrinology and Metabolism* 313

(2017): e608–12, https://journals.physiology.org/doi/pdf/10.1152/ajpendo.00156.2017.

6. »Lettuce, Iceberg (Includes Crisphead Types), Raw« *[Salat, Eisberg, einschließlich Crisphead-Varianten, roh]*, US Department of Agriculture, Agricultural Research Service *[US-Landwirtschaftsministerium, Abteilung für landwirtschaftliche Forschung]*, 1. April 2019, https://fdc.nal.usda.gov/ fdc-app.html#/food-details/169248/nutrients; und »Kale, Raw« *[Kohl, roh]*, US Department of Agriculture, Agricultural Research Service, 1. April 2019, https://fdc.nal.usda.gov/fdc-app.html#/food-details/323505/nutrients
7. McKiernan, Fiona, Houchins, Jenny A., und Mattes, Richard D.: »Relationships between Human Thirst, Hunger, Drinking, and Feeding«, *Physiology & Behavior* 94, Nr. 5 (August 2008): 700–708, https://dx.doi.org/10.1016%2Fj.physbeh.2008.04.007.
8. Popkin, Barry M., D'Anci, Kristen E., und Rosenberg, Irwin H.: »Water, Hydration, and Health«, *Nutrition Reviews* 68, Nr. 8 (August 2010): 439–58, https://dx.doi.org/10.1111%2Fj.1753-4887.2010.00304.x; und Liska, DeAnn, et al.: »Narrative Review of Hydration and Selected Health Outcomes in the General Population«, *Nutrients* 11, Nr. 1 (2019): 70, https://dx.doi.org/10.3390%2Fnu11010070.
9. Forouhi, Nita G., et al.: »Dietary Fat and Cardiometabolic Health: Evidence, Controversies, and Consensus for Guidance«, *British Medical Journal* 361 (2018), https://dx.doi.org/10.1136%2Fbmj.k2139.
10. Nettleton, J. A., et al.: »Saturated Fat Consumption and Risk of Coronary Heart Disease and Ischemic Stroke: A Science Update«, *Annals of Nutrition and Metabolism* 70, Nr. 1 (April 2017): 26–33, https://dx.doi.org/10.1159%2F000455681.
11. Siri-Tarino, Patty W., et al.: »Meta-Analysis of Prospective Cohort Studies Evaluating the Association of Saturated Fat with Cardiovascular Disease«, *American Journal of Clinical Nutrition* 91, Nr. 3 (März 2010): 535–46, https://doi.org/10.3945/ajcn.2009.27725.
12. Raphael, William, und Sordillo, Lorraine M.: »Dietary Polyunsaturated Fatty Acids and Inflammation: The Role of Phospholipid Biosynthesis«, *International Journal of Molecular Sciences* 14, Nr. 10 (2013): 21167–88, https://dx.doi.org/10.3390%2Fijms141021167.
13. Perwaiz Iqbal, Mohammad: »Trans Fatty Acids – A Risk Factor for Cardiovascular Disease«, *Pakistan Journal of Medical Sciences* 30, Nr. 1 (Januar/Februar 2014): 194–97, www.ncbi.nlm.nih.gov/pmc/articles/PMC3955571/.
14. Sun, Yangbo, et al.: »Association of Fried Food Consumption with All Cause, Cardiovascular, and Cancer Mortality: Prospective Co-

hort Study«, *British Medical Journal* 364 (2019), https://dx.doi.org/10.1136%2Fbmj.k5420.

15. Liu, Ann G., et al.: »A Healthy Approach to Dietary Fats: Understanding the Science and Taking Action to Reduce Consumer Confusion«, *Nutrition Journal* 16, Nr. 53 (2017), https://dx.doi.org/10.1186%2Fs12937-017-0271-4.
16. Siri-Tarino, Patty W., et al.: »Saturated Fatty Acids and Risk of Coronary Heart Disease: Modulation by Replacement Nutrients«, *Current Atherosclerosis Reports* 12, Nr. 6 (2010): 384–90, www.ncbi.nlm.nih.gov/pmc/articles/PMC2943062/.
17. Yanai, Hidekatsu, et al.: »An Improvement of Cardiovascular Risk Factors by Omega-3 Polyunsaturated Fatty Acids«, *Journal of Clinical Medicine Research* 10, Nr. 4 (2018): 281–89, https://dx.doi.org/10.14740%2Fjocmr3362w.
18. Liu et al.: »A Healthy Approach to Dietary Fats«.
19. Astrup, Arne MD, DMSc, et al.: »Saturated Fats and Health: A Reassessment and Proposal for Food-Based Recommendations: *JACC* State-of-the-Art Review«, *Journal of the American College of Cardiology* 76, Nr. 7 (August 2020): 844–57, https://doi.org/10.1016/j.jacc.2020.05.077.
20. Hall, Kevin D., et al.: »Effect of a Plant-Based, Low-Fat Diet versus an Animal-Based, Ketogenic Diet on Ad Libitum Energy Intake«, *Nature Medicine* 27 (2021): 344–53, https://doi.org/10.1038/s41591-020-01209-1; Hu, Tian, et al.: »Effects of Low-Carbohydrate Diets versus Low-Fat Diets on Metabolic Risk Factors: A Meta-Analysis of Randomized Controlled Clinical Trials«, *American Journal of Epidemiology* 176, supplement 7 (Oktober 2012): s44–s54, https://dx.doi.org/10.1093%2Faje%2Fkws264; und Mansoor, Nadia, et al.: »Effects of Low-Carbohydrate Diets v. Low-Fat Diets on Body Weight and Cardiovascular Risk Factors: A Meta-Analysis of Randomised Controlled Trials«, *British Journal of Nutrition* 115, Nr. 3 (Februar 2016): 466–79, https://pubmed.ncbi.nlm.nih.gov/26768850/.
21. Gupta, Charu, und Prakash, Dhan: »Phytonutrients as Therapeutic Agents«, *Journal of Complementary and Integrative Medicine* 11, Nr. 3 (2014), https://doi.org/10.1515/jcim-2013-0021.
22. Gardner, Christopher D., et al.: »Effect of Low-Fat vs. Low-Carbohydrate Diet on 12-Month Weight Loss in Overweight Adults and the Association with Genotype Pattern or Insulin Secretion: The DIETFITS Randomized Clinical Trial«, *Journal of the American Medical Association* 319, Nr. 7 (2018): 667–79, https://doi.org/10.1001/jama.2018.0245; Meckling, Kelly A., O'Sullivan, Caitriona, und Saari, Dayna: »Comparison of a Low-Fat Diet to a Low-Carbohydrate Diet on Weight Loss, Body

Composition, and Risk Factors for Diabetes and Cardiovascular Disease in Free-Living, Overweight Men and Women«, *Journal of Clinical Endocrinology & Metabolism* 89, Nr. 6 (Juni 2004): 2717–23, https://doi.org/10.1210/jc.2003-031606; und Hall et al.: »Effect of a Plant-Based, Low-Fat Diet versus an Animal-Based, Ketogenic Diet on Ad Libitum Energy Intake.«

23. Paddon-Jones, Douglas, et al.: »Protein, Weight Management, and Satiety«, *American Journal of Clinical Nutrition* 87, Nr. 5 (Mai 2008): 1558s–61s, https://doi.org/10.1093/ajcn/87.5.1558S.
24. Agócs, Róbert, Sugár, Dániel, und Szabó, Attila J.: »Is Too Much Salt Harmful? Yes«, *Pediatric Nephrology* 35 (2020): 1777–85, https://dx.doi.org/10.1007%2Fs00467-019-04387-4.
25. Quek, Jingxuan, et al.: »The Association of Plant-Based Diet with Cardiovascular Disease and Mortality: A Meta-Analysis and Systematic Review of Prospect Cohort Studies«, *Frontiers in Cardiovascular Medicine* 8 (2021), https://doi.org/10.3389/fcvm.2021.756810.
26. Tantamango-Bartley, Yessenia, et al.: »Vegetarian Diets and the Incidence of Cancer in a Low-Risk Population«, *Cancer Epidemiology, Biomarkers & Prevention* 22, Nr. 2 (Februar 2013): 286–94, https://dx.doi.org/10.1158%2F1055-9965.EPI-12-1060; und Rigi, Somaye, et al.: »The Association between Plant-Based Dietary Patterns and Risk of Breast Cancer: A Case-Control Study«, *Scientific Reports* 11, Nr. 3391 (2021), www.nature.com/articles/s41598-021-82659-6.
27. Roszkowska, Anna, et al.: »Non-Celiac Gluten Sensitivity A Review«, *Medicina* 55, Nr. 6 (2019): 222, https://dx.doi.org/10.3390%2Fmedicina55060222.
28. »Best Diets Overall 2022«, *U.S. News & World Report*, 2022, https://health.usnews.com/best-diet/best-diets-overall.
29. Hu et al.: »Effects of Low-Carbohydrate Diets versus Low-Fat Diets on Metabolic Risk Factors«.
30. Samaha, Frederick F., et al.: »A Low-Carbohydrate as Compared with a Low-Fat Diet in Severe Obesity«, *New England Journal of Medicine* 348 (2003): 2074–81, https://doi.org/10.1056/nejmoa022637.
31. Bezerra Bueno, Nassib, et al.: »Very-Low-Carbohydrate Ketogenic Diet *v.* Low-Fat Diet for Long-Term Weight Loss: A Meta-Analysis of Randomised Controlled Trials«, *British Journal of Nutrition* 110, Nr. 7 (2013), https://doi.org/10.1017/s0007114513000548.
32. Paoli, Antonio: »Ketogenic Diet for Obesity: Friend or Foe?«, *International Journal of Environmental Research and Public Health* 11, Nr. 2 (2014): 2092–107, https://dx.doi.org/10.3390%2Fijerph110202092.
33. Patterson, Ruth E., et al.: »Intermittent Fasting and Human Me-

tabolic Health«, *Journal of the Academy of Nutrition and Dietetics* 115, Nr. 8 (August 2015): 1203–12, https://dx.doi.org/10.1016%2Fj.jand.2015.02.018.

5 Die Psychologie des Essens

1. Flavell, J. H., und Wellman, H. M.: »Metamemory«, in Kail, Robert V., und Hagen, John W., Hrsg.: *Perspectives on the Development of Memory and Cognition* (Hillsdale, New Jersey: L. Erlbaum Associates, 1977), 3–34; und Norman, Elisabeth, et al.: »Metacognition in Psychology«, *Review of General Psychology* 23, Nr. 4 (Oktober 2019): 403–24, https://journals.sagepub.com/doi/abs/10.1177/1089268019883821?journalCode=rgpa.
2. Tecuta, Lucia, et al.: »Do Metacognitions Mediate the Relationship between Irrational Beliefs, Eating Disorder Symptoms and Cognitive Reappraisal?«, *Psychotherapy Research* 31, Nr. 4 (2021): 1–10, www.tandfonline.com/doi/abs/10.1080/10503307.2020.1831098?journalCode=tpsr20.
3. Hartmann-Boyce, Jamie, et al.: »Experiences of Reframing during Self-Directed Weight Loss and Weight Loss Maintenance: Systematic Review of Qualitative Studies«, *Applied Psychology: Health and Well-Being* 10, Nr. 2 (Juli 2018): 309–29, https://pubmed.ncbi.nlm.nih.gov/29856139/; und Natvik, Eli, et al.: »An Experientially Derived Model of Flexible and Intentional Actions for Weight Loss Maintenance after Severe Obesity«, *Frontiers in Psychology* 10 (2019): 2503, www.ncbi.nlm.nih.gov/pmc/articles/PMC6863797/.
4. Wahl, Deborah R., et al.: »Healthy Food Choices Are Happy Food Choices: Evidence from a Real-Life Sample Using Smartphone-Based Assessments«, *Scientific Reports* 7, Nr. 17069 (2017), www.nature.com/articles/s41598-017-17262-9.
5. Dijker, Anton J. M.: »Moderate Eating with Pleasure and without Effort: Toward Understanding the Underlying Psychological Mechanisms«, *Health Psychology Open* 6, Nr. 2 (Juli 2019), https://dx.doi.org/10.1177%2F2055102919889883.
6. Juth, Vanessa, et al.: »Understanding the Utility of Emotional Approach Coping: Evidence from a Laboratory Stressor and Daily Life«, *Anxiety, Stress & Coping* 28, Nr. 1 (2015): 50–70, https://doi.org/10.1080/10615806.2014.921912.
7. Ben-Zur, Hasida: »Emotion-Focused Coping«, in Zeigler-Hill, Virgil, und Shackelford, Todd. K., Hrsg.: *Encyclopedia of Personality and Individual Differences* (Springer, 2020), 1343–45, https://doi.org/10.1007/978-3-319-24612-3_512.

8. Popov, Stanislava, Sokić, Jelena, und Stupar, Dušan: »Activity Matters: Physical Exercise and Stress Coping during the 2020 COVID-19 State of Emergency«, *Psihologija* (2021), DOI: 10.2298/PSI2008C4002P.
9. Morris, Michael J., Na, Elisa S., und Johnson, Alan Kim: »Salt Craving: The Psychobiology of Pathogenic Sodium Intake«, *Physiology & Behavior* 94, Nr. 5 (August 2008): 709–21, https://dx.doi.org/10.1016%2Fj.physbeh.2008.04.008.
10. Avena, Nicole M., Rada, Pedro, und Hoebel, Bartley G.: »Evidence for Sugar Addiction: Behavioral and Neurochemical Effects of Intermittent, Excessive Sugar Intake«, *Neuroscience & Biobehavioral Reviews* 32, Nr. 1 (2008): 20–39, https://dx.doi.org/10.1016%2Fj.neubiorev.2007.04.019.
11. Meule: »The Psychology of Food Cravings«.
12. Taetzsch, Amy, et al.: »Food Cravings: Associations with Dietary Intake and Metabolic Health«, *Appetite* 152 (September 2020): 104711, https://doi.org/10.1016/j.appet.2020.104711.
13. Christensen, L., und Pettijohn, L.: »Mood and Carbohydrate Cravings«, *Appetite* 36, Nr. 2 (April 2001): 137–45, https://doi.org/10.1006/appe.2001.0390.
14. Wagner, Dylan D., et al.: »Inducing Negative Affect Increases the Reward Value of Appetizing Foods in Dieters«, *Journal of Cognitive Neuroscience* 24, Nr. 7 (Juli 2012): 1625–33, https://dx.doi.org/10.1162%2Fjocn_a_00238.
15. Lundahl, Alyssa, und Nelson, Timothy D.: »Sleep and Food Intake: A Multisystem Review of Mechanisms in Children and Adults«, *Journal of Health Psychology* 20, Nr. 6 (2015): 794–805, https://journals.sagepub.com/doi/abs/10.1177/ 1359105315573427.
16. Yang, Chia-Lun, Schnepp, Jerry, und Tucker, Robin M.: »Increased Hunger, Food Cravings, Food Reward, and Portion Size Selection after Sleep Curtailment in Women without Obesity«, *Nutrients* 11, Nr. 3 (2019): 663, https://dx.doi.org/10.3390%2Fnu11030663.
17. Popov, Sokić, und Stupar: »Activity Matters«.
18. Bullins, Jessica, et al.: »Drive for Consumption, Craving and Connectivity in the Visual Cortex during the Imagery of Desired Food«, *Frontiers in Aging Neuroscience* 5 (2013), https://doi.org/10.3389/fnagi.2013.00077.
19. Wolz, I., et al.: »Subjective Craving and Event-Related Brain Response to Olfactory and Visual Chocolate Cues in Binge-Eating and Healthy Individuals«, *Scientific Reports* 7, Nr. 41736 (2017), www.nature.com/articles/srep41736.
20. Levin Pelchat, Marcia, et al.: »Images of Desire: Food-Craving Activa-

tion during fMRI«, *NeuroImage* 23, Nr. 4 (Dezember 2004): 1486–93, https://doi.org/10.1016/j.neuroimage.2004.08.023.

21. Boswell, Rebecca G., und Kober, Hedy: »Food Cue Reactivity and Craving Predict Eating and Weight Gain: A Meta-Analytic Review«, *Obesity Reviews* 17, Nr. 2 (Februar 2016): 159–77, https://pubmed.ncbi.nlm.nih.gov/26644270/.
22. Ebenda.
23. Keesman, Mike, et al.: »Mindfulness Reduces Reactivity to Food Cues: Underlying Mechanisms and Applications in Daily Life«, *Current Addiction Reports* 4 (2017): 151–57, https://dx.doi.org/10.1007%2Fs40429-017-0134-2.
24. Lacaille, Julien, et al.: »The Effects of Three Mindfulness Skills on Chocolate Cravings«, *Appetite* 76 (Mai 2014): 101–12, https://doi.org/10.1016/j.appet.2014.01.072.
25. Clear, *Die 1%-Methode.*
26. Epton, Tracy, et al.: »The Impact of Self-Affirmation on Health-Behavior Change: A Meta-Analysis«, *Health Psychology* 34, Nr. 3 (März 2015): 187–96, https://pubmed.ncbi.nlm.nih.gov/25133846/.
27. Apolzan, John W., et al.: »Frequency of Consuming Foods Predicts Changes in Cravings for Those Foods during Weight Loss: The POUNDS Lost Study«, *Obesity* 25, Nr. 8 (August 2017): 1343–48, https://dx.doi.org/10.1002%2Foby.21895.
28. Die Noom-Sättigungsskala orientiert sich an der *Magnitude Scale of Perceived Satiety*; siehe Cardello, Armand V., et al.: »Development and Testing of a Labeled Magnitude Scale of Perceived Satiety«, *Appetite* 44, Nr. 1 (Februar 2005): 1–13, https://doi.org/10.1016/j.appet.2004.05.007.
29. Zitting, Kirsi-Marja, et al.: »Human Resting Energy Expenditure Varies with Circadian Phase«, *Current Biology* 28, Nr. 22 (November 2018): 3685–90, https://doi.org/10.1016/j.cub.2018.10.005; und Kessler, Katharina, et al.: »The Effect of Diurnal Distribution of Carbohydrates and Fat on Glycaemic Control in Humans: A Randomized Controlled Trial«, *Scientific Reports* 7, Nr. 44170 (2017), https://doi.org/10.1038/srep44170.
30. Takahashi, Masaki, et al.: »Effects of Meal Timing on Postprandial Glucose Metabolism and Blood Metabolites in Healthy Adults«, *Nutrients* 10, Nr. 11 (2018): 1763, https://dx.doi.org/10.3390%2Fnu10111763.
31. Kinsey, Amber W., und Ormsbee, Michael J.: »The Health Impact of Nighttime Eating: Old and New Perspectives«, *Nutrients* 7, Nr. 4 (2015): 2648–62, https://dx.doi.org/10.3390%2Fnu7042648.
32. Buckner, Samuel L., Loprinzi, Paul D., und Loenneke, Jeremy P.: »Why Don't More People Eat Breakfast? A Biological Perspective«, *American*

Journal of Clinical Nutrition 103, Nr. 6 (Juni 2016): 1555–56, https://doi.org/10.3945/ajcn.116.132837.

33. Klok, M. D., Jakobsdottir, S., und Drent, M. L.: »The Role of Leptin and Ghrelin in the Regulation of Food Intake and Body Weight in Humans: A Review«, *Obesity Reviews* 8, Nr. 1 (Januar 2007): 21–34, https://doi.org/10.1111/j.1467-789X.2006.00270.x.
34. Sakurai, M., et al.: »Skipping Breakfast and 5-Year Changes in Body Mass Index and Waist Circumference in Japanese Men and Women«, *Obesity Science and Practice* 3, Nr. 2 (Juni 2017): 162–70, https://dx.doi.org/10.1002%2Fosp4.106; und Azadbakht, Leila, et al.: »Breakfast Eating Pattern and Its Association with Dietary Quality Indices and Anthropometric Measurements in Young Women in Isfahan«, *Nutrition* 29, Nr. 2 (Februar 2013): 420–25, https://doi.org/10.1016/j.nut.2012.07.008.
35. Fanelli, S., Walls, C., und Taylor, C.: »Skipping Breakfast Is Associated with Nutrient Gaps and Poorer Diet Quality among Adults in the United States«, *Proceedings of the Nutrition Society* 80, Nr. OCE1 (April 2021), https://doi.org/10.1017/S0029665121000495.
36. Ebenda.
37. Betts, James A., et al.: »The Causal Role of Breakfast in Energy Balance and Health: A Randomized Controlled Trial in Lean Adults«, *American Journal of Clinical Nutrition* 100, Nr. 2 (August 2014): 539–47, https://doi.org/10.3945/ajcn.114.083402.
38. Jakubowicz, Daniela, et al.: »Meal Timing and Composition Influence Ghrelin Levels, Appetite Scores and Weight Loss Maintenance in Overweight and Obese Adults«, *Steroids* 77, Nr. 4 (März 2012): 323–31, https://doi.org/10.1016/j.steroids.2011.12.006.
39. Richter, Juliane, et al.: »Twice as High Diet-Induced Thermogenesis after Breakfast vs. Dinner on High-Calorie as Well as Low-Calorie Meals«, *Journal of Clinical Endocrinology & Metabolism* 105, Nr. 3 (März 2020): e211–21, https://doi.org/10.1210/clinem/dgz311.
40. Westerterp, Klaas R.: »Diet Induced Thermogenesis«, *Nutrition & Metabolism* 1, Nr. 5 (2004), https://dx.doi.org/10.1186%2F1743-7075-1-5.
41. Paoli, Antonio, et al.: »The Influence of Meal Frequency and Timing on Health in Humans: The Role of Fasting«, *Nutrients* 11, Nr. 4 (2019): 719, https://dx.doi.org/10.3390%2Fnu11040719.
42. Rolls, Barbara J.: »What Is the Role of Portion Control in Weight Management?«, *International Journal of Obesity* 38 (2014): s1–s8, https://dx.doi.org/10.1038%2Fijo.2014.82.
43. Ello-Martin, Julia A., Ledikwe, Jenny H., und Rolls, Barbara J.: »The Influence of Food Portion Size and Energy Density on Energy In-

take: Implications for Weight Management«, *American Journal of Clinical Nutrition* 82, Nr. 1 (Juli 2005): 236s–41s, https://doi.org/10.1093/ajcn/82.1.236s.

44. Peng, M.: »How Does Plate Size Affect Estimated Satiation and Intake for Individuals in Normal-Weight and Overweight Groups?«, *Obesity Science and Practice* 3, Nr. 3 (September 2017): 282–88, https://dx.doi.org/10.1002%2Fosp4.119.
45. Ebenda.
46. Zitron-Emanuel, Noa, und Ganel, Tzvi: »Food Deprivation Reduces the Susceptibility to Size-Contrast Illusions«, *Appetite* 128 (September 2018): 138–44, https://doi.org/10.1016/j.appet.2018.06.006.
47. Yu, Zhiping, Sealey-Potts, Claudia, und Rodriguez, Judith: »Dietary Self-Monitoring in Weight Management: Current Evidence on Efficacy and Adherence«, *Journal of the Academy of Nutrition and Dietetics* 115, Nr. 12 (Dezember 2015): 1934–38, www.jandonline.org/article/S2212-2672(15)00449-9/pdf.
48. Hollis, Jack F., et al.: »Weight Loss during the Intensive Intervention Phase of the Weight-Loss Maintenance Trial«, *American Journal of Preventive Medicine* 35, Nr. 2 (August 2008): 118–26, https://doi.org/10.1016/j.amepre.2008.04.013.
49. Patel, Michele L., et al.: »Comparing Self-Monitoring Strategies for Weight Loss in a Smartphone App: Randomized Controlled Trial«, *JMIR Mhealth Uhealth* 7, Nr. 2 (2019): e12209, https://doi.org/10.2196/12209.
50. Chin, Sang Ouk, et al.: »Successful Weight Reduction and Maintenance by Using a Smartphone Application in Those with Overweight and Obesity«, *Scientific Reports* 6, Nr. 34563 (2016), https://doi.org/10.1038/srep34563.
51. Michaelides, Andreas, et al.: »Weight Loss Efficacy of a Novel Mobile Diabetes Prevention Program Delivery Platform with Human Coaching«, *BMJ Open Diabetes Research & Care* 4, Nr. 1 (2016), https://doi.org/10.1136/bmjdrc-2016-000264.
52. Tuso, Philip J., et al.: »Nutritional Update for Physicians: Plant-Based Diets«, *Permanente Journal* 17, Nr. 2 (Spring 2013): 61–66, https://pubmed.ncbi.nlm.nih.gov/23704846/.
53. Yang, Jae-Ho, und Kim, Bo-Kyeong: »Guilt and the Consumption of Products with an Unhealthy Image«, *Sustainability* 13, Nr. 21 (2021): 11953, www.mdpi.com/2071-1050/13/21/11953.
54. Hauck, C., und Ellrott, T.: »Food Addiction: Addictive-Like Eating Behavior: The Current State of Research with the Yale Food Addiction Scale«, *Ernährungs Umschau* 64, Nr. 6 (2017): 102–10.

55. Malik, Vasanti S., Schulze, Matthias B., und Hu, Frank B.: »Intake of Sugar-Sweetened Beverages and Weight Gain: A Systematic Review«, *American Journal of Clinical Nutrition* 84, Nr. 2 (August 2006): 274–88, https://dx.doi.org/10.1093%2Fajcn%2F84.1.274.
56. Yang, Qing: »Gain Weight by ›Going Diet‹? Artificial Sweeteners and the Neurobiology of Sugar Cravings«, *Yale Journal of Biology and Medicine* 83, Nr. 2 (Juni 2010): 101–8, www.ncbi.nlm.nih.gov/pmc/articles/PMC2892765/.
57. Ebenda.
58. Hootman, Katie C., et al.: »Erythritol Is a Pentose-Phosphate Pathway Metabolite and Associated with Adiposity Gain in Young Adults«, *Proceedings of the National Academy of Sciences of the United States of America* 114, Nr. 21 (Mai 2017): E4233–40, www.pnas.org/doi/10.1073/pnas.1620079114.
59. Pearlman, Michelle, Obert, Jon, und Casey, Lisa: »The Association between Artificial Sweeteners and Obesity«, *Current Gastroenterology Reports* 19, Nr. 64 (2017), https://link.springer.com/article/10.1007%2Fs11894-017-0602-9.
60. Warren, Janet M., Smith, Nicola, und Ashwell, Margaret: »A Structured Literature Review on the Role of Mindfulness, Mindful Eating and Intuitive Eating in Changing Eating Behaviours: Effectiveness and Associated Potential Mechanisms«, *Nutrition Research Reviews* 30, Nr. 2 (Dezember 2017): 272–83, https://pubmed.ncbi.nlm.nih.gov/28718396/.

6 Über den Tellerrand geschaut

1. Plomin, Robert, et al.: »Top 10 Replicated Findings from Behavioral Genetics«, *Perspectives on Psychological Science* 11, Nr. 1 (Januar 2016): 3–23, https://dx.doi.org/10.1177%2F1745691615617439.
2. Rappaport, Stephen M.: »Genetic Factors Are Not the Major Causes of Chronic Diseases«, *PLOS ONE* 11, Nr. 4 (2016): e0154387, https://dx.doi.org/10.1371%2Fjournal.pone.0154387.
3. Farhud, Dariush D.: »Impact of Lifestyle on Health«, *Iranian Journal of Public Health* 44, Nr. 11 (November 2015): 1442–44, www.ncbi.nlm.nih.gov/pmc/articles/PMC4703222/.
4. Shreiner, Andrew B., Kao, John Y., und Young, Vincent B.: »The Gut Microbiome in Health and in Disease«, *Current Opinion in Gastroenterology* 31, Nr. 1 (Januar 2015): 69–75, https://dx.doi.org/10.1097%2FMOG.0000000000000139.
5. Heijnen, Saskia, et al.: »Neuromodulation of Aerobic Exercise – A

Review«, *Frontiers in Psychology* 6 (2016), https://doi.org/10.3389/fpsyg.2015.01890.

6. Hill, E. E., et al.: »Exercise and Circulating Cortisol Levels: The Intensity Threshold Effect«, *Journal of Endocrinological Investigation* 31 (2008): 587–91, https://doi.org/10.1007/bf03345606.
7. Sharon-David, Hilla, und Tenenbaum, Gershon: »The Effectiveness of Exercise Interventions on Coping with Stress: Research Synthesis«, *Studies in Sport Humanities* 22 (2017): 19–29, http://dx.doi.org/10.5604/01.3001.0012.6520.
8. Childs, Emma, und de Wit, Harriet: »Regular Exercise Is Associated with Emotional Resilience to Acute Stress in Healthy Adults«, *Frontiers in Physiology* 5 (2014), https://dx.doi.org/10.3389%2Ffphys.2014.00161.
9. Dolezal, Brett A., et al.: »Interrelationship between Sleep and Exercise: A Systematic Review«, *Advances in Preventive Medicine* 2017 (2017), https://dx.doi.org/10.1155%2F2017%2F1364387.
10. Warburton, Darren E. R., Nicol, Crystal Whitney, und Bredin, Shannon S. D.: »Health Benefits of Physical Activity: The Evidence«, *Canadian Medical Association Journal* 174, Nr. 6 (März 2006): 801–9, https://dx.doi.org/10.1503%2Fcmaj.051351.
11. Beaulieu, Kristine, et al.: »Exercise Training Reduces Reward for High-Fat Food in Adults with Overweight/Obesity«, *Medicine & Science in Sports & Exercise* 52, Nr. 4 (April 2020): 900–908, https://doi.org/10.1249/mss.0000000000002205.
12. Foster-Schubert Karen E., et al.: »Effect of Diet and Exercise, Alone or Combined, on Weight and Body Composition in Overweight-to-Obese Postmenopausal Women«, *Obesity* 20, Nr. 8 (August 2012): 1628–38, https://dx.doi.org/10.1038%2Foby.2011.76.
13. Daneshmandi Hadi, et al.: »Adverse Effects of Prolonged Sitting Behavior on the General Health of Office Workers«, *Journal of Lifestyle Medicine* 7 (2017): 69–75, https://dx.doi.org/10.15280%2Fjlm.2017.7.2.69.
14. Joo, Jaehyun, et al.: »The Influence of 15-Week Exercise Training on Dietary Patterns among Young Adults«, *International Journal of Obesity* 43 (2019): 1681–90, www.nature.com/articles/s41366-018-0299-3.
15. Mekary, Rania A., et al.: »Weight Training, Aerobic Physical Activities, and Long-Term Waist Circumference Change in Men«, *Obesity* 23, Nr. 2 (Februar 2015): 461–67, https://doi.org/10.1002/oby.20949; und Schmitz, Kathryn H., et al.: »Strength Training and Adiposity in Premenopausal Women: Strong, Healthy, and Empowered Study«, *American Journal of Clinical Nutrition* 86, Nr. 3 (September 2007), https://doi.org/10.1093/ajcn/86.3.566.

16. Westcott, Wayne L.: »Resistance Training Is Medicine: Effects of Strength Training on Health«, *Current Sports Medicine Reports* 11, Nr. 4 (Juli/August 2012): 209–16, https://doi.org/10.1249/jsr.0b013e31825dabb8.

17. Ebenda.

18. Seguin, Rebecca A., et al.: »Strength Training Improves Body Image and Physical Activity Behaviors among Midlife and Older Rural Women«, *Journal of Extension* 51, Nr. 4 (August 2013): 4FEA2, www.ncbi.nlm.nih.gov/pmc/articles/PMC4354895/.

19. Polsgrove, M. Jay, Eggleston, Brandon M., und Lockyer, Roch J.: »Impact of 10 Weeks of Yoga Practice on Flexibility and Balance of College Athletes«, *International Journal of Yoga* 9, Nr. 1 (2016): 27–34, https://dx.doi.org/10.4103%2F0973-6131.171710.

20. Javnbakht, M., Hejazi Kenari, R., und Ghasemi, M.: »Effects of Yoga on Depression and Anxiety of Women«, *Complementary Therapies in Clinical Practice* 15, Nr. 2 (Mai 2009): 102–4, https://doi.org/10.1016/j.ctcp.2009.01.003; Pilkington, Karen, et al.: »Yoga for Depression: The Research Evidence«, *Journal of Affective Disorders* 89, Nr. 1–3 (Dezember 2005): 13–24, https://doi.org/10.1016/j.jad.2005.08.013; Khalsa, Sat Bir S.: »Treatment of Chronic Insomnia with Yoga: A Preliminary Study with Sleep-Wake Diaries«, *Applied Psychophysiology and Biofeedback* 29 (2004): 269–78, https://doi.org/10.1007/s10484-004-0387-0; und Woodyard, Catherine: »Exploring the Therapeutic Effects of Yoga and Its Ability to Increase Quality of Life«, *International Journal of Yoga* 4, Nr. 2 (2011): 49–54, https://dx.doi.org/10.4103%2F0973-6131.85485.

21. Page, Phil: »Current Concepts in Muscle Stretching for Exercise and Rehabilitation«, *International Journal of Sports Physical Therapy* 7, Nr. 1 (Februar 2012): 109–19, www.ncbi.nlm.nih.gov/pmc/articles/PMC3273886/#B1.

22. Ito, Shigenori: »High-Intensity Interval Training for Health Benefits and Care of Cardiac Diseases: The Key to an Efficient Exercise Protocol«, *World Journal of Cardiology* 11, Nr. 7 (Juli 2019): 171–88, https://dx.doi.org/10.4330%2Fwjc.v11.i7.171.

23. Batacan Jr., Romeo B., et al.: »Effects of High-Intensity Interval Training on Cardiometabolic Health: A Systematic Review and Meta-Analysis of Intervention Studies«, *British Journal of Sports Medicine* 51, Nr. 6 (2017), http://dx.doi.org/10.1136/bjsports-2015-095841.

24. Spiegel, Karine, et al.: »Brief Communication: Sleep Curtailment in Healthy Young Men Is Associated with Decreased Leptin Levels, Elevated Ghrelin Levels, and Increased Hunger and Appetite«, *Annals of Internal*

Medicine (Dezember 2004), https://doi.org/10.7326/0003-4819-141-11-200412070-00008.

25. Greer, Stephanie M., Goldstein, Andrea N., und Walker, Matthew P.: »The Impact of Sleep Deprivation on Food Desire in the Human Brain«, *Nature Communications* 4, Nr. 2259 (2013), https://doi.org/10.1038/ncomms3259.
26. Hogenkamp, Pleunie S., et al.: »Acute Sleep Deprivation Increases Portion Size and Affects Food Choice in Young Men«, *Psychoneuroendocrinology* 38, Nr. 9 (September 2013): 1668–74, https://doi.org/10.1016/j.psyneuen.2013.01.012.
27. Knowles, Olivia E., et al.: »Inadequate Sleep and Muscle Strength: Implications for Resistance Training«, *Journal of Science and Medicine in Sport* 21, Nr. 9 (September 2018): 959–68, https://doi.org/10.1016/j.jsams.2018.01.012.
28. Scott, Jonathon P. R., McNaughton, Lars R., und Polman, Remco C. J.: »Effects of Sleep Deprivation and Exercise on Cognitive, Motor Performance and Mood«, *Physiology & Behavior* 87, Nr. 2 (Februar 2006): 396–408, https://doi.org/10.1016/j.physbeh.2005.11.009.
29. Engle-Friedman, Mindy: »The Effects of Sleep Loss on Capacity and Effort«, *Sleep Science* 7, Nr. 4 (Dezember 2014): 213–24, https://doi.org/10.1016/j.slsci.2014.11.001.
30. Levine, James A.: »Non-Exercise Activity Thermogenesis (NEAT)«, *Best Practice & Research Clinical Endocrinology & Metabolism* 16, Nr. 4 (Dezember 2002): 679–702, https://doi.org/10.1053/beem.2002.0227.
31. Morales, Jose, et al.: »Stress and Autonomic Response to Sleep Deprivation in Medical Residents: A Comparative Cross-Sectional Study«, *PLOS ONE* 14, Nr. 4 (2019): e0214858, ttps://dx.doi.org/10.1371%2Fjournal.pone.0214858.
32. Okamoto-Mizuno, Kazue, und Mizuno, Koh: »Effects of Thermal Environment on Sleep and Circadian Rhythm«, *Journal of Physiological Anthropology* 31, Nr. 14 (2012), https://dx.doi.org/10.1186%2F1880-6805-31-14.
33. Valham, Fredrik, et al.: »Ambient Temperature and Obstructive Sleep Apnea: Effects on Sleep, Sleep Apnea, and Morning Alertness«, *Sleep* 35, Nr. 4 (April 2012): 513–17, https://doi.org/10.5665/sleep.1736.
34. Tähkämö, Leena, Partonen, Timo, und Pesonen, Anu-Katriina: »Systematic Review of Light Exposure Impact on Human Circadian Rhythm«, *Journal of Biological and Medical Rhythm Research* 36, Nr. 2 (2019), https://doi.org/10.1080/07420528.2018.1527773.
35. Chu, Brianna, et al.: »Physiology, Stress Reaction«, *StatPearls* (2021), www.ncbi.nlm.nih.gov/books/NBK541120/.

36. Chandola, Tarani, Brunner, Eric, und Marmot, Michael: »Chronic Stress at Work and the Metabolic Syndrome: Prospective Study«, *British Medical Journal* 332 (2006), https://dx.doi.org/10.1136%2Fbmj.38693.435301.80.

37. Yitshak-Sade, Maayan, et al.: »The Association between an Increase in Glucose Levels and Armed Conflict-Related Stress: A Population-Based Study«, *Scientific Reports* 10, Nr. 1710 (2020), www.nature.com/articles/s41598-020-58679-z.

38. Chu et al.: »Physiology, Stress Reaction«, und Mariotti, Agnese: »The Effects of Chronic Stress on Health: New Insights into the Molecular Mechanisms of Brain-Body Communication«, *Future Science* 1, Nr. 3 (2015), https://dx.doi.org/10.4155%2Ffso.15.21.

39. Kiecolt-Glaser, Janice K., et al.: »Daily Stressors, Past Depression, and Metabolic Responses to High-Fat Meals: A Novel Path to Obesity«, *Biological Psychiatry* 77, Nr. 7 (April 2015): 653–60, https://doi.org/10.1016/j.biopsych.2014.05.018.

40. Chao, Ariana, et al.: »Food Cravings Mediate the Relationship between Chronic Stress and Body Mass Index«, *Journal of Health Psychology* 20, Nr. 6 (2015): 721–29, https://dx.doi.org/10.1177%2F1359105315573448.

41. Rosenbaum, Diane L., und White, Kamila S.: »The Role of Anxiety in Binge Eating Behavior: A Critical Examination of Theory and Empirical Literature«, *Health Psychology Research* 1, Nr. 2 (2013), https://dx.doi.org/10.4081%2Fhpr.2013.e19.

42. Martin, Jared D., et al.: »Functionally Distinct Smiles Elicit Different Physiological Responses in an Evaluative Context«, *Scientific Reports* 8, Nr. 3558 (2018), https://doi.org/10.1038/s41598-018-21536-1.

43. Madore, Kevin P., und Wagner, Anthony D.: »Multicosts of Multitasking«, *Cerebrum* 2019 (März–April 2019), www.ncbi.nlm.nih.gov/pmc/articles/PMC7075496/.

44. Rubinstein, Joshua S., Meyer, David E., und Evans, Jeffrey E.: »Executive Control of Cognitive Processes in Task Switching«, *Journal of Experimental Psychology: Human Perception and Performance* 27, Nr. 4 (2001): 763–97, www.apa.org/pubs/journals/releases/xhp274763.pdf.

45. Huang, Qingyi, et al.: »Linking What We Eat to Our Mood: A Review of Diet, Dietary Antioxidants, and Depression«, *Antioxidants* 8, Nr. 9 (2019), https://dx.doi.org/10.3390%2Fantiox8090376; Kiecolt-Glaser, Janice K., et al.: »Omega-3 Supplementation Lowers Inflammation and Anxiety in Medical Students: A Randomized Controlled Trial«, *Brain, Behavior, and Immunity* 25, Nr. 8 (November 2011) 1725–34, https://doi.org/10.1016/j.bbi.2011.07.229; und Hilimire, Matthew R., DeVylder, Jordan E., und Forestell, Catherine A.: »Fermented Foods,

Neuroticism, and Social Anxiety: An Interaction Model«, *Psychiatry Research* 228, Nr. 2 (August 2015): 203–8, https://doi.org/10.1016/j.psychres.2015.04.023.

7 Motivation meistern

1. Di Domenico, Stefano I., und Ryan, Richard M.: »The Emerging Neuroscience of Intrinsic Motivation: A New Frontier in Self-Determination Research«, *Frontiers in Human Neuroscience* 11 (2017), https://dx.doi.org/10.3389%2Ffnhum.2017.00145.
2. Prochaska, James O., und Velicer, Wayne F.: »The Transtheoretical Model of Health Behavior Change«, *American Journal of Health Promotion* 12, Nr. 1 (September 1997): 38–48, https://doi.org/10.4278/0890-1171-12.1.38.
3. Gollwitzer, P. M.: »Implementation Intentions: Strong Effects of Simple Plans«, *American Psychologist* 54, Nr. 7 (1999): 493–503, http://dx.doi.org/10.1037/0003-066X.54.7.493.
4. Cameron, Judy, Banko, Katherine M., und Pierce, W. David: »Pervasive Negative Effects of Rewards on Intrinsic Motivation: The Myth Continues«, *Behavior Analyst* 24 (2001): 1–44, https://link.springer.com/article/10.1007%2FBF03392017.
5. Ebenda.
6. Seijts, Gerard H., Latham, Gary P., und Woodwark, Meredith: »Learning Goals: A Qualitative and Quantitative Review«, in Locke, Edwin A., und Latham, Gary P., Hrsg.: *New Developments in Goal Setting and Task Performance* (New York: Routledge, 2012).
7. Locke, Edwin A., und Latham, Gary P.: »The Development of Goal Setting Theory: A Half Century Retrospective«, *Motivation Science* 5, Nr. 2 (2019): 93–105, www.decisionskills.com/uploads/5/1/6/0/5160560/locke_latham_2019_the_development_of_goal_setting_theory_50_years.pdf.
8. Steinberg, Dori M., et al.: »Weighing Every Day Matters: Daily Weighing Improves Weight Loss and Adoption of Weight Control Behaviors«, *Journal of the Academy of Nutrition and Dietetics* 115, Nr. 4 (April 2015): 511–18, https://dx.doi.org/10.1016%2Fj.jand.2014.12.011; VanWormer, Jeffrey J., et al.: »The Impact of Regular Self-Weighing on Weight Management: A Systematic Literature Review«, *International Journal of Behavioral Nutrition and Physical Activity* 5, Nr. 54 (2008), https://ijbnpa.biomedcentral.com/articles/10.1186/1479-5868-5-54; und Hernández-Reyes, Alberto, et al.: »Effects of Self-Weighing during Weight Loss Treatment: A 6-Month Randomized Controlled Trial«, *Frontiers in Psychology* 11 (2020), https://doi.org/10.3389/fpsyg.2020.00397.

9. Plangger, Kirk, et al.: »Little Rewards, Big Changes: Using Exercise Analytics to Motivate Sustainable Changes in Physical Activity«, *Information & Management* 59, Nr. 5 (Juli 2022): 103216, http://dx.doi.org/10.1016/j.im.2019.103216.
10. Johnson, Daniel, et al.: »Gamification for Health and Well-Being: A Systematic Review of the Literature«, *Internet Interventions* 6 (November 2016): 89–106, https://doi.org/10.1016/j.invent.2016.10 002.
11. Louie, Dexter, Brook, Karolina, und Frates, Elizabeth: »The Laughter Prescription: A Tool for Lifestyle Medicine«, *American Journal of Lifestyle Medicine* 10, Nr. 4 (2014): 262–67, https://dx.doi.org/10.1177%2F1559827614550279.
12. Maslow, A. H.: »A Theory of Human Motivation«, *Psychological Review* 50, Nr. 4 (1943): 370–96, https://doi.org/10.1037%2Fh0054346.
13. Maslow, A. H.: *Motivation und Persönlichkeit* (Olten: Walter-Verlag, 1977).
14. Kenrick, Douglas T., et al.: »Renovating the Pyramid of Needs: Contemporary Extensions Built upon Ancient Foundations«, *Perspectives on Psychological Science* 5, Nr. 3 (2010): 292–314, https://dx.doi.org/10.1177%2F1745691610369469.
15. Bouxsein, Kelly J., Roane, Henry S., und Harper, Tara: »Evaluating the Separate and Combined Effects of Positive and Negative Reinforcement on Task Compliance«, *Journal of Applied Behavior Analysis* 44, Nr. 1 (Frühjahr 2011): 175–79, https://dx.doi.org/10.1901%2Fjaba.2011.44-175.
16. Kodak, Tiffany, et al.: »Further Examination of Factors That Influence Preference for Positive versus Negative Reinforcement«, *Journal of Applied Behavior Analysis* 40, Nr. 1 (Frühjahr 2007): 25–44, https://doi.org/10.1901/jaba.2007.151-05; und Cho, S. B., et al.: »Positive and Negative Reinforcement Are Differentially Associated with Alcohol Consumption as a Function of Alcohol Dependence«, *Psychology of Addictive Behaviors* 33, Nr. 1 (2019): 58–68, https://psycnet.apa.org/doi/10.1037/adb0000436.
17. Mantzios, Michail, und Egan, Helen H.: »On the Role of Self-Compassion and Self-Kindness in Weight Regulation and Health Behavior Change«, *Frontiers in Psychology* 8 (2017), https://doi.org/10.3389/fpsyg.2017.00229.
18. Shteynberg, Garriy, und Galinsky, Adam D.: »Implicit Coordination: Sharing Goals with Similar Others Intensifies Goal Pursuit«, *Journal of Experimental Social Psychology* 47, Nr. 6 (November 2011): 1291–94, https://doi.org/10.1016/j.jesp.2011.04.012.

8 Kognitive Verzerrungen

1. Vaish, A., Grossmann, T., und Woodward, A.: »Not All Emotions Are Created Equal: The Negativity Bias in Social-Emotional Development«, *Psychological Bulletin* 134, Nr. 3 (2008): 383–403, https://dx.doi.org/10.1037%2F0033-2909.134.3.383.
2. Rnic, Katerina, Dozois, David J. A., und Martin, Rod A.: »Cognitive Distortions, Humor Styles, and Depression«, *Europe's Journal of Psychology* 12, Nr. 3 (August 2016), https://dx.doi.org/10.5964%2Fejop.v12i3.1118.
3. Conversano, Ciro, et al.: »Optimism and Its Impact on Mental and Physical Well-Being«, *Clinical Practice & Epidemiology in Mental Health* 6 (2010): 25–29, https://dx.doi.org/10.2174%2F1745017901006010025.
4. Matel-Anderson, Denise M., Bekhet, Abir K., und Garnier-Villarreal, Mauricio: »Mediating Effects of Positive Thinking and Social Support on Suicide Resilience«, *Western Journal of Nursing Research* 41, Nr. 1 (Januar 2019): 25–41, https://do.org/10.1177%2F0193945918757988.
5. Lieberman, Matthew D., et al.: »Putting Feelings into Words: Affect Labeling Disrupts Amygdala Activity in Response to Affective Stimuli«, *Psychological Science* 18, Nr. 5 (2006): 421–28, www.scn.ucla.edu/pdf/AL(2007).pdf.
6. Sinclair, Ellen, Hart, Rona, und Lomas, Tim: »Can Positivity Be Counterproductive when Suffering Domestic Abuse? A Narrative Review«, *International Journal of Wellbeing* 10, Nr. 1 (2020): 26–53, www.internationaljournalofwellbeing.org/index.php/ijow/article/view/754/843.
7. Troy, Allison S., Shallcross, Amanda J., und Mauss, Iris B.: »A Person-by-Situation Approach to Emotion Regulation: Cognitive Reappraisal Can Either Help or Hurt, Depending on the Context«, *Psychological Science* 24, Nr. 12 (Dezember 2013): 2505–14, https://doi.org/10.1177/0956797613496434.
8. Nolen-Hoeksema, Susan, Wisco, Blair E., und Lyubomirsky, Sonja: »Rethinking Rumination«, *Perspectives on Psychological Science* 3, Nr. 5 (September 2008): 400–424, https://doi.org/10.1111%2Fj.1745-6924.2008.00088.x.
9. Querstret, Dawn, und Cropley, Mark: »Assessing Treatments Used to Reduce Rumination and/or Worry: A Systematic Review«, *Clinical Psychology Review* 33, Nr. 8 (Dezember 2013): 996–1009, http://dx.doi.org/10.1016/j.cpr.2013.08.004.
10. Raio, Candace M., et al.: »Reappraisal – but Not Suppression – Tendencies Determine Negativity Bias after Laboratory and Real-World Stress Exposure«, *Affective Science* 2 (2021): 455–67, https://dx.doi.org/10.1007%2Fs42761-021-00059-5.

11. Görg, Nora, et al.: »Trauma-Related Emotions and Radical Acceptance in Dialectical Behavior Therapy for Posttraumatic Stress Disorder after Childhood Sexual Abuse«, *Borderline Personality Disorder and Emotion Dysregulation* 4, Nr. 15 (2017), https://dx.doi.org/10.1186%2Fs40479-017-0065-5.

9 Außergewöhnliche Achtsamkeit

1. Keng, Shian-Ling, Smoski, Moria J., und Robins, Clive J.: »Effects of Mindfulness on Psychological Health: A Review of Empirical Studies«, *Clinical Psychology Review* 31, Nr. 6 (August 2011): 1041–56, https://dx.doi.org/10.1016%2Fj.cpr.2011.04.006.
2. Crego, Antonio, et al.: »Relationships between Mindfulness, Purpose in Life, Happiness, Anxiety, and Depression: Testing a Mediation Model in a Sample of Women«, *International Journal of Environmental Research and Public Health* 18, Nr. 3 (2021): 925, https://dx.doi.org/10.3390%2Fijerph18030925.
3. Sowndhararajan, Kandhasamy, und Kim, Songmun: »Influence of Fragrances on Human Psychophysiological Activity: With Special Reference to Human Electroencephalographic Response«, *Scientia Pharmaceutica* 84, Nr. 4 (2016): 724–51, https://dx.doi.org/10.3390%2Fscipharm84040724.
4. Warren, Smith und Ashwell: »A Structured Literature Review on the Role of Mindfulness, Mindful Eating, and Intuitive Eating in Changing Eating Behaviors«.
5. Ebenda.
6. Cherpak, Christine E.: »Mindful Eating: A Review of How the Stress-Digestion-Mindfulness Triad May Modulate and Improve Gastrointestinal and Digestive Function«, *Integrative Medicine: A Clinician's Journal* 18, Nr. 4 (August 2019): 48–53, www.ncbi.nlm.nih.gov/pmc/articles/PMC7219460/.
7. Zhu, Yong, und Hollis, James H.: »Increasing the Number of Chews before Swallowing Reduces Meal Size in Normal-Weight, Overweight, and Obese Adults«, *Journal of the Academy of Nutrition and Dietetics* 114, Nr. 6 (Juni 2014): 926–31, https://doi.org/10.1016/j.jand.2013.08.020.
8. Gilbert, Desleigh, und Waltz, Jennifer: »Mindfulness and Health Behaviors«, *Mindfulness* 1 (2010): 227–34, https://link.springer.com/article/10.1007%2Fs12671-010-0032-3.
9. Chumachenko, Serhiy Y., et al.: »Keeping Weight Off: Mindfulness-Based Stress Reduction Alters Amygdala Functional Connectivity during Weight Loss Maintenance in a Randomized Control Trial«,

PLOS ONE 16, Nr. 1 (2021): e0244847, https://doi.org/10.1371/journal.pone.0244847.

10. Lazar, Sara W., et al.: »Meditation Experience Is Associated with Increased Cortical Thickness«, *Neuroreport* 16, Nr. 17 (November 2005): 1893–97, www.ncbi.nlm.nih.gov/pmc/articles/PMC1361002/.
11. Narr, Katherine L., et al.: »Relationships between IQ and Regional Cortical Gray Matter Thickness in Healthy Adults«, *Cerebral Cortex* 17, Nr. 9 (September 2007): 2163–71, https://doi.org/10.1093/cercor/bhl125.
12. Vago, David R., und Silbersweig, David A.: »Self-Awareness, Self-Regulation, and Self-Transcendence (S-ART): A Framework for Understanding the Neurobiological Mechanisms of Mindfulness«, *Frontiers in Human Neuroscience* 6 (2012), https://doi.org/10.3389/fnhum.2012.00296.
13. Roberts, Kimberly C., und Danoff-Burg, Sharon: »Mindfulness and Health Behaviors: Is Paying Attention Good for You?«, *Journal of American College Health* 59, Nr. 3 (2010): 165–73, https://doi.org/10.1080/07448481.2010.484452.

10 Wie geht es weiter?

1. Ingels, John Spencer, et al.: »The Effect of Adherence to Dietary Tracking on Weight Loss: Using HLM to Model Weight Loss over Time«, *Journal of Diabetes Research* 2017 (2017), https://dx.doi.org/10.1155%2F2017%2F6951495; VanWormer et al.: »The Impact of Regular Self-Weighing on Weight Management«; Wing, Rena R., und Phelan, Suzanne: »Long-Term Weight Loss Maintenance«, *American Journal of Clinical Nutrition* 82, Nr. 1 (Juli 2005): 222s–25s, https://doi.org/10.1093/ajcn/82.1.222S; Vuorinen, Anna-Leena, et al.: »Frequency of Self-Weighing and Weight Change: Cohort Study with 10,000 Smart Scale Users«, *Journal of Medical Internet Research* 23, Nr. 6 (Juni 2021): e25529, www.jmir.org/2021/6/e25529; und Zheng, Yaguang, et al.: »Self-Weighing in Weight Management: A Systematic Literature Review«, *Obesity* 23, Nr. 2 (Februar 2015): 256–65, https://doi.org/10.1002/oby.20946.
2. Krarup Hansen, Troels, et al.: »Weight Loss Increases Circulating Levels of Ghrelin in Human Obesity«, *Clinical Endocrinology* 56, Nr. 2 (Februar 2002): 203–6, https://doi.org/10.1046/j.0300-0664.2001.01456.x.
3. Ahima, Rexford S.: »Revisiting Leptin's Role in Obesity and Weight Loss«, *Journal of Clinical Investigation* 118, Nr. 7 (Juli 2008): 2380–83, https://dx.doi.org/10.1172%2FJCI36284.
4. »The National Weight Control Registry«, National Weight Control Registry, www.nwcr.ws/.

5. Shick, Siao Mei, et al.: »Persons Successful at Long-Term Weight Loss and Maintenance Continue to Consume a Low-Energy, Low-Fat Diet«, *Journal of the Academy of Nutrition and Dietetics* 98, Nr 4 (April 1998): 408–13, https://doi.org/10.1016/s0002-8223(98)00093-5.
6. Dailey, Rene, et al.: »The Buddy Benefit: Increasing the Effectiveness of an Employee-Targeted Weight-Loss Program«, *Journal of Health Communication* 23, Nr. 3 (2018), https://doi.org/10.1080/10810730.2018.1436622.

Register